SpringerWienNewYork

Überarbeitung der Standards der Tabakentwöhnung Update 2010
Konsensus der ÖGP Österreichische Gesellschaft für Pneumologie
in Zusammenarbeit mit folgenden Gesellschaften und Institutionen:

Anton-Proksch-Institut
Berufsverband Österreichischer Psychologinnen und Psychologen
Nikotininstitut
Institut für Gesundheitsförderung und Prävention
Österreichische Adipositasgesellschaft
Österreichische Apothekerkammer
Österreichische Diabetesgesellschaft
ÖGAM Österreichische Gesellschaft für Allgemeinmedizin
Österreichische Gesellschaft für Angiologie
ÖGA Österreichische Gesellschaft für Arbeitsmedizin
Österreichische Gesellschaft für Gynäkologie und Geburtshilfe
Österreichische Gesellschaft für Innere Medizin
Österreichische Gesellschaft für Kinder- und Jugendheilkunde
Österreichische Gesellschaft für Psychiatrie und Psychotherapie
Österreichische Gesellschaft für Psychologie
Österreichische Gesellschaft für Schlaganfallforschung
Österreichische Kardiologische Gesellschaft
Österreichische Gesellschaft für Suchtmedizin
Rauchertelefon
Verband der DiätologInnen Österreichs

Alfred Lichtenschopf

Standards der Tabakentwöhnung

Konsensus der Österreichischen Gesellschaft
für Pneumologie – Update 2010

SpringerWienNewYork

Dr. Alfred Lichtenschopf

Internist, Allgemeiner Psychotherapeut,
Additivfacharzt für Rheumatologie
Ärztlicher Leiter des Rehabilitationszentrums Weyer/Enns

Printed in Germany
SpringerWienNewYork ist ein Unternehmen von Springer Science + Business Media springer.at

Korrektorat: Karin Leherbauer-Unterberger
Satz und Grafiken: Werner Berghofer, 6121 Baumkirchen, Österreich
Druck und Bindung: Strauss GmbH, 69509 Mörlenbach, Deutschland
Gedruckt auf säurefreiem, chlorfrei gebleichtem Papier
SPIN: 80113334
Mit 11 Abbildungen

Bibliografische Information der Deutschen Nationalbibliothek
Die Deutsche Nationalbibliothek verzeichnet diese Publikation in der Deutschen Nationalbibliografie; detaillierte bibliografische Daten sind im Internet über http://dnb.d-nb.de abrufbar.

ISBN 978-3-7091-0978-6

Vorwort Präsident

Die österreichische Gesellschaft für Pneumologie empfindet sich als Anwalt für Lungengesundheit. Eine der wichtigsten Voraussetzungen dafür ist saubere Luft zum Atmen. Häufig wird übersehen, dass die Feinstaubbelastung besonders in Innenräumen sehr hohe Werte erreichen kann und hier Zigarettenrauch zu den wichtigsten Komponenten gehört.

Die meisten RaucherInnen würden gern aufhören zu rauchen oder wenigstens reduzieren. Allein ihre Sucht hindert sie daran. Die Rauchentwöhnung ist eine große und schwierige Aufgabe. Die vorliegende Richtlinie erläutert kurz und prägnant die evidenzbasierten Prinzipien. Gleichzeitig ist sie umfassend und berücksichtigt psychologische, pharmakologische und sozialmedizinische Aspekte. Die österreichische Gesellschaft für Pneumologie ist stolz auf diese Leitlinie, die allen beteiligten Berufsgruppen Orientierung und Hilfestellung bei ihren Bemühungen zur Tabakentwöhnung leistet.

Univ.-Prof. Dr. Horst Olschewski
Präsident der ÖGP

Vorwort Update 2010

2005 hat die ÖGP (Österreichische Gesellschaft für Pneumologie) die Standards der Raucherentwöhnung publiziert. Nach vielen Neuerungen in der Tabakentwöhnung war es an der Zeit, die Standards zu überarbeiten.

Zu unserer großen Freude ist es gelungen, nahezu alle Anbieter einer Tabakentwöhnung einschließlich aller relevanten Berufsgruppen in die Überarbeitung einzuschließen.

Mehr als 20 ExpertInnen haben in vielen Stunden ihr wissenschaftliches Know-how eingebracht. Ich möchte mich ganz ausdrücklich für die geleistete Arbeit bedanken. Sie konnte nur gelingen durch das große Engagement aller Beteiligten.

Besonders hervorheben möchten wir, dass diese Standards mithelfen sollen, den ständig wachsenden Umfang an wissenschaftlichen Arbeiten in „best clinical practice" umzusetzen.

Sie wollen Hilfestellung und Empfehlung sein. Sie sind keine Gesetze, die zwingend vorschreiben, wie im Einzelfall vorzugehen ist. Das ist Sache der Arzt- bzw. Therapeut-Patient-Beziehung, die die spezifische Therapie im Detail formt.

Diese Standards sind unabhängig von Firmeneinflüssen entstanden, es gibt kein offenes oder geheimes Sponsoring. Diese Standards bilden die aktuelle Evidenz der Tabakentwöhnung ab, nach bestem Wissen der oben angeführten ExpertInnen und Organisationen.

Folgende ExpertInnen haben durch ihre Beiträge die Überarbeitung der Standards ermöglicht:
Prim. MR Dr. Kurt Aigner, Mag. Stefan Baumgartner, Drin. Edith Benkö, Dr. Helmut Brath, A.O. Univ.-Profin. Drin. Marianne Brodmann, Drin. Julia Ferrari, Univ.-Doz. Dr. med Ernest Groman, Univ.-Profin. Drin. Gabriele Fischer, Maga. Patricia Göttersdorfer, Drin. Karin Haar, Maga. pharm. Bettina Halmschlager, Drin. Renate Hoffmann-Dorninger, Drin. Kathryn Hoffmann, OÄ Drin. Irmgard Homeier, AO Univ.-Prof. Dr. Fritz Horak, Maga. Drin. Gerda Kaiser, Prim. Univ.-Prof. Dr. Christian Leithner, Univ.-Prof. Dr. Otto Lesch, Prim. Dr. Alfred Lichtenschopf, Dr. Markus Lobendanz, Maga. Sophie Meingassner, Univ.-Prof. Dr. Manfred Neuberger, Mag. Ernst Neudorfer, Maga. Drin. Edith Pickl, Maga. Drin. Elfriede Amtmann, Prim. Univ.-Prof. Dr. Josef Riedler, Diätologin B. A. Schmid, Univ.-Prof. Dr. Rudolf Schoberberger, Univ.-Prof. Dr. Thomas Stefenelli, Maga. Alexandra M. Beroggio, Univ.-Prof. Dr. Hermann Toplak, OA Dr. Ali Zoghlami, Univ.-Prof. Dr. Hartmut Zwick

Reviewer:
Prof. Dr. Stefan Andreas, Prof. Dr. Anil Batra, Dr. med. Pötschke-Langer, Nick K. Schneider, Dipl. Psych. Astrid Albrecht

Leiter und Organisator
Prim. Dr. Alfred Lichtenschopf

Alle AutorInnen haben erklärt, dass sie in keiner wie immer gearteten geschäftlichen Verbindung mit der Tabakindustrie stehen. Für keine/n der AutorInnen besteht ein Interessenskonflikt mit der Pharmaindustrie.

Vorwort 2005

Tabakrauchen ist international die häufigste vermeidbare Ursache von Krankheit und vorzeitigem Tod. Weltweit werden durch Rauchen jährlich 3,5 Millionen Todesfälle verursacht, in Österreich geschätzte 10.000.

Acht von zehn COPD-Patienten haben als Hauptursache ihrer Erkrankung das Tabakrauchen.

Das Risiko, an Lungenkrebs zu erkranken, ist beim/bei der RaucherIn verzehnfacht.

Die einzige Therapie, die die COPD kausal behandelt, ist die Raucherentwöhnung.

Das Ausmaß der tabakindizierten Gesundheitsschäden wurde für Deutschland nach jüngsten Berechnungen auf 15 Milliarden Euro geschätzt!

Aus diesen Gründen ist die Raucherentwöhnung eine wichtige und unersetzliche Therapie im pulmologischen Alltag.

Voraussetzung für eine erfolgreiche ärztliche Intervention ist eine wissenschaftlich fundierte Information.

Die im Folgenden vorliegende evidenzbasierte Leitlinie stellt Ihnen die wissenschaftliche Grundlage für die verschiedenen Anteile einer wirksamen Raucherentwöhnung vor, insbesondere Beratung, medikamentöse und nicht medikamentöse Therapie.

Wir geben eine kurze Zusammenfassung unserer Empfehlungen unter Standardisierung der Raucherentwöhnung und empfohlene Elemente.

Im folgenden Teil wird die wissenschaftliche Evidenz der Raucherentwöhnung referiert.

Diese Leitlinien repräsentieren den Konsens der ÖGP (Österreichischen Gesellschaft für Pneumologie).

Er wurde erarbeitet von:

Prim. Dr. K. Aigner
OA Dr. I. Homeier
Dr. W. Koessler
Univ.-Prof. Dr. Prim. H. Zwick
Unter Federführung von Prim. Dr. A. Lichtenschopf

Inhaltsverzeichnis

Einleitung

Erarbeitung der Standards

Als Organisator der Überarbeitung stellt der Arbeitskreis Rehabilitation und Raucherentwöhnung der ÖGP ein ExpertInnenteam zusammen, das für jedes Kapitel die Basisarbeit garantiert. Ziel des Konsensus ist es, den derzeitigen wissenschaftlichen Stand der Raucherentwöhnung evidenzbasiert zu dokumentieren. Die Evidenz wurde in kurzen Empfehlungen (Grad A, B und C siehe Update des US Department of Health and Human Services) formuliert.

Empfehlungen nach Evidenzstärke A und B (USDHHS) sowie C (Panel)		
A = hoch multiple randomisierte, kontrollierte Studien einwandfrei durchgeführt mit konsistenten und direkt anwendbaren Ergebnissen	**B = mittel** randomisiert, kontrolliert mit Limitation wie inkonsistente Resultate oder methodische Probleme	**C = niedrig** beschränkt auf wichtige klinische Situationen, bei denen das Panel einen Konsensus erreicht hat, ohne dass relevante randomisierte, kontrollierte Studien vorliegen

Ausgangspunkt des Konsensus ist der Standard der Raucherentwöhnung der ÖGP, publiziert 2005 in der Wiener Klinischen Wochenschrift [2] und das Update 2008 des US Department of Health and Human Services [1] und die Cochrane-Reviews (siehe Literaturzitat im jeweiligen Kapitel).

Jede am Konsensus teilnehmende Gesellschaft bzw. Gruppierung hat zusätzlich ExpertInnen nominiert.

Für jedes Kapitel waren eine/r oder mehrere der oben angeführten ExpertInnen für die Erarbeitung zuständig. Die Arbeit wurde an alle ExpertInnen verschickt, dann in der Sitzung des Expertengremiums (fünf Sitzungen) diskutiert und das Endergebnis gemeinsam erarbeitet. Herausgekommen ist das vorliegende Buch. **Um einen schnellen Überblick zu gewährleisten, haben wir daraus die Richtlinien der Tabakentwöhnung erarbeitet, die für alle Kapitel die Evidenzen der einzelnen Maßnahmen darstellen.** Sie wurden im Heft 9–10 der Wiener Klinischen Wochenschrift 2011 publiziert.

Der Konsensus wurde in allen Bereichen einstimmig erreicht. Organisator und Leiter des Konsensus war Alfred Lichtenschopf.

Nach Abschluss des Konsensus wurde dieser von unabhängigen internationalen Reviewern begutachtet.

Inhalte der Standards

Die Richtlinien und Standards 2010 bauen auf den Standards der Raucherentwöhnung 2005 auf.

Hinzugekommen ist eine Beschreibung und Bewertung der medikamentösen und nicht medikamentösen Behandlungsformen, die seit damals neu zugänglich sind. Besonderer Wert wurde auf die Darstellung der wissenschaftlichen Evidenz für die Beratung gelegt.

Neu hinein genommen wurde von uns die Tabakentwöhnung bei speziellen Populationen.

Dadurch wurde der Umfang des Updates wesentlich erweitert. Dieser Teil stellt aus unserer Sicht einen besonders wichtigen Teil der Tabakentwöhnung dar, versucht er doch den vielschichtigen Anforderungen der Tabakentwöhnung in möglichst vielen Facetten gerecht zu werden. So haben wir diesmal über die pneumologischen Erkrankungen hinaus die Tabakentwöhnung bei spezifischen Populationen wie Kindern, Adoleszenten und Schwangeren sowie bei bestimmten Krankheitsbildern wie neurologischen Erkrankungen und Diabetes und Stoffwechselerkrankungen mit aufgenommen. Die Raucherentwöhnung beim Allgemeinmediziner stellt einen unverzichtbaren Bestandteil einer flächendeckenden Versorgung dar. Die ÖGAM (Österreichische Gesellschaft für Allgemeinmedizin) hat schon 2005 einen Standard erarbeitet [3], den wir in den relevanten Auszügen in unsere Überarbeitung übernehmen durften.

Einen wichtigen Teil stellen die Genderaspekte dar, die soweit uns bekannt, zum ersten Mal den entsprechenden Platz in einem Standard der Raucherentwöhnung bekommen haben.

Zwei Aspekte erschweren bei vielen RaucherInnen die Entscheidung für eine Tabakentwöhnung und deren Umsetzung: Die befürchtete Gewichtszunahme zum Ersten und die Koabhängigkeit von Alkohol. Auch diesen beiden Themen haben wir ein entsprechendes Kapitel gewidmet.

Ein nicht unwesentlicher Faktor jeder therapeutischen Maßnahme ist die Kosteneffizienz. Aus diesem Grund haben wir die wissenschaftliche Evidenz für die Kosteneffizienz hinzugenommen.

Im Kapitel „Klinische Interventionen zur Tabakentwöhnung“ wurde den kurz dauernden Interventionen (bis zu 3 Minuten) breiter Raum eingeräumt.

Diese kurz dauernden Interventionen können von jeder/jedem Expertin/en in Gesundheitsberufen angeboten werden. Es wendet sich vor allen an jene, die in ihren Zeitressourcen eingeschränkt sind und für eine umfassende Tabakentwöhnung keine Zeit haben.

Warum empfehlen wir Ihnen, diese kurze Intervention anzubieten:

- Weil schon diese kurze Intervention eine Erhöhung der Erfolgsrate in der Tabakentwöhnung bringt.
- Selbst wenn der/die RaucherIn derzeit keine Entwöhnung umsetzen wird, verbessert diese Intervention eine später stattfindende Tabakentwöhnung.
- Natürlich gibt es auch in der Tabakentwöhnung eine Dosis-Wirkungs-Beziehung. Daher wird die Zuweisung zu einer entsprechend intensiven Intervention von uns empfohlen. Für jene RaucherInnen, die das Rauchen in absehbarer Zeit beenden wollen, sind die fünf As geeignet, für jene, die noch nicht bereit sind, empfehlen wir die Anwendung der fünf Rs.

Im Folgenden haben wir wie schon in den Standards 2005 aus der großen Fülle an Informationen und Empfehlungen zehn Hauptempfehlungen formuliert, die uns für die Umsetzung der Tabakentwöhnung besonders wichtig erscheinen.

Die zehn Hauptempfehlungen

1. Tabakabhängigkeit ist eine chronische Erkrankung, die wiederholte Interventionen notwendig macht und unter Umständen viele Anläufe zum Rauchstopp erfordert. Die wirksame Therapie zur signifikanten Verbesserung der Langzeitabstinenz ist vorhanden.
2. Es ist essenziell, dass alle ExpertInnen in Gesundheitsberufen routinemäßig den Rauchstatus erheben, dokumentieren und jede/n RaucherIn eine Tabakentwöhnung empfehlen.
3. Die Behandlung der Tabakabhängigkeit ist über eine große Bandbreite der Population hinweg effektiv. Die ExpertInnen in Gesundheitsberufen sollten jede Patientin, jeden Patienten, die/der einen Rauchstopp durchführen will, dazu ermutigen, die Behandlung und die medikamentöse Therapie einzusetzen, die in diesen Standards empfohlen werden.
4. Die Kurzbehandlung der Tabakabhängigkeit ist wirksam. Die ExpertInnen in Gesundheitsberufen sollten jeder Patientin und jedem Patienten, der Tabakprodukte raucht, wenigstens diese kurze Behandlung anbieten, die in diesen Standards empfohlen wird.
5. Einzel-, Gruppen- und Telefonberatung sind effektiv. Ihre Wirksamkeit steigt mit der Behandlungsintensität. Zwei Komponenten der Behandlung sind besonders wirksam und sollten daher bei RaucherInnen, die einen Rauchstopp versuchen, angewendet werden:
   Vermittlung von Problemlösungsfertigkeiten und soziale Unterstützung als Teil der Behandlung.

6. Es sind zahlreiche Medikamente zur Behandlung der Tabakabhängigkeit vorhanden. Alle ExpertInnen in Gesundheitsberufen sollten ihre Patientinnen und Patienten ermutigen, diese Medikamente für einen Rauchstopp einzusetzen – außer bei Kontraindikationen oder bei speziellen Populationen, für die eine ungenügende Evidenz für die Wirksamkeit besteht (z. B.: Schwangere, leichte RaucherInnen, Adoleszente). Sieben First-line-Medikamente erhöhen verlässlich die Langzeitabstinenz (fünf Nikotinersatztherapieprodukte, zwei andere):
   - Bupropionhydrochlorid
   - Nikotinkaugummi
   - Nikotininhaler
   - Nikotintablette
   - Nikotin-Nasalspray
   - Nikotinpflaster
   - Vareniclin

   Die ExpertInnen in Gesundheitsberufen sollten auch bestimmte Kombinationen dieser Medikamente zur Behandlung in Betracht ziehen, die in diesen Standards als effektiv eingestuft werden.
7. Beratung allein ist in der Behandlung der Tabakabhängigkeit wirksam. Die Kombination mit medikamentöser Behandlung aber erhöht die Erfolgsrate einer Tabakentwöhnung. Daher sollten die ExpertInnen in Gesundheitsberufen alle RaucherInnen, die einen Rauchstopp vorhaben, sowohl die Beratung als auch gegebenenfalls die medikamentöse Behandlung empfehlen. Medikamentöse Behandlung ohne eine Beratung wird nicht empfohlen.
8. Das Angebot eine Tabakentwöhnung durch ein Rauchertelefon ist wirksam bei verschiedenen Populationen und hat eine breite Erreichbarkeit. Aus diesem Grund sollten alle ExpertInnen in Gesundheitsberufen ihren PatientInnen die Inanspruchnahme des Rauchertelefons empfehlen.
9. Wenn ein/e RaucherIn aktuell keinen Rauchstopp durchführen will, sollten die ExpertInnen in Gesundheitsberufen jene motivationsfördernden Maßnahmen anwenden, die in diesen Standards für diesen Fall als wirksam empfohlen werden.
10. Die Behandlung der Tabakabhängigkeit ist sowohl klinisch wirksam als auch in hohem Ausmaß kosteneffizient. Eine entsprechend weite Verbreitung des Angebotes dieser Behandlung erhöht die Entwöhnungsraten. Alle Kostenträger wie Krankenkassen und Versicherungen sollten sicherstellen, dass alle in diesen Standards als wirksam eingestuften Behandlungen und medikamentösen Therapien in ihrem Angebot enthalten sind.

1 Grundlagen

1.1 Epidemiologie

Kurt Aigner und Manfred Neuberger

Weltweit stirbt alle sechs Sekunden eine Person an tabakassoziierten Erkrankungen, derzeit um die 5,4 Millionen Menschen pro Jahr. Bei Beibehaltung des jetzigen Tabakkonsums wird die Zahl nach Schätzungen im Jahre 2025 auf 10 Millionen ansteigen [1]. Etwa die Hälfte aller RaucherInnen, derzeit weltweit mehr als eine Milliarde – vor fünf Jahren waren es um die 650 Millionen, wird durch den Tabakkonsum getötet. In Österreich rauchen derzeit etwa 2,3 Millionen der über 15-Jährigen, davon 1,6 Millionen täglich. In der EU sterben jährlich 550.000 Personen an den Folgen des Tabakkonsums [2], in Österreich bei konservativer Schätzung etwa 11.000.

Es gibt nur wenige gesamtösterreichische Zahlen, die sich mit dem Tabakkonsum beschäftigen. Statistik Austria weist für den Rauchstatus der über 15-Jährigen folgende Zahlen aus (Angaben in Prozent):

Raucherstatus (tägliche RaucherInnen in Klammer)	1997		2006–2007	
	m	w	m	w
RaucherInnen	35,9 (30,0)	23,4 (18,8)	(27,3)	(19,4)
Ex-RaucherInnen	22,4	12,6	22,5	15,9
Echte NichtraucherInnen	41,7	64,1	41,6	60,4

Weitere gesamtösterreichische Zahlen liegen leider nicht vor, lediglich von einzelnen Umfragen bzw. Projekten. Die vorgenannten Zahlen stammen aus Mikrozensus-Umfragen und die Zahlen aus 2006–2007 von einer Gesundheitsbefragung der Statistik Austria [3].

Europaweit nach den letzten EU/WHO-Angaben liegt Österreich mit 40,4 % an zweiter Stelle hinter Griechenland mit 48,2 % RaucherInnenanteil an der Bevölkerung über 15 Jahren. Danach folgt Ungarn mit 34,4 %. Den niedrigsten Anteil an RaucherInnen weisen Schweden mit 16,2 % und Irland und Finnland mit jeweils um die 20 % auf. Bedrückend auffallend ist die enorme Zunahme der Frauen unter den Rauchenden, insbesondere in Österreich mit 35,8 % europaweit als Spitzenwert [4].

Die Differenz der Daten aus Österreich unterstreicht das „Chaos" der Zahlen aus unterschiedlichen Befragungen mit unterschiedlichen Fragestellungen. Daraufhin wurde rezent auch vom Anton-Proksch-Institut und vom Ludwig-Boltzmann-Institut für Suchtforschung von A. Uhl et al. [5] hingewiesen. Im Jahre 1972 haben 90 % der RaucherInnen den Abusus bis zum 29. Lebensjahr begonnen, im Jahre 1997 bereits mit 24 Jahren [6]. Im Jahre 2006/2007 wird dies mit 18 Jahren angegeben [3].

Aus einer Untersuchung der Sozialmedizin in Wien zeigte sich bei der Nikotinabhängigkeit, gemessen nach dem Fagerström-Test in 37 % eine starke Nikotinabhängigkeit, in 33 % eine geringe und in 30 % keine oder nur sehr geringe [7].

Eine Statistik aus dem Jahre 1998, von der WHO erstellt, zeigt folgenden RaucherInnenanteil (in Prozent) bei Kindern, die täglich rauchen [8]:

Raucherstatus	11a	13a	15a
Knaben	0	5	20
Mädchen	0	3	26

In Österreich ist der Anteil der Jugendlichen, die bereits mit 13 Jahren oder früher das erste Mal Tabak probieren im internationalen Vergleich sehr hoch. 49 % der Mädchen und 48 % der Jungen geben an, in diesem Alter schon mehr als einen Zug an einer Zigarette gemacht zu haben [9]. Nach der ESPAD-Studie 2003 rauchen in Österreich unter 16 Jahren 41 % der Knaben – europaweit hinter Litauen mit 49 % und Russland mit 42 % gleichauf mit Estland an dritter Stelle, bei den Mädchen sind es 44 % – europaweit hinter Grönland mit 49 % an zweiter Stelle [10].

Der hohe Anteil der rauchenden Frauen führt auch zu einem höheren Anteil während einer Schwangerschaft. Etwa 20 bis 30 % der schwangeren Frauen rauchen. Nur die Hälfte gibt den Konsum auf und davon fangen nach der Entbindung 56 % wieder an [11].

1997 gaben 18 % der Beschäftigten (18,3 % der Männer und 17,7 % der Frauen ab 16 Jahren) eine Passivrauchbelastung am Arbeitsplatz an. Davon gaben 40,1 % eine Belästigung an (37,1 % der Männer und 43,8 % der Frauen) [6].

Aus der Gesundheitsbefragung 2006/2007 der Statistik Austria [3] wird Folgendes berichtet: In Österreich sind etwa 10 % der nicht täglich rauchenden Bevölkerung bei sich zu Hause Tabakrauch ausgesetzt, bei den Jugendlichen (15 bis 19 Jahre) ist sogar jeder Fünfte (22 %) betroffen. Ein Viertel der Personen, die selbst nicht täglich rauchen, sind an ihrer Arbeitsstelle Tabakrauch ausgesetzt, der Großteil dieser Betroffenen jedoch weniger als eine Stunde am Tag. Frauen geben in 75,6 % und Männer in 69,7 % an, Tabakrauch an der Arbeitsstelle nie oder fast nie ausgesetzt zu sein.

Europaweit starben 2002 insgesamt an die 79.500 Personen an Passivrauchexposition. Für Österreich wurden seitens „Smoke Free Partnership“

1029 Tote pro Jahr durch Passivrauchen berechnet. Die Schäden aus Passivrauchexposition sind bekannt und ausreichend dokumentiert [2].

Die Tabakindustrie setzte im Jahre 2000 in Österreich über 70 Milliarden Schilling (ca. 5,2 Milliarden Euro) um. In Österreich wurden über 700 Millionen Packungen abgesetzt. Mit 22 Milliarden Schilling (ca. 1,6 Milliarden Euro) war sie der kräftigste Steuerzahler. Konkrete Zahlen werden selten genannt, aber Gewinneinbrüche wurden nicht berichtet. 2001 wurde Austria Tabak an die britische Gallaher verkauft und 2007 um 9,4 Milliarden GBP an Japan Tobacco International. Das Problem des internationalen Schmuggels wirkt sich in Österreich dermaßen aus, dass in etwa 17 % der gerauchten Zigaretten aus Schmuggelbestand stammen. 2008 wurden in Österreich 45 Millionen geschmuggelte Zigaretten beschlagnahmt, dies entspricht einem Steuerverlust von 290 Millionen Euro. Zudem gab es in den letzten Jahren auch ein Problem mit einer nicht legalen Produktion von Zigaretten [12].

Auf den Tabakkonsum sind 90 % der Lungenkrebserkrankungen und 75 % der Todesfälle wegen chronischer Bronchitis und obstruktiver Atemwegserkrankungen zurückzuführen. Ebenso ist das Rauchen ein wichtiger Risikofaktor für kardiovaskuläre Erkrankungen. Aus dem geänderten Rauchverhalten der Frauen zeigt sich auch eine Veränderung der Krankheitszahlen. So hat die Sterblichkeit bei Lungenkrebs bei Frauen von 1980 bis 2007 um 94 % zugenommen und bei den Männern um 9 % abgenommen, insgesamt aber eine Zunahme um 11 %.

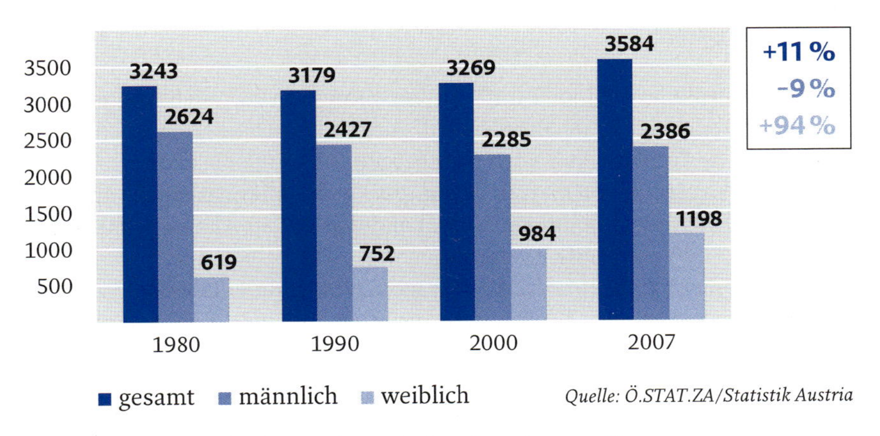

Abb. 1. Bösartige Neubildungen der Luftröhre, Bronchien und Lunge

Bei der COPD gibt es für Österreich rezente Zahlen. So sind nach der BOLD-Studie von L. Schirnhofer und M. Studnicka [13] aus Salzburg über 10 % der Bevölkerung mit einem klinisch relevanten Stadium einer COPD II-IV betroffen. Es wird jedoch nur etwa die Hälfte der Betroffenen diagnostiziert, es besteht dabei also eine hohe Dunkelziffer. Wenn man dem Trend aus den USA folgt, so gab es 2000 erstmals mehr weibliche Todesfälle aus chronisch obstruktiver Bronchitis als bei Männern [14]. Dieser Trend dürfte bei der erheblichen Zunahme der rauchenden Frauen in Österreich auch für unseren Bereich zu erwarten sein.

Rauchen ist ein Risikofaktor für sechs der acht führenden Todesursachen dieser Welt. Nach C.D. Mathers et al. sieht nach Schätzung der WHO die Situation 2002 und erwartbar in 2030 folgend aus [1]:

Todesursachen bei Rauchern	2002	2030	Änderung in der Reihenfolge
1. Ischämische Herzerkrankung	1	1	0
2. Zerebrovaskuläre Erkrankungen	2	2	0
3. Untere Atemwegserkrankungen	3	5	-2
4. HIV/AIDS	4	3	+1
5. COPD	5	4	+1
6. Perinatale Ereignisse	6	9	-3
7. Diarrhoen	7	16	-9
8. Tuberkulose	8	23	-15
9. Trachea-, Bronchial-, Lungenkarzinom	9	6	+3
10. Verkehrsunfälle	10	8	+2
11. Diabetes mellitus	11	7	+2

Zum Wasserpfeifengebrauch und der Verwendung von rauchlosem Tabak, eine erwartbare relevante Problematik, liegen aus Österreich noch keine statistischen Angaben vor, aber Neuberger et al. [15] berichteten anlässlich der Auswertung von 223.050 Atemtests auf Kohlenmonoxid von einer Zunahme des Wasserpfeifenkonsums bei der jüngsten Altersgruppe (siehe auch Kapitel „Wasserpfeife“, Seite 10).

Gemäß einer repräsentativen Umfrage der Sozialmedizin in Wien aus dem Jahre 2000 sind 55 % der RaucherInnen mit ihrem Rauchverhalten unzufrieden, dissonant, und von diesen wollen 18 % entweder mit dem Rauchen aufhören und 37 % ihren Tabakkonsum reduzieren [16].

Im Bereich der Tabakkontrolle liegt Österreich in einem gesamteuropäischen Vergleich nach L. Joossens et al. [17] derzeit an letzter Stelle. Seitens der Politik ist momentan kein aktives Handeln in einer Gegenrichtung erkennbar.

Literatur

1. Mathers C.D. et al.: Projections of Global Mortality and Burden of Disease from 2002 to 2030. PloS Medicine 2006; 3: e442
2. Smoke Free Partnership: Schluss mit dem blauen Dunst. 10 Gründe für ein rauchfreies Europa. 2006 ERSJ Ltd.
3. Statistik Austria: Gesundheitsbefragung 2006-2007
4. EU/WHO: www.euro.who.int/tobaccofree
5. Uhl A. et al.: Chaos um die Raucherzahlen in Österreich. Wien Med Wochenschr (2009); 159/1-2: 4-13
6. Statistik Austria: Rauchgewohnheiten 1997. Verlag Österreich 2002
7. Schoberberger R. und M. Kunze: Nikotinabhängigkeit – Diagnostik und Therapie. Springer 1999
8. WHO: www.who.int/tobacco/en/
9. Dür W. und R. Griebler: Gesundheit der österreichischen SchülerInnen im Lebenszusammenhang. Ergebnisse des WHO-HBSC-Survey 2006. Schriftenreihe des Bundesministeriums für Gesundheit, Familie und Jugend. Wien, 2007.
10. Uhl A. et al.: The European School Survey Project on Alcohol and Drugs – ESPAD. Austria 2007
11. Strunz B.: Frauen und Rauchen. http://www.wien.gv.at
12. JTI: www.jti.com
13. Schirnhofer L. et al.: COPD prevalence in Salzburg, Austria: results from the Burden of Obstructive Lung Disease (BOLD) Study. Chest 2007; 131 (1): 29-36
14. National Center for Health Statistics, Monthly Vital Statistic Reports
15. Neuberger M. et al.: CO in der Alveolarluft: Ergebnisse von Reihenuntersuchungen. Jahrestagung 2008 der Österr. Gesellschaft für Arbeitsmedizin, Eisenstadt. Kurzfassung „Kohlenmonoxidbelastung in Österreich und der EU“ in Clinicum Pneumo 2009, 1, 14-15.
16. Groman E. et al.: Diagnostik und Therapie der Nikotinabhängigkeit – eine Analyse des Bedarfs in Österreich. Wien Med Wochenschr 2000; 150/6: 109-114.
17. Joossens L. et al.: The Tobacco Control Scale. ECToH Basel 2007

1.2 Wasserpfeife

Ali Zoghlami, Astrid Mazhar

Wasserpfeiferauchen hat das gleiche Schädlichkeitsprofil als auch dasselbe Suchtpotenzial wie alle anderen Formen von Rauchen = Evidenzstärke A.
Daher ist der Konsum von Tabak durch die Wasserpfeife als Tabakabhängigkeit zu behandeln.

Entstehung und Verbreitung der Wasserpfeife

Rauchen mit der Wasserpfeife ist eine der ältesten Methoden des Rauchens. Der Ursprung der Wasserpfeife ist nicht mit Sicherheit geklärt. Das Prinzip der Wasserpfeife zum Tabakkonsum stammt wahrscheinlich aus Indien [1]. Seit etwa 400 Jahren wird der intensive Wasserpfeifenkonsum weltweit praktiziert, wobei der Schwerpunkt sich auf Nordafrika, Vorderasien, Afghanistan und Pakistan erstreckt. Aber auch in Teilen Chinas und Indiens wird das Rauchinstrument traditionell konsumiert [2, 3].

Die Wasserpfeife wurde als alternative Form des Tabakrauchens von Gastarbeitern in Europa eingeführt und etablierte sich als trendige Form des Rauchens vor allem in der jüngeren Generation. Seit 2001 steigt der Konsum von Wasserpfeifen in Europa sprunghaft an. Es gibt mittlerweile in den westlichen Großstädten zahlreiche Lokale und Bars, deren besonderes Markenzeichen die Möglichkeit zum Konsum von Wasserpfeifen ist [9].

Aber auch der individuelle Gebrauch hat sich gesteigert. Ein Indiz hierfür ist das weitverbreitete Angebot an Utensilien rund um die Wasserpfeife. Während in den meisten Tabakfachgeschäften (Trafiken) in Wien Waren dieser Art feilgeboten werden, hat sich auch die Präsenz von (deutschsprachigen) Händlern mit einschlägigem Angebot im Internet vervielfacht. Ein deutlicher Wandel, wenn man bedenkt, dass der Spezialtabak noch vor wenigen Jahren nur hinter vorgehaltener Hand am Naschmarkt erworben werden konnte. Ein weiterer Promotor für die Verbreitung der Pfeife ist die Entwicklung einer selbstentzündenden Kohle (siehe unten).

Schädlichkeit des Rauchens mit der Wasserpfeife

Es ist ein weitverbreiteter Irrtum, dass Wasserpfeifenrauchen eine harmlose Alternative zum Zigarettenkonsum sei. Es muss von einer ähnlich hohen Gesundheits- und Suchtgefahr wie beim Zigarettenkonsum ausgegangen werden [4].

Da der Rauch der Wasserpfeife im Vergleich zur Zigarette deutlich abgekühlt ist, wird er viel tiefer inhaliert als jener aus der Zigarette. Dadurch gelangt auch eine größere Rauchmenge in die Lungen und infolge wird mehr Nikotin resorbiert. Im Gegensatz zur inhalierten Rauchmenge von 35 ml, die als durchschnittliches Zigarettenzugvolumen angenommen wird, inhaliert ein/e WasserpfeifenraucherIn etwa 0,5 bis 1 Liter Rauch pro Zug. Zudem dauert eine Sitzung mit der Shisha deutlich länger als die typische „Zigarettenlänge". So kann eine „Wasserpfeifen-Rauchpause" schon eine Stunde und länger anhalten. Die Suchtgefahr erhöht sich dementsprechend [5].

Die Nikotinkonzentration kann bei der Wasserpfeife nur schwer quantifiziert werden, da diese von variierenden Faktoren abhängt. Da sich die Geräte deutlich unterscheiden können (Größe, Wassermenge, Topfvolumen, Säulendurchschnitt, Gefäßgröße), ist die Vergleichbarkeit der Studien rund um die Wasserpfeife aufgrund der fehlenden Standardisierung problematisch. Weiters gibt es beim Tabak enorme Unterschiede. So enthält beispielsweise aromatisierter Tabak weniger Nikotin als der nicht aromatisierte.

Bei der Verbrennung von Tabak durch Kohle entstehen große Mengen Kohlenmonoxid, die von Shisha-RaucherInnen in gleichen bzw. höheren Maßen aufgenommen werden als bei Zigaretten-RaucherInnen. Im Blut zeigt sich eine hohe Konzentration von Kohlenmonoxid, die zu Sauerstoffmangel führt und das Herzkreislaufsystem belastet. Darüber hinaus entsteht beim Verschwelen des Wasserpfeifentabaks im Vergleich zu normalen Zigaretten fast die 20-fache Menge an Teer. Höher als beim Zigarettenrauch sind nicht nur die Werte von Teer und Kohlenmonoxid, auch Blei und Chrom sind in überdurchschnittlich höheren Mengen vorhanden [6]. Weiters wurden die Schadstoffe Arsen, Chrom und Nickel nachgewiesen.

Das im außereuropäischen Tabak höher dosierte Feuchthaltemittel Glycerin wird bei der Erhitzung in das gesundheitsschädliche Acrolein umgewandelt. Das starke Zellgift schädigt die Flimmerhaare der Atemwege und behindert dadurch die Selbstreinigung [7].

Beim Rauchen der Wasserpfeife kann man von denselben rauchassoziierten Folgekrankheiten ausgehen wie beim Zigarettenrauchen: eingeschränkte Lungenfunktion, erhöhtes Krebsrisiko (v. a. Lungenkarzinome, Blasentumore, Tumore an Lippen und in der Mundhöhle) [8]. Eine weitere Gesundheitsgefährdung kann durch den gemeinsamen Konsum einer Pfeife durch mehrere Personen auftreten. Hier sind insbesondere Infektionskrankheiten, wie Herpes, Hepatitis und Tuberkulose zu nennen. Durch aufstülpbare Plastikmundstücke kann diese Gefahr jedoch eingedämmt werden.

Weiters kann sich durch mangelhafte Reinigung der Pfeife eine Pilzinfektion manifestieren oder eine Heliobacter-pylori-Infektion übertragen werden [3, 10].

Eine der wenigen österreichischen Wasserpfeifen-Studien untersuchte die Oxidationsschädigung auf die Hämostase und das Eicosanoid-System:

Bereits ein einziger Gebrauch der Pfeife erhöht den oxidativen Schaden signifikant. Häufiges Rauchen provoziert demgemäß lang anhaltenden oxidativen Stress [11].

Einer der am weitesten verbreiteten Trugschlüsse ist die Annahme, Wasser sei ein besonders guter Filter für Schadstoffe. Die Datenlage zeigt allerdings, dass dieser Filtereffekt überschätzt wird. Hier muss erwähnt werden, dass die herkömmliche Wasserpfeife keine weiteren Filter besitzt [7].

Frauen, die während der Schwangerschaft Shisha rauchen, gefährden ihr Kind genauso wie durch Zigarettenkonsum: Eine libanesische Studie erfasste Schwangere, die aus Rücksicht auf das ungeborene Leben das „Rauchen aufgaben", aber als Ersatz zur Wasserpfeife griffen. Deren Neugeborene zeigten im Durchschnitt ein signifikant geringeres Geburtsgewicht [12]. Eine weitere Studie an Lymphozyten von Wasserpfeifen-Raucherinnen im Vergleich zu Nichtraucherinnen zeigt, dass Wasserpfeifenkonsum zu einer Erhöhung des mitotischen Index (Zellteilungsindex) sowie zu einem gesteigerten Austausch von Chromosomenstücken zwischen Schwester-Chromatiden führt. Des Weiteren finden häufige Chromosomenaberrationen statt [13].

Literatur

1. Chattopadhyay 2000: Emperor Akbar as a healer and his eminent physicians; Bull Indian Inst Hist Med Hyderabad 30 (2): 151-7
2. Knishkowy B and Amiati Y (2005); Water-pipe (Narghile) Smoking : An Emerging Health Risk Behavior; Pediatrics 116 (1): 113-119
3. Maziak W, Ward KD, Afifi Soweid RA, Eissenberg T (2004): Tobacco smoking using a waterpipe: a re-emerging strain in a global epidemic. Tob Control 13: 327-333.
4. Hadid KA, Mohammed FI (2004): Nicotine content in tobacco used in hubble-bubble smoking. Saudi Med J. 25: 912-917.
5. Hoffmann D, Hoffmann I, El-Bayoumy K (2001): The less harmful cigarette: a controversial issue. A tribute to Ernst L. Wynder. Chem Res Toxicol. 14: 767-790.
6. Shihadeh A, Saleh R (2005): Polycyclic aromatic hydrocarbons, carbon monoxide, "tar", and nicotine in the Mainstream smoke aerosol of the narghile water pipe. Food Chem Toxicol. 43: 655-661.
7. Glimpel J, Krüger A, Spatz J, Walter M, Wübbelmann M (2007). Vorsicht Wasserpfeife. Bezirksamt Friedrichshain-Kreuzberg von Berlin
8. Al-Fayez SF, Salleh M, Ardawi M, Zahran FM (1988): Effects of Sheesha and cigarette smoking on pulmonary function of Saudi males and females. Trop Geogr Med. 40: 115-123
9. Maziak W, Fouad FM, Asfar T, Hammal F, Bachir EM, Rastam S, Eissenberg T Ward KD (2004): Prevalence and characteristics of narghi-

le smoking among university students in Syria. Int. Journal of Tuberc Lung Dis. 8: 882-889
10. Radwan GN, Mohamed MK, El-Setouhy M, Israel E (2003): Review on water pipe smoking. Journal Egypt Soc Parasitol. 33 (Suppl): 1051-1071.
11. Sinzinger H, Wolframa R M., Chehneb F, Oguoghob A (2003): Narghile (water pipe) smoking influences platelet function and (iso-) eicosanoids. Life Sciences. 74: 47-53.
12. Nuwayhid IA, Yamout B, Azar G, Kambris MA (1998): Narghile (hubble-bubble) smoking, low birth weight, and other pregnancy outcomes. American Journal Epidemiology. 148: 375-383.
13. Yadav JS, Thakur S (2000): Genetic risk assessment in hookah smokers. Cytobios. 101: 101-113.

1.3 Tabakabhängigkeit, Nikotin und Sucht

Otto Lesch, Alfred Lichtenschopf

Tabakrauchen erzeugt bei einem Großteil der RaucherInnen eine Abhängigkeit. Der Hauptwirkstoff für die suchterzeugende Wirkung ist das Nikotin. Das suchtgenerierende Potenzial des Tabakrauchens ist mit dem harter Drogen wie Heroin vergleichbar. Der Fagerström-Test ist ein Gradmesser für die Schwere der Abhängigkeit.

In den letzten hundert Jahren wurde der Missbrauch von Tabak zunehmend als ein medizinisches Problem erkannt, doch erst in den 1950er-Jahren, als wissenschaftliche Belege für die gesundheitsschädigende Wirkung des Rauchens vorlagen, wurden ernsthafte Versuche unternommen, den Tabakkonsum einzuschränken. Es dauerte weitere 40 Jahre, bis der Tabakkonsum als **eigenständige Abhängigkeitserkrankun**g anerkannt wurde.

Mit der Klassifikation der Tabakabhängigkeit als Krankheit im ICD-10-Code gilt es heute als wissenschaftlich erwiesen, dass der Konsum von Tabakprodukten nicht nur eine Sache der freien persönlichen Entscheidung ist, sondern eine **behandlungswürdige Abhängigkeit**, wie sie bei anderen psychotropen Substanzen bestehen kann.

Legt man die von der WHO entwickelten diagnostischen Kriterien zugrunde, so kann davon ausgegangen werden, dass etwa 80 % der RaucherInnen von Nikotin abhängig sind [1] und statistische gesehen verliert jede/r RaucherIn durchschnittlich zehn Jahre seines Lebens [2].

Nikotin ist in reiner Form hochgiftig. Bereits 0,05 Gramm sind für den Menschen tödlich. Nikotin, ein Alkaloid der Tabakpflanze, zeichnet sich pharmakologisch durch ein bivalentes Wirkprofil aus. Je nach Vigilanz, psychischer Ausgangslage und Dosis wirkt Nikotin aktivierend und stimulierend oder entspannend und beruhigend.

Im Zigarettenrauch liegt Nikotin vorwiegend als hydrophile Substanz vor, wird deshalb rasch über Schleimhäute und Alveolarepithel resorbiert, gelangt innerhalb von sieben bis zehn Sekunden in das Gehirn und bindet sich dort an nikotinerge Acetylcholinrezeptoren. Die dadurch ausgelöste pharmakologische Reaktion setzt Neurotransmitter aus Hirnzellen frei und führt bei RaucherInnen zu subjektiv angenehmen Empfindungen [3].

Der Einstieg in den Tabakkonsum liegt in der überwiegende Mehrzahl der RaucherInnen vor dem 20. Lebensjahr. Die Gründe für das Rauchen der ersten Zigarette umfassen ein weites Spektrum. Neugier, das gesellschaftliche Umfeld, insbesondere Freunde und Eltern, Verfügbarkeit und Kosten sind wesentliche Faktoren. Die Abhängigkeit vom Tabakrauchen kann sehr schnell eintreten. Oft stellen sich Symptome der Abhängigkeit bereits nach dem Rauchen von wenigen Packungen Zigaretten ein [4].

Die **Nikotinabhängigkeit** äußert sich mit zwanghaftem Verlangen nach Tabak, verminderter Kontrolle über die Menge des konsumierten Tabaks, Toleranzentwicklung, Entzugssymptomen, Vernachlässigung wichtiger Freizeit- und beruflicher Aktivitäten, Weiterführung des Tabakkonsums trotz Kenntnis negativer langfristiger Konsequenzen bzw. trotz eingetretener Tabakfolgeschäden. Sie betrifft ca. 70 bis 80 % aller RaucherInnen. Durch klassische und operante Konditionierung wird Rauchen an auslösende Reize aus Umwelt und Organismus gekoppelt bzw. an angenehme Folgen des Rauchens (Beruhigung, Stressbewältigung, soziale Kontakte) gebunden. Die in das Rauchen gesetzten positiven Erwartungen erfüllen sich nach jeder Zigarette neu; der Circulus vitiosus der Sucht hat begonnen. Körperliche Abhängigkeit vom Nikotin und psychische Abhängigkeit vom Rauchen durch Gewöhnung, angenehme Empfindungen während des Rauchens und negative Erwartungen an die Entwöhnungsphase sind die aufrechterhaltenden Bedingungen der Tabakabhängigkeit.

Der entscheidende Wirkort für die Verstärkerfunktion des Nikotins ist das „Belohnungszentrum“ des Gehirns, der Nukleus accumbens. Er bildet einen Teil des mesolimbischen dopaminergen Systems. Nikotin führt zu einer vermehrten intersynaptischen Konzentration von Dopamin [5, 6]

Den Schweregrad ihrer Nikotinabhängigkeit können RaucherInnen leicht über die Beantwortung der sechs Fragen des **Fagerström-Tests** ermitteln. Entzugssymptome (depressive Verstimmung, Schlaflosigkeit, Konzentrationsstörungen, Enttäuschung und Ärger, Angst, Unruhe, Abnahme der Herzfrequenz, Verlangen nach Süßigkeiten), als Zeichen der körperlichen Abhängigkeit von Nikotin, können innerhalb weniger Stunden nach Beendigung des Tabakkonsums beginnen, haben im Allgemeinen nach ein bis vier Tagen ihren Höhepunkt und dauern drei bis vier Wochen.

Eine weitere Erklärung für die suchtmachende Wirkung des Nikotins liegt nicht in der Art des Stoffes begründet, sondern in der Art der Aufnahme. Der Zigarettenrauch wird inhaliert und das Nikotin erreicht innerhalb von sieben Sekunden das Gehirn. Jeder Zug ist ein kleiner „Kick“, ein fast explosiver Anschub des Gehirnstoffwechsels. Obwohl Nikotinpflaster oder -kaugummis die gleiche Menge Nikotin wie Zigaretten abgeben, würden kein/e RaucherIn das Gefühl der Nikotinaufnahme über die Lunge damit vergleichen. Der plötzliche „Kick“ nach einem tiefen Lungenzug bewirkt ein kurzes Gefühl der Entspannung und Belohnung, das bald wieder vergeht und dann eine stille Unzufriedenheit hinterlässt, und vor allem den Wunsch nach mehr. Weitere Suchtstoffe werden unter den knapp 600 Zusatzsubstanzen vermutet, die die Zigaretten herstellenden Firmen dem Tabak beimischen.

Das Abhängigkeitssyndrom

Die sichere Diagnose Abhängigkeit sollte nur gestellt werden, wenn irgendwann während der letzten drei Jahre drei oder mehr der folgenden Kriterien vorhanden waren:

- Ein starker Wunsch oder eine Art Zwang zu rauchen
- Verminderte Kontrollfähigkeit bezüglich des Beginns, der Beendigung und der Menge des Tabakkonsums
- Ein körperliches Entzugssyndrom bei Beendigung oder Reduktion des Konsums wie: depressive Verstimmung, Schlaflosigkeit, Konzentrationsstörungen, Enttäuschung und Ärger, Angst, Unruhe, Abnahme der Herzfrequenz, Verlangen nach Süßigkeiten
- Nachweis einer Toleranz: Um die ursprünglich durch niedrigere Dosen erreichten Wirkungen der psychotropen Substanz hervorzurufen, sind zunehmend höhere Dosen erforderlich
- (Fortschreitende) Vernachlässigung anderer Vergnügungen oder Interessen zugunsten des Substanzkonsums, erhöhter Zeitaufwand, um die Substanz zu beschaffen, zu konsumieren oder sich von den Folgen zu erholen
- Anhaltender Substanzkonsum trotz Nachweises eindeutig schädlicher Folgen. Es sollte dabei festgestellt werden, dass der/die RaucherIn sich tatsächlich über Art und Ausmaß der schädlichen Folgen im Klaren war oder dass zumindest davon auszugehen ist

Literatur

1. Batra, A. (2005) Die deutschen Leitlinien zur Behandlung des Rauchers. In A. Batra (Hrsg.) Tabakabhängigkeit – wissenschaftliche Grundlagen und Behandlung. Kohlhammer. Stuttgart, 97–108.
2. Doll R, Peto R. Mortality in relation to smoking: 50 years observation on male British doctors. Br Med J 2004; 328: 1519
3. Benowitz NL: Pharmacologic aspects of cigarette smoking and nicotine addiction. N Engl J Med 1988; 319: 1318–1330
4. Fidler JA, Warle J, Brodersen NH et al. Vulnerability to smoking after a single cigarette can lie dormant for three years or more. Tob Control 2006; 15: 205–209
5. Di Chiara G, Imperato A. Drugs abused by humans preferentially increase synaptic dopamine concentrations in the mesolimbic system of freely moving rats. Proc. Natl Acad Sci USA 1988; 85: 5274–5278
6. Balfour DJ. Neural mechanisms underlying nicotine dependence. Addiction 1994; 89: 1419–1423

1.4 Tabakabhängigkeit aus neurobiologischer Sicht

Otto Lesch, Hans Rommelspacher

Im Tabak sind etwa 4.800 pharmakologisch aktive Stoffe enthalten. Für die Suchtentstehung scheint aber neben dem Mono-Amino-Oxidase-System vor allem Nikotin die wesentlichste Substanz zu sein. Nikotin aktiviert nikotinische Acetylcholinrezeptoren. Diese sind Ionenkanäle, deren Wand aus fünf Proteinketten gebildet wird. Durch das Andocken des Neurotransmitters Acetylcholin wird deren Struktur dermaßen verändert, dass Natrium und/oder Kalzium in das Neuron einströmen können. Die Zusammensetzung der die Rezeptorenwand bildenden Proteinketten differiert und ist für die einzelnen Organe und Funktionen charakteristisch. Beispielsweise sind die Rezeptoren im Gehirn hauptsächlich aus $\alpha 4\beta 2$- oder $\alpha 7$-Untereinheiten zusammengesetzt. Diese lassen relativ viel Kalzium durch und sind deshalb für die Gedächtnisbildung besonders gut geeignet. Tierexperimente haben tatsächlich gezeigt, dass Nikotin die Gedächtnisbildung fördert. Darüber hinaus wurde gezeigt, dass die Gedächtnisbildung bei der Tabakabhängigkeit eine besonders wichtige Rolle spielt. Hinweisreize wirken also besonders drängend, da die Erinnerung relativ intensiv durch Nikotin gebahnt wurde. Diese Bahnung ist auch nach Monaten der Abstinenz im Tierversuch nachweisbar.

Nikotinische Rezeptoren stimulieren die mesolimbisch-mesokortikalen dopaminergen Neurone in der ventralen Haube. Diese Wirkungen erklären, warum ein partieller $\alpha 4\beta 2$-Rezeptor Agonist wie z. B. Vareniclin in

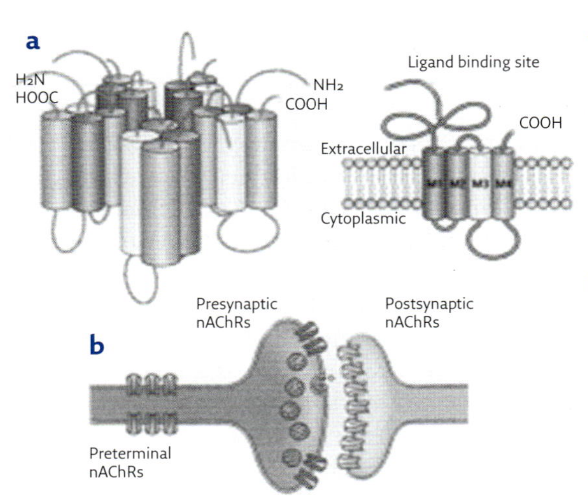

a: Anordnung der Untereinheiten. Der nAChR ist entweder aus identischen (z. B. $\alpha 7$) oder aus verschiedenen ($\alpha 4\beta 2$) Peptiden zusammengesetzt *(links)*. Einbettung einer einzelnen Membran *(rechts)*.

b: Nikotinische Rezeptoren sind an mehreren Stellen der Nervenzellen lokalisiert.
Die an der Präsynapse fördern die Freisetzung von Neutrotransmittern wie z. B. Acetylcholin und Glutamat.

Abb. 2. Nikotinischer Acetylcholinrezeptor (nAChR)

der Rückfallprophylaxe als Anticraving-Substanz eingesetzt werden kann. Auch Nikotinersatzstoffe sind in diesem Mechanismus aktiv. Vareniclin stimuliert selbst die Rezeptoren gering- bis mittelgradig, verhindert aber die Stimulierung von Nikotin. Stimuliert werden die dopaminergen Neurone aber auch durch endorphinerge und endocannabinoiderge Neurone. Dies ist für die Therapie mit dem μ-Opioidrezeptor-Antagonisten Naltrexon bzw. dem Cannabinoid-1-Rezeptor Antagonisten Rimonabant von entscheidender Bedeutung.

Überraschend sind nun Befunde bei RaucherInnen mit der Positronemissionstomographie, einem bildgebenden Verfahren, mit dem die nikotinischen Rezeptoren im Gehirn sichtbar gemacht werden [1]. Bereits ein einziger Zug aus einer Zigarette führt in mehreren Hirnregionen für etwa drei Stunden zur Besetzung nikotinischer α4β2-Rezeptoren. Nach einer Zigarette sind etwa 90 % der Rezeptoren mindestens zweieinhalb Stunden lang ausgeschaltet, nach zwei und mehr Zigaretten noch länger.

Die Autoren folgern daraus, dass RaucherInnen, die beispielsweise 20 Zigaretten am Tag rauchen, keine aktivierbaren α4β2-Rezeptoren mehr verfügbar haben. Experimente mit Zellkulturen haben nämlich gezeigt, dass die Rezeptoren innerhalb weniger Sekunden nach Stimulierung durch Nikotin inaktiviert werden (Down-Regulierung durch Phosphorylierung). Diese Untersuchungen zur Dosisabhängigkeit haben auch ergeben, dass der Suchtdruck erst verschwindet, wenn mehr als 75 % der Rezeptoren besetzt sind. Daraus wurde gefolgert, dass die Vermeidung des Suchtdrucks das Hauptmotiv für das Weiterrauchen ist. Damit wird auch erklärt, dass das Abhängigkeitspotenzial und das Rückfallrisiko des Tabakrauchens im Vergleich zu den meisten anderen Suchtstoffen hoch ist, da Ex-RaucherInnen den Hinweisen (Zigarettenautomat, Erinnerung an die Entspannung nach dem Rauchen einer Zigarette usw.) auf seine/ihre Tabakabhängigkeit nur schwer ausweichen kann.

Wie kann das Rauchen unter diesen Bedingungen trotzdem noch erwünschte Wirkungen auslösen? Dazu muss man berücksichtigen, dass der Tabakrauch etwa 4.800 Substanzen enthält [2]. Es kommen also für die Stimulierung der mesolimbischen dopaminergen Neurone viele weitere Inhaltsstoffe in Betracht. In tierexperimentellen in vivo Mikrodialyse-Untersuchungen wurde gefunden, dass die Applikation von β-Carbolinen [3] zu einer Freisetzung von Dopamin im nucleus accumbens und damit zu Veränderungen in einer zentralen Relaisstation des Belohnungssystems führt [4,6]. Die β-Carboline kommen zwar in niedrigen Konzentrationen physiologischerweise im Körper vor, werden aber in großen Mengen aus Tryptophan in der Glut der Zigarette durch Pyrolyse gebildet und dann inhaliert. Sie reichern sich im Gehirn an, wobei besonders in der Substantia nigra und dem ventralen Tegmentum Werte von Norharmanen in fast dreißigmal höherer Konzentration nachgewiesen wurden. Schematisch werden diese Zusammenhänge in der nächsten Abbildung gezeigt [5]:

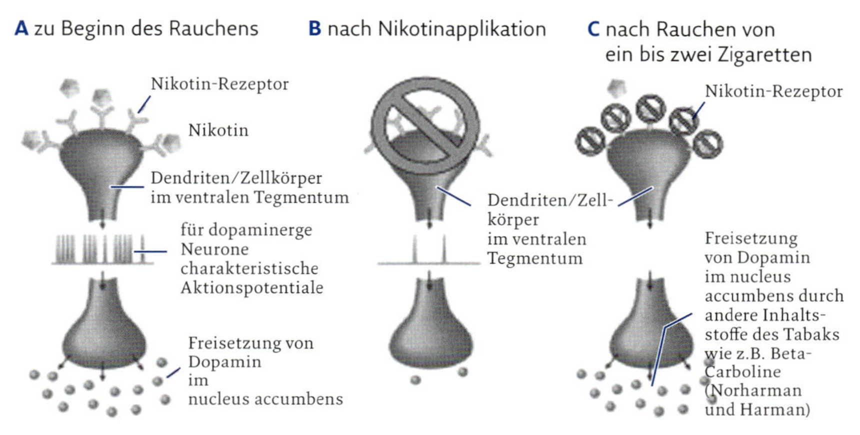

Abb. 3. Veränderungen durch chronisches Rauchen und Reboundphänomene

Literatur

1. Brody AL, Mandelkern MA, London ED, Olmstead RE, Farahi J, Scheibal D, Jou J, Allen V, Tiongson E, Chefer SI, Koren AO, Mukhin AG. (2006) Cigarette smoking saturates brain alpha 4 beta 2 nicotinic acetylcholine receptors. Arch Gen Psychiatry 63/8: 907–15.
2. Deutsches Krebsforschungszentrum (2006), Rauchlose Tabakprodukte: Jede Form von Tabak ist gesundheitsschädlich. Rote Reihe Tabakprävention und Tabakkontrolle, Band 6. DKFZ, Heidelberg
4. Sällström Baum S, Hill R, Rommelspacher H. (1995) Norharmaninduced changes of extracellular concentrations of dopamine in the nucleus accumbens of rats. Life Sci 56: 1715–1720.
5. Rommelspacher H. (2007) Rauchen aus der Sicht der Hirnforschung. In: Lesch OM. Raucherentwöhnung – Tipps zur Prävention und Therapie in der Praxis. Uni-Med Verlag
6. Sällström Baum S, Hill R, Rommelspacher H. (1996) Harmaninduced changes of extracellular concentrations of neurotransmitters in the nucleus accumbens of rats. Eur J Pharmacol 314: 75–82.

1.5 Tabakrauchen als chronische Erkrankung

Alfred Lichtenschopf

Die Tabakabhängigkeit bedeutet für viele RaucherInnen die Entstehung einer chronischen Erkrankung.

Einerseits ist das Rauchen für einen Gutteil der RaucherInnen eine abhängig machende Erkrankung (siehe Kapitel „Tabakabhängigkeit, Nikotin und Sucht"), andrerseits entwickeln mindestens 50 % der RaucherInnen eine tabakassoziierte Organerkrankung, die zum vorzeitigen Tod führt (Doll and Peto Br Med J 1994). Diese zwei Aspekte des Tabakrauchens prägen das Bild des Rauchens in spezieller Weise und verursachen den Großteil der Schwierigkeiten in der Behandlung.

Die hohe Rückfallquote ist in erster Linie durch die Abhängigkeit und Suchtkomponente bedingt. Eine realistische Einstellung vonseiten des Therapeuten hinsichtlich der Effizienz einer Tabakentwöhnung ist wichtig und bedingt, sich selbst die Latte nicht zu hoch zu legen.

Daher rücken die Behandlungsmodelle von anderen chronischen Erkrankungen, wie zum Beispiel Hypertonie, Diabetes mellitus oder Asthma bronchiale ins Blickfeld. Wie bei diesen Erkrankungen kann man davon ausgehen, dass eine gesamte einmalige therapeutische Intervention die Erkrankung nicht für das gesamt weitere Leben bewältigt. Eine Rauchertherapie berücksichtigt den wiederholten Rückfall und entwickelt gemeinsam mit den RaucherInnen Strategien zur endgültigen Bewältigung. Damit ist für einen Teil der RaucherInnen die Tabakentwöhnung als wiederholtes Therapieangebot notwendig, bei wenigen auch eine lebenslange Therapie.

Desgleichen ist zu berücksichtigen, dass sich ein Teil der Tabakabhängigen mit einer tabakassoziierten Erkrankung aktuell nicht imstande sieht, das Rauchen vollständig einzustellen.

Für diese Patienten sind Strategien zur Minimierung der Auswirkungen der tabakassoziierten Erkrankung entscheidende therapeutische Maßnahmen.

1.6 Diagnostik und Anamnese

Ernest Groman, Alfred Lichtenschopf

Die folgenden Empfehlungen wurden in obligate und fakultative unterteilt. Sie sind Empfehlungen des Expertengremiums und haben deshalb den Evidenzgrad C.

Obligat:

1. Patientendaten (Alter, Geschlecht, Körpergewicht, Beruf)
2. Klinischer Status
3. Organerkrankungen und tabakassoziierte Erkrankungen: Herz-Kreislauf-Erkrankungen (KHK, Z.n.Myokardinfarkt, periphere arterielle Verschlusskrankheit, Hypertonus), Pneumologische Erkrankungen (COPD, Asthma bronchiale, Bronchialkarzinom), Bestimmung des Blutzuckers
4. Psychiatrische Erkrankungen insbesondere affektive Störungen, andere psychische und Verhaltensstörungen durch psychotrope Substanzen und schizophrene, schizotypische und wahnhafte Störungen
5. Erfassung der Nikotinabhängigkeit: Fagerström-Test
6. Tabakanamnese:
   a. Zahl der aktuell gerauchten Zigaretten (Zigarren, Pfeife)
   b. Pack years (= Maß des bisherigen Lebens-Tabakkonsums: Anzahl der Packungen pro Tag multipliziert mit der Anzahl der gerauchten Jahre)
   c. Zahl an ernsthaften Aufhörversuchen und bisherige Erfahrungen damit
   d. Auftreten von nächtlichen Schlafstörungen und Rauchen während einer Schlafunterbrechung = Nocturnal sleep disturbing nicotine craving
7. Medikamentenanamnese
8. Kohlenhydratabhängigkeit im Sinne eines „cravings“ (kann bei RaucherInnen zusätzlich auftreten und die Entwöhnung erschweren) [1,2]
9. CO-Messung [11, 12]
10. Feststellung der Aufhörwilligkeit, ev. zehnteilige Visual Analog-Skala

Fakultativ:

1. Rauchertyp: SpitzenraucherInnen – SpiegelraucherInnen
2. Lesch-Typologie
3. Zigarettenmarke
4. Teerexposition

Kriterien der Abhängigkeit

Abhängigkeit (ICD-10/1999)
- Übermächtiger Wunsch, die Substanz zu konsumieren
- verminderte Kontrollfähigkeit
- körperliches Entzugssyndrom
- Einnahme, um Entzug zu vermindern
- Eingeengtes Verhaltensmuster
- Toleranzentwicklung und Dosissteigerung
- Vernachlässigung anderer Interessen
- Anhaltender Konsum trotz schädlicher Folgen

Merke: Das Abhängigkeitspotenzial des Nikotins liegt weit über dem des Alkohols: Etwa 50 % bis 80 % der Raucher werden vom Nikotin abhängig. Das Nikotinentwöhnungssyndrom ist in den ersten Tagen am stärksten ausgeprägt.

Tabakkonsum erfüllt alle Kriterien eines Suchtverhaltens und findet sich als eigenständige Kategorie in der internationalen Klassifikation von Krankheiten (International Classification of Diseases, ICD-10) unter „Tabakabhängigkeit" (F17.2) wieder [3].

Nach dem ICD-10 müssen drei von den genannten sechs Kriterien in den letzten zwölf Monaten aufgetreten sein, damit die Diagnose „Tabakabhängigkeit" gestellt werden kann:
- starker Wunsch oder Zwang, Tabak zu konsumieren
- eingeschränkte Kontrolle über Beginn, Beendigung und Menge des Konsums
- Entzugserscheinungen bei Reduktion oder Beendigung des Konsums
- Toleranzentwicklung
- zunehmende Vernachlässigung anderer Aktivitäten und Interessen zugunsten des Rauchens
- anhaltender Konsum trotz Nachweises von Folgeschäden

Subjektive Messung der Abhängigkeit

Die Diagnostik der Tabakabhängigkeit wird zum Teil sehr uneinheitlich durchgeführt. Am häufigsten wird auch international der Fagerström-Test für Nikotinabhängigkeit [4] (FNTD) eingesetzt. Der FNTD korreliert mit biochemischen Werten (CO-Gehalt in der Ausatemluft, Kotininspiegel) und ist ein aussagekräftiger Prädiktor zur Abschätzung der Schwere der körperlichen Abhängigkeit [5]. Hohe Punktwerte gehen mit der Notwendigkeit einer intensiven therapeutischen und medikamentösen Unterstützung einher [6].

Zur systematischen Erfassung des konkreten Konsumverhaltens können standardisierte Fragebögen zum Rauchverhalten und/oder Rauchtagebücher eingesetzt werden [7]. Ein standardisierter Fragenkatalog, der ausführliche Anamnesedaten erhebt, stellt z. B. das „Wiener Standard Raucherinventar" [8] dar. In der Raucherentwöhnung wird es einerseits als umfassende Erstdiagnostik, aber auch als Begleitdiagnostik verwendet. Neben Aspekten des Rauchverhaltens ist es weiters sinnvoll eine eventuelle depressive Stimmungslage strukturiert zu erfassen (z. B. Beck II Depressions-Inventar [9].

Fagerström-Toleranz-Test
Ein standardisierter Test zur Beurteilung der Nikotinabhängigkeit

1. Wie lange dauert es, bis Sie nach dem Aufwachen Ihre erste Zigarette rauchen?
   (3) innerhalb von 5 Minuten
   (2) 6 bis 30 Minuten
   (1) 31 bis 60 Minuten
   (0) nach 60 Minuten
2. Fällt es Ihnen schwer, an Orten, an denen das Rauchen verboten ist, darauf zu verzichten, z. B. in der Kirche, der Bibliothek, im Kino etc.
   (1) ja (0) Nein
3. Bei welcher Zigarette würde es Ihnen am schwersten fallen, auf sie zu verzichten?
   (1) Bei der ersten morgens (0) Bei einer anderen
4. Wie viele Zigaretten rauchen Sie täglich?
   (0) bis 10 (1) 11–20 (2) 21–30 (3) 31 und mehr
5. Rauchen Sie in den ersten Stunden nach dem Aufwachen mehr als während des restlichen Tages?
   (1) ja (0) Nein
6. Rauchen Sie selbst dann, wenn Sie so krank sind, dass Sie den größten Teil des Tages im Bett bleiben müssen?
   (1) ja (0) Nein

Testauswertung/Beurteilung der Abhängigkeit:

0–2 Punkte:	sehr gering
2–4 Punkte:	gering
5 Punkte:	mittel
6–7 Punkte:	stark
8–10 Punkte:	sehr stark

Objektive Messung der Abhängigkeit

Aufgrund der eingeschränkten Validität von Selbstauskünften zum Rauchverhalten und zur Tabakabstinenz nach einem Rauchstopp ist der Einsatz von objektiven Messverfahren sinnvoll und empfehlenswert [10].

Mit der Überprüfung des Kohlenmonoxidgehaltes in der Ausatemluft können subjektive Daten objektiviert werden. CO-Werte von < 10 ppm gelten als Indikator für Tabakabstinenz während der vergangenen acht Stunden [11, 12]. Darüber hinaus können Nikotin und sein Metabolit Kotinin in Blut, Speichel und Urin gemessen werden [10].

Diagnostik der Tabakabhängigkeit nach Untergruppen erfasst mittels European-Smoker-Classification-Erhebungsfragebogen

O. Lesch hat nach dem Vorbild der Alkoholabhängigkeit eine Typologie zur Diagnostik der Tabakabhängigkeit entwickelt [13, 14]. Anhand der vier Untergruppen wird eine umfassende Therapie mit entsprechender (psychotherapeutischer) Beratung und medikamentöser Therapie empfohlen.

Es wurde ein Entscheidungsbaum entwickelt, der zu einer Einteilung nach vier Cluster führt, und heute in einer Computerversion als strukturiertes Interview bereits vorliegt. (Lesch O und Walter H 2009, www.ausam.at)

Entscheidungsbaum bei Tabakabhängigkeit

- Perinatalschaden *oder*
- Contusio cerebri *oder*
- Andere schwere Hirnerkrankungen *oder*
- Schwere Polyneuropathie mit neurologischen Ausfällen *oder*
- Epilepsie *oder*
- Nägelbeißen und Stottern (beides über Monate)

→ Cluster IV

- Nächtliches Bettnässen nach dem dritten Lebensjahr (längere Zeit und sozial störend)

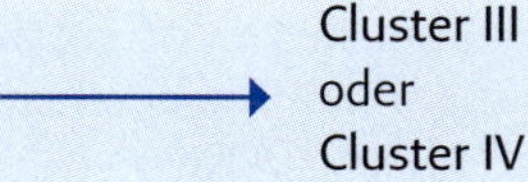

Wenn nächtliches Bettnässen ja:

- Kein periodisches Rauchen *oder*
- Keine Durchschlafstörungen *oder*
- Keine schwere depressive Episode (ICD-10) *oder*
- Keine schweren SM-Tendenzen

→ Cluster IV

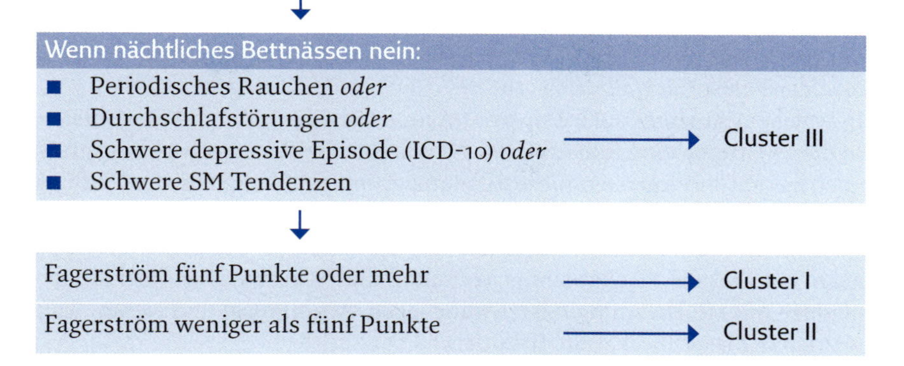

Diagnostik der Untergruppe I

Diese Untergruppe Tabakabhängiger zeigt einen Fagerström-Test von ≥ 5 Punkten, es findet sich aber keine psychiatrische Komorbidität, keine zerebrale Vorschädigung, keine Verhaltensstörung und auch sonst kein Symptom, welches eine Zuordnung zu den Untergruppen III oder IV erfordert. Es ist meist ein hyperthymes Temperament zu beobachten.

Medikamentöse Rückfallprophylaxe

Nachgewiesen ist die Wirkung von Nikotinersatzpräparaten, wobei aber noch keine wissenschaftlichen Daten über die Dauer und die Dosierung in der Langzeitgabe vorliegen. Im Rückfall sollte unbedingt sofort wieder eine Nikotinersatztherapie, wie in der Entzugsbehandlung, begonnen werden (Nikotinpflaster, Nikotinkaugummi, Inhalator, Sublingualtablette). Vareniclin für die Entzugsbehandlung aber auch für die Rückfallprophylaxen müsste in diesem Bereich eine wesentliche Bereicherung sein.

Inwieweit auch Dopamin-Agonisten oder MAO-A-Antagonisten in dieser Gruppe eine Rolle spielen, ist wissenschaftlich noch nicht geprüft, aber theoretisch müssten diese Substanzgruppen einen positiven Einfluss auf das Rauchverhalten haben.

Längerfristige Veränderungen im Glutamat-Taurin-Quotienten werden vermutet und würden eine Rückfallprophylaxe mit NMDA-Antagonisten nahelegen. Acamprosat und Neramexan werden in dieser Indikation diskutiert.

Kombinationen dieser Medikamente könnten zielführend sein, sind aber heute noch nicht wissenschaftlich geprüft.

Diagnostik der Untergruppe II

Diese Untergruppe Tabakabhängiger raucht Fagerström negativ (Fagerström-Test von ≤ 4 Punkte). Es zeigt sich keine psychiatrische Komorbidität, keine zerebrale Vorschädigung, keine Verhaltensstörung und auch sonst kein Symptom, dass eine Zuordnung zur Untergruppe III und IV erfordert.

Medikamentöse Rückfallprophylaxe
In welchem Ausmaß auch Dopamin-Agonisten oder MAO-A-Antagonisten in dieser Gruppe eine Rolle spielen, ist wissenschaftlich noch nicht geprüft, aber theoretisch müssten diese Substanzgruppen einen positiven Einfluss auf das Rauchverhalten haben.

Längerfristige Veränderungen im Glutamat-Taurin-Quotienten werden auch bei diesem Mechanismus vermutet und würden eine Rückfallprophylaxe mit NMDA-Antagonisten nahe legen. Acamprosat und Neramexan werden in dieser Indikation diskutiert.

Antidepressiva (z. B. Bupropion, Nortriptyline, Doxepin, Moclobemid) dürften in dieser Gruppe wirksam sein.

Kombinationen dieser Medikamente könnten zielführend sein, sind aber heute noch nicht wissenschaftlich belegt.

Diagnostik der Untergruppe III

Symptome der Untergruppe IV dürfen nicht vorhanden sein. Eine längerfristige Enuresis nocturna, die einen deutlichen Einfluss auf die Entwicklung des Jugendlichen zeigte, ist kein Ausschlussgrund, wenn eine Komorbidität mit einer psychiatrischen Erkrankung, meist mit einer Major Depression (ICD-10 = F 32, F 33) oder mit deutlichen suizidalen Einengungen jetzt oder in der Vorgeschichte vorliegt. Bei rezidivierenden psychiatrischen Erkrankungen ist häufig auch ein Zusammenhang zwischen Schweregrad der Symptomatik und Rauchverhalten zu sehen (z. B. starkes Rauchen in schweren depressiven Episoden). Diese PatientInnen haben meist hohe, können aber auch nur niedrige Fagerström-Werte aufweisen.

Medikamentöse Rückfallprophylaxe
Psychopharmaka müssen in der rauchfreien Phase in der Dosierung angepasst werden (Antidepressiva, siehe auch Gruppe II). Bupropion als modernes Antidepressivum und als Medikament, welches das Rauchverlangen reduziert, ist in dieser Gruppe erste Wahl.

Bei der Fagerström-Gruppe ≥ 5 Punkte ist die Wirkung von Nikotinersatzpräparaten nachgewiesen, wobei aber noch keine wissenschaftlichen Daten über die Dauer und die Dosierung in der Langzeitgabe vorliegen. Im Rückfall sollte unbedingt sofort wieder eine Nikotinersatztherapie, wie in der Entzugsbehandlung, begonnen werden (Nikotinpflaster, Nikotinkaugummi, Inhalator, Sublingualtablette).

Über andere Substanzklassen (MAO-A-Inhibitoren, Dopamin-Agonisten, NMDA-Inhibitoren) liegen zurzeit noch keine wissenschaftlichen Daten vor.

Diagnostik der Untergruppe IV

Frühkindliche zerebrale Schäden, körperliche Erkrankungen und/oder kindliche Verhaltensstörungen führen zu deutlichen Entwicklungsstörungen. Das Rauchen ist nur als komplizierender Faktor zu sehen. Die Kritikfähigkeit zum eigenen Verhalten ist in mehreren Bereichen reduziert. Das Rauchverhalten ist oft nur eines dieser Phänomene, zeitweiliger Alkoholmissbrauch ist in dieser Gruppe zusätzlich oft zu beobachten.

Primäre intellektuelle Beeinträchtigungen sowie leichte Verführbarkeit durch die Gruppe sind oft zu sehen. Sekundär sind soziale Probleme vorhanden, reaktiv depressive Episoden treten auf und in mehr als 70 % der Fälle erreichen diese PatientInnen einen Fagerström von ≥ 5 Punkte. Rauchen ist als Impulskontrollstörung aufzufassen und die PatientInnen beschreiben das Rauchen oft als Zwangsphänomen. Die frühkindlichen Störungen führen häufig zu einem zyklothymen Temperament und dadurch häufig zu schweren anderen sozialen Problemen. Andere Suchtmittel spielen auch oft eine Rolle.

Medikamentöse Rückfallprophylaxe

Nikotinersatzpräparate sind bei dieser Gruppe von PatientInnen oft über lange Zeit notwendig. Verbesserungen der Impulskontrolle können zum Teil mit atypischen Neuroleptika oder mit Topiramat, vielleicht auch mit anderen Antiepileptika oder eventuell auch mit NMDA-Antagonisten angestrebt werden. Wissenschaftliche Daten fehlen zu dieser Gruppe jedoch. Vareniclin könnte für diese Gruppe eine deutliche Verbesserung darstellen, vor allem wenn Nikotinersatzpräparate nur eine ungenügende Wirkung entfalten.

Literatur

1. Rieder A, Kunze U, Groman E, Kiefer I, Schoberberger R., Nocturnal sleep-disturbing nicotine craving: a newly described symptom of extreme nicotine dependence. Acta Med Austriaca. 2001; 28 (1): 21-2.
2. Riemerth A, Kunze U, Groman E., Nocturnal sleep-disturbing nicotine craving and accomplishment with a smoking cessation program. Wien Med Wochenschr 2009; 159 (1-2): 47-52.
3. Dilling, H., Monbour, W., Schmidt, MH, 1991, (Hrsg.) Internationale Klassifikation psychischer Störungen: ICD 10, Kapitel V (F). Huber, Göttingen.
4. Heatherton et al. (1991). zit. nach Kasper, P. & Batra A. (2003). Pharmako- und Psychotherapie der Tabakabhängigkeit. In H. J. Rumpf & R. Hüllinghorst (Hrsg). Alkohol und Nikotin: Frühintervention, Akutbehandlung und politische Maßnahmen, 358-374, Freiburg, Lambertus.

5. Fiore, M.C., Baily, W. C., Cohen, S. J. et al. (2000) Treating Tobacco Use and Dependence. Clinical Practice Guideline. MD: U.S. Department of Health and Human Services. Public Health Service, Rockville.
6. Batra, A. (2005) Die deutschen Leitlinien zur Behandlung des Rauchers. In A. Batra (Hrsg.) Tabakabhängigkeit – wissenschaftliche Grundlagen und Behandlung. Kohlhammer. Stuttgart. 97–108.
7. Riemann, K. & Gerber, U. (2000) Standardisierung von Fragestellungen zum Rauchen: Ein Beitrag zur Qualitätssicherung in der Präventionsforschung. 4ed. BZgA. Köln, Bundeszentrale für gesundheitliche Aufklärung.
8. Schoberberger, R., Kunze, U., Schmeiser-Rieder, A., Groman, E. & Kunze, M. (1998). Wiener Standard zur Diagnostik der Nikotinabhängigkeit: Wiener Standard Raucher Inventar (WSR). Wien Med Wochenschr, 145, 70–73.
9. Hautzinger, M., Kühner, C. & Keller, F. (2006). Beck II Depression Inventar. Harcourt Test Services.
10. Andreas, S., Batra, A., Behr, J., Berck, H., Chenot, J.-F., Gillissen, A., Hering, T., Herth, F., Meierjürgen, R., Mühlig, S., Nowak, D., Pfeifer, M., Raupach, T., Schultz, K., Sitter, H. & Worth, H. (2008). Tabakentwöhnung bei COPD. S3 Leitlinie herausgegeben von der Deutschen Gesellschaft für Pneumologie und Beatmungsmedizin. Pneumologie, 62, 255–272.
11. West, R., Hajek, P., Stead, L. & Stapleton, J. (2005). Outcome criteria in smoking cessation trials: proposal for a common standard. Addiction, 100, 299–303.
12. Groman E, Riemerth A, Bernhard G, Appeltauer G, Schuster B, Veitsmeier I. Can carbon monoxide analysers be fuelled by alcohol intake? Tob Control. 2006 Apr; 15 (2): 143.
13. Lesch OM, Platz W, Soyka M, Walter H (2010) Die medikamentöse Therapie von Missbrauch und Abhängigkeiten (Tabak, Alkohol und illegale Drogen), Grundlagen der Neuro-Psychopharmakologie, Ein Therapiehandbuch (Hrsg. PF Riederer und G Laux). Springer Wien New York: 537–555
14. Lesch OM, Dvorak A, Hertling I, Klingler A, Kunze M, Ramskogler K, Saletu-Zyhlarz G, Schoberberger R, Walter H (2004) The Austrian Multicentre Study on Smoking: Subgroups of Nicotine Dependence and their Craving. In Neuropsychobiology 50, 78–88 Lesch OM, Walter H, mit einem Beitrag von Wetschka C (2009) Alkohol und Tabak Medizinische und Soziologische Aspekte von Gebrauch, Missbrauch und Abhängigkeit. Springer Wien New York.

2 Behandlung

2.1 Beratung und psychosoziale Behandlung in der Tabakentwöhnung

Sophie Meingassner, Edith Benkö, Patricia Göttersdorfer, Kathryn Hoffmann, Alexandra M. Beroggio

Das folgende Kapitel beschäftigt sich mit der Fragestellung, inwieweit Beratung und psychosoziale Behandlung in der Tabakentwöhnung effektiv sind und welche Interventionen und Therapieelemente für RaucherInnen, abstinenzmotivierte RaucherInnen, für konsonante RaucherInnen und für RaucherInnen, die erst seit kurzer Zeit abstinent sind, für die Praxis evidenzbasiert empfohlen werden können. Zu Beginn wird eine Zusammenfassung sowohl zu spezifischen Kurzinterventionen als auch zu intensiven Entwöhnstrategien präsentiert (Kapitel 1 und 2). Die zugrunde liegenden Ergebnisse und Schlussfolgerungen der Meta-Analysen in Bezug auf Beratung und psychosoziale Behandlung der „Cochrane Tobacco Addiction Group (Cochrane Reviews)“ [1] und der Meta-Analysen des „Clinical Practice Guideline, Treating Tobacco Use and Dependence: Update 2008“ des United States Department of Human Health and Services, [2] in Folge kurz „Update 2008 des USDHHS“ genannt, publiziert von Fiore et al. (Kapitel 3, 4, 6), werden mit dem Grad der wissenschaftlichen Evidenz dargestellt (Kapitel 3–8). Abschließend werden die Empfehlungen für Beratung und psychosoziale Behandlung zusammengefasst.

2.1.1 Kurzinterventionen

Jeder Arzt und jede Ärztin sollte jedem/jeder RaucherIn auf kurze, prägnante Art raten, das Rauchen aufzugeben. Der ärztliche Rat erhöht die Abstinenzrate = Evidenzstärke A.
Bereits minimale Beratungen von weniger als drei Minuten vergrößern die Abstinenzraten. Jede/jeder RaucherIn sollte daher zumindest eine Minimalberatung erhalten = Evidenzstärke A

Spezifische Kurzinterventionen sind oft der erste Anstoß für RaucherInnen zur Veränderung des Rauchverhaltens. Diese Interventionen, die kürzer als 10 Minuten sind, können von allen ExpertInnen im Gesundheitssystem angeboten werden, sind aber besonders für jene relevant, die eine große Bandbreite von PatientInnen sehen und an enge Zeitvorgaben gebunden sind. Es wird vorgeschlagen, dass ExpertInnen im Gesundheitssystem aus den verschiedensten Bereichen diese Kurzinterventionen effektiv implementieren. Drei PatientInnengruppen sollen mit Kurzinterventionen konfrontiert werden: abstinenzmotivierte RaucherInnen, stabile RaucherInnen und RaucherInnen, die erst seit kurzer Zeit abstinent sind.

Die jeweiligen Strategien zur entsprechenden Kurzintervention werden im Update 2008 des USDHHS [2] ausführlich dargestellt.

Die Gesprächsstruktur der „5 As" (Ask, Advise, Assess, Assist, Arrange) wird für abstinenzmotivierte RaucherInnen empfohlen, wobei ExpertInnen im Gesundheitssystem in jedem Fall die ersten „3 As" durchführen sollten [1].

Ask about tobacco use – Nachfragen	Erfragen und Dokumentation des Rauchverhaltens
Advise to quit – kurzer Ratschlag	Deutlicher, direkter und klarer Ratschlag an jede/n RaucherIn, das Rauchen zu beenden
Assess willingness to make a quit attempt	Bereitschaft zum Rauchstopp erheben
Assist in quit attempt – Unterstützung anbieten	Für aufhörwillige/n RaucherIn: Zu Beratungs-/Entwöhnungsstelle weiter verweisen oder Medikation und Beratung anbieten. Wobei ersteres vorgezogen werden sollte, wenn keine spezifische Ausbildung in der Tabakentwöhnung vorhanden ist (siehe auch Kapitel 5.2.). Für nicht motivierte/n RaucherIn: Angebot zur Motivationssteigerung anbieten
Arrange followup – Nachbetreuung organisieren	Für aufhörwillige/n RaucherIn: Nachfolgetermine mit Beratungs-/Entwöhnungsstelle oder selbst vereinbaren, beginnend in der Woche nach dem Rauchstopp. Wobei ersteres vorgezogen werden sollte, wenn keine spezifische Ausbildung in der Tabakentwöhnung vorhanden ist (siehe auch Kapitel 5.2). Für nicht motivierte/n RaucherIn: Tabakabhängigkeit und Möglichkeit einer zukünftigen Entwöhnung ansprechen

Für konsonante RaucherInnen werden Techniken des Motivational Interviewing (Motivierende Gesprächsführung) empfohlen (Express Empathy, Develop Discrepancy, Roll with Resistance, Support Self-Efficacy). Die vier grundlegenden Elemente werden kurz angeführt.

Empathie ausdrücken	Offene Fragen, aktives Zuhören, Ambivalenz akzeptieren
Diskrepanz entwickeln	Argumente zur Veränderung sollen vom Patienten, der Patientin kommen
Widerstand umlenken	Keine Argumentationen, nicht vorschreiben
Selbstwirksamkeit fördern	Vertrauen in Fähigkeiten des Patienten, der PatientIn

Auch die Strategien der „5 Rs" (Relevance, Risks, Rewards, Roadblocks, Repetition) spielen bei dieser PatientInnengruppe eine Rolle und werden nachfolgend kurz dargestellt.

Relevanz	Persönlichen Bezug zum Rauchstopp
Risiken	Aufzeigen der individuellen Risiken des Rauchverhaltens
Belohnungen	Persönliche Vorteile des Rauchstopps
Hindernisse	Mögliche Schwierigkeiten beim Rauchstopp
Wiederholung	Wiederholung der vorigen Schritte bei unmotivierten oder rückfälligen PatientInnen bei jedem Arztkontakt

RaucherInnen, die seit sehr kurzer Zeit abstinent sind, sind besonders rückfallgefährdet und benötigen deshalb spezifische Kurzinterventionen zu Themen, die mit der kurzen Abstinenz oder Entzugssymptomen zusammenhängen. Auch zu dieser PatientenInnengruppe werden Empfehlungen und Strategien zur Kurzintervention wie positive Verstärkung und Motivation zur Aufrechterhaltung der Abstinenz gegeben.

2.1.2 Intensive Entwöhnstrategien

Vier oder mehr Interventionskontakte pro RaucherIn sind mit größeren Abstinenzraten korreliert. Daher empfehlen wir, dass TabakentwöhnungsexpertInnen wenn immer möglich, vier oder mehr Termine in der Raucherentwöhnung für Aufhörwillige anbieten sollten = Evidenzstärke A

Intensive Entwöhnstrategien sind hinsichtlich der unternommenen Rauchstoppversuche und der tatsächlichen Abstinenzquoten effektiver als Kurzinterventionen alleine.

Weder die Effektivität noch die Kosteneffizienz sind für eine bestimmte Untergruppe von RaucherInnen limitiert. Intensive Entwöhnstrategien können von allen entsprechend ausgebildeten ExpertInnen im Gesundheitssystem angeboten werden. Intensive Entwöhnprogramme sind für alle RaucherInnen geeignet, die zu einer Teilnahme motiviert sind.

Im Update 2008 des USDHHS [2] wird darauf hingewiesen, dass intensive Tabakentwöhnungsmaßnahmen meist von ExpertInnen im Gesundheitssystem angeboten werden, die in der Tabakentwöhnung ausgebildet und erfahren sind. Selbst wenn RaucherInnen durch ihre/n behandelnde/n Arzt/Ärztin in der Tabakentwöhnung unterstützt werden, ist eine zusätzliche Behandlung durch SpezialistInnen hilfreich und sinnvoll und stellt eine wichtige Ressource für die individuelle Tabakentwöhnung dar.

Die Einführung nationaler Quitlines (in Österreich „Das Rauchertelefon") bedeutet, dass intensive Interventionen durch TabakentwöhnungsexpertInnen auf einer bisher nicht vorhandenen Basis für RaucherInnen verfügbar sind. Zusätzlich zu den Interventionen der Quitlines an sich können ExpertInnen im Gesundheitssystem diese nutzen, um Kooperationssysteme aufzubauen, die kontinuierlich PatientInnen entweder direkt auf das Angebot hinweisen oder via Faxanmeldung überweisen.

2.1.3 Quantitative Kriterien der Beratung und psychosozialen Behandlung

Es gibt einen starken Zusammenhang zwischen der Dauer und dem Erfolg der Beratung. Intensive Interventionen sind effizienter als weniger intensive und sollten angewendet werden, wenn immer es möglich ist = Evidenzstärke A

Die Anzahl und die Dauer der Interventionen sind in der Praxis ein relevantes Kriterium. Die quantitativen Kriterien wurden untersucht, um Empfehlungen für die optimale Anzahl und Dauer der Beratungen angeben zu können.

2.1.3.1 Kurzer Rat zum Rauchstopp

Eine vom Update 2008 des USDHHS publizierte Meta-Analyse aus dem Jahr 1996 über 7 Studien [2], die die Wirksamkeit eines kurzen ärztlichen Rates berechnet, kommt zum Ergebnis, dass bereits ein kurzer ärztlicher Rat von drei Minuten oder weniger im Vergleich zu keinem Rat die Langzeitabstinenzrate steigert (OR 1,3).

Die im Update 2008 des USDHHS publizierte Meta-Analyse aus dem Jahr 2000 über 43 Studien [2] zeigt die Effektivität und geschätzten Abstinenzraten für verschiedene Intensitäten der Beratung:

Intensitätslevel	Studien-arme	Estimated odds ratio (95 % C.I.)	Estimated abstinence rate (95 % C.I.)
Kein Kontakt	30	1,0	10,9
Minimalberatung (< 3 min.)	19	1,3 (1,01–1,6)	13,4 (10,9–16,1)
Wenig intensive Beratung (3–10 min.)	16	1,6 (1,2–2,0)	16,0 (12,8–19,2)
Intensive Beratung (> 10 min.)	55	2,3 (2,0–2,7)	22,1 (19,4–24,7)

Der jüngste Cochrane Review „Physician advice for smoking cessation" von Stead et al. [3] kommt in einer Meta-Analyse von 17 Studien (bis 2007) zu einem ähnlichen Ergebnis: Eine kurze Empfehlung (brief advice) ist signifikant wirksamer als keine Empfehlung (RR 1.66; 1.42–1-94). Eine weitere Meta-Analyse von 11 Studien mit Interventionen durch praktische Ärzte/Ärztinnen kommt zu dem Ergebnis, dass intensivere Beratungen deutlich effektiver bezüglich dauerhafter Abstinenz sind als keine Intervention (RR 1.84, 1.60–2.13), die Verbesserung durch eine intensivere Beratung durch den praktischen Arzt gegenüber einem kurzen ärztlichen Rat ist lt. Cochrane Review „Physician advice for smoking cessation" [3] (S. 33) jedoch gering (RR 1.37, 1.20–1.56).

2.1.3.2 Dauer der einzelnen Beratungskontakte

Eine Meta-Analyse des Updates 2008 des USDHHS (S. 84) [2] (n=43 Studien, BeraterInnen: Klinisch Tätige) vergleicht kurze Beratungen (unter drei Minuten) mit Beratungen zwischen drei und zehn Minuten und solchen über zehn Minuten. Es ergibt sich ein eindeutiges Dosis-Wirkungs-Verhältnis: je länger die Dauer des Beratungskontaktes mit einem klinischen Gesundheitsprofessionisten, desto höher sind die Abstinenzraten im Vergleich zu keinem Kontakt (Minimale Beratung unter drei Minuten: OR 1,3, kurze Beratung drei bis zehn Minuten: OR 1,6, längere Beratung von mehr als zehn Minuten: OR 2,3) [2].

2.1.3.3 Anzahl der Beratungskontakte

Eine Meta-Analyse des Updates 2008 des USDHHS aus dem Jahr 2000 [2] vergleicht die Abstinenzraten bei gar keiner oder einer Sitzung der Referenzgruppe mit mehreren Beratungssitzungen. Das Ergebnis ist deutlich: zwei bis drei Sitzungen OR 1.4; vier bis acht Sitzungen OR 1.9; mehr als acht Sitzungen OR 2.3 (n = 46 Studien).

Es besteht auch hier wieder eine Dosis-Wirkungs-Beziehung bezüglich der Abstinenzraten. Es wird aber angemerkt, dass nicht alle RaucherInnen an intensiveren Programmen teilnehmen können oder wollen. Deshalb sollte eine Weitervermittlung zu niederschwelligen Interventionen wie Rauchertelefonen oder anderen persönlichen Beratungsmöglichkeiten zum Rauchstopp angeboten werden [3].

2.1.3.4 Gesamtdauer der Beratungskontakte

Eine Meta-Analyse des Updates 2008 des USDHHS aus dem Jahr 2000 [2] über 35 Studien mit ExpertInnen im Gesundheitssystem kommt zu folgenden Ergebnissen:

Jeder Kontakt erhöht die Abstinenzraten im Vergleich zu keiner Beratung, ab einer Beratungsdauer über 300 Minuten kommt es jedoch zu keiner substanziellen Erhöhung der Abstinenzraten mehr. Die größte Effizienz zeigen somit Beratungen, welche eine Gesamtdauer von mehr als 90 Minuten, jedoch weniger als 300 Minuten haben (OR 3.2, 2.3–4.6), wobei die Steigerung des Effektes ab der Dauer von 90 Minuten nur noch gering ist [2].

2.1.4 Qualitative Kriterien der Beratung und psychosozialen Behandlung

Tabakentwöhnung durch ExpertInnen im Gesundheitssystem in Zusammenarbeit mit unterschiedlichen Berufsgruppen erhöht die Abstinenzraten und soll dementsprechend angeboten werden = Evidenzstärke A

Tabakentwöhnung durch ExpertInnen im Gesundheitssystem mit der Beteiligung von mehr als einer Berufsgruppe ist wirksamer als von einer Berufsgruppe allein. Deshalb wird das Angebot der interdisziplinären Tabakentwöhnung von mehr als einer Berufsgruppe empfohlen = Evidenzstärke C

RaucherInnen haben meist mit einer großen Bandbreite von ExpertInnen im Gesundheitssystem Kontakt. Die Frage, welche Berufsgruppen in der Tabakentwöhnung wirksame Beratung bieten können, ist für das Gesundheitssystem relevant.

2.1.4.1 Kurzer Rat von nicht ärztlichen ExpertInnen im Gesundheitssystem

Eine Studie aus der Meta-Analyse des Update 2008 des USDHHS [2] fand eine signifikante Erhöhung der Entwöhnungsversuche bei kurzem Rat auch von nicht ärztlichen ExpertInnen im Gesundheitssystem im Vergleich zum Rat von Nicht-ExpertInnen im Gesundheitssystem (OR 1.7, 1.3–2.1) [2].

Die in Kapitel 5.3.4 dargestellte Meta-Analyse des Updates 2008 des USDHHS [2], die die Effektivität der Gesamtlänge des Kontaktes prüfte, kommt zu dem Ergebnis, dass Minimalberatung von unterschiedlichen Klinischen ExpertInnen im Gesundheitssystem die Langzeitabstinenzraten erhöht. Das USDHHS bezeichnet die möglichen gesundheitlichen Benefits solcher kurzer Ratschläge durch alle ExpertInnen im Gesundheitssystem angesichts der Tatsache, dass RaucherInnen viele verschiedene klinische ExpertInnen im Gesundheitssystem kontaktieren, als substanziell [2].

2.1.4.2 Berufsgruppen in der Tabakentwöhnung

Eine Meta-Analyse des Update 2008 des USDHHS von 29 Studien [2] vergleicht Rauchstoppversuche ohne Tabakentwöhnungsbehandlung oder mit Selbsthilfematerial mit Interventionen, die von Ärzten und Ärztinnen, den im amerikanischen Gesundheitssystem beschäftigten Nurses (speziell ausgebildetes Krankenpflegepersonal und Hebammen), DentistInnen oder PsychologInnen durchgeführt wurden.

Tabakentwöhnung durch jede Art von ExpertInnen im Gesundheitssystem oder durch mehrere verschiedene Professionen erhöhen die Abstinenzraten im Vergleich zu Interventionen, an denen keine ExpertInnen im Gesundheitssystem beteiligt sind. Die Behandlung durch jede einzelne Berufsgruppe ist deutlich effektiver als Selbsthilfematerialien. Die Studien wurden ohne Medikamente durchgeführt, aber alle nutzten psychosoziale Interventionen, vor allem Beratung (Counseling). Die Resultate deuten darauf hin, dass Ärzte/Ärztinnen und andere ExpertInnen im Gesundheitssystem ähnlich effektiv in der Tabakentwöhnung sind, mit geschätzten durchschnittlichen Abstinenzraten von 19,9 % bzw. 15,8 % (OR 2.2 und OR 1.7 im Vergleich zu Interventionen von Nicht-ExpertInnen im Gesundheitssystem) [2].

Rice et al. [4] kommen in ihrer Meta-Analyse von 31 Studien über Nurse Interventions in der Tabakentwöhnung zu dem Ergebnis, dass Interventionen von speziell ausgebildetem Krankenpflegepersonal und Hebammen die Wahrscheinlichkeit erfolgreicher Rauchstopps vor allem im Krankenhaussetting signifikant erhöhen (RR 1.28, 1.18–1.38).

2.1.4.3 Behandlung durch mehr als eine Berufsgruppe

Die Frage nach der Zusammenarbeit von den Berufsgruppen in der Tabakentwöhnung ist relevant. Eine Meta-Analyse aus dem Jahr 2000 des Updates

2008 des USDHHS [2] über 37 Studien kommt zu dem Ergebnis, dass sich die Abstinenzrate erhöht, wenn mehr als eine Berufsgruppe von ExpertInnen im Gesundheitssystem in die Behandlung eingebunden sind, im Vergleich zu Interventionen ohne ExpertInnen im Gesundheitssystem oder nur einer Art von Berufsgruppe. Am wirksamsten scheint die Kooperation von zwei Berufsgruppen zu sein. (Kein/e GesundheitsprofessionistIn: OR 1.0, ExpertInnen im Gesundheitssystem einer Berufsgruppe: OR 1.8; 1.5–2.2, ExpertInnen im Gesundheitssystem zweier Berufsgruppen: OR 2.5; 1.9–3.4, drei oder mehr Berufsgruppen: OR 2.4; 2.1–2.9) [2].

2.1.5 Arten des Settings

Proaktive Telefonberatung, Gruppenseminare und Einzelberatung sind wirksame Beratungs- und Behandlungsformen und sollten im Rahmen der RaucherInnenberatung verwendet werden = Evidenzstärke A
Individualisierte Print- und internetbasiertes Material unterstützen TabakkonsumentInnen beim Rauchstopp. ExpertInnen im Gesundheitssystem sollten passende Selbsthilfematerialien für abstinenzmotivierte KlientInnen zur Verfügung stellen = Evidenzstärke B
Tabakentwöhnungsmaßnahmen, die gemeinsam in unterschiedlichen Settings angeboten werden, erhöhen die Abstinenzraten und sollten deshalb empfohlen werden = Evidenzstärke A

In einer Meta-Analyse über 58 Studien wurden vom Update 2008 des USDHHS [2] für eine Meta-Analyse verschiedene Beratungssettings herangezogen und miteinander verglichen. Im Vergleich zu keinem Format wurden Selbsthilfe, proaktive Telefonberatung, Gruppentherapie und Einzelberatung untersucht. Auch die Cochrane Reviews untersuchten das Einzel- und das Gruppensetting.

2.1.5.1 Einzel- und Gruppensetting

Im Vergleich zu keinem Settingformat ist die Einzelberatung laut USDHHS das wirksamste Setting mit einer OR von 1.7, 1.4–2.0. Das Gruppensetting ist mit einer OR von 1.3,1.1–1.6 das Format mit der zweitgrößten Wirksamkeit:

Meta-Analyse (2000): Effektivität und geschätzte Abstinenzraten für verschiedene Formate (n = 58 Studien)

Format	Studien-arme	Estimated odds ratio (95 % C.I.)	Estimated abstinence (95 % C.I.)
Kein Format	20	1,0	10,8
Selbsthilfe	93	1,2 (1,02–1,3)	12,3 (10,9–13,6)
Proaktive Telefon-beratung	26	1,2 (1,1–1,4)	13,1 (11,4–14,8)
Gruppenberatung	52	1,3 (1,1–1,6)	13,9 (11,6–16,1)
Einzelberatung	67	1,7 (1,4–2,0)	16,8 (14,7–19,1)

Lancaster & Stead [1] kommen in der Cochrane Review zur individuellen verhaltensbezogenen Beratung zur Tabakentwöhnung zu dem Ergebnis, dass eine individuelle Beratung in 22 Studien effektiver ist als eine Minimalintervention (RR 1,39, 1,24–1,57). Auch in vier Studien, in denen Nikotinersatztherapie (NET) im Vergleich zu NET kombiniert mit Beratung angeboten wurde, erreichte die Einzelberatung signifikante Wirksamkeit (RR 1,27, 1,02–1,59).

Bei der Cochrane-Review-Analyse von Gruppensettings (n=13 Studien) kommen Stead & Lancaster [1] zu folgenden Ergebnissen: Im Vergleich zur Nutzung von Selbsthilfeprogrammen bewirken Gruppenprogramme einen Anstieg der Rauchstoppquote um beinahe das Doppelte (RR 1,98, 1,60–2,46) und im Vergleich zu keiner Intervention (n=8 Studien) sogar ein RR von 2.71, 1.84–3.97.

Der Vergleich von Gruppenprogrammen mit Einzelentwöhnungen, die ähnlichen Inhalt und Intensität haben, ergibt keine signifikante Überlegenheit für eines der beiden Settings (RR 1,25, 0,72–2,17), allerdings ist die Anzahl der für die Meta-Analyse verwendeten Studien (n=3 Studien) eher klein [5].

2.1.5.2 Quitlines

Die Meta-Analyse des Updates 2008 des USDHHS [2] zum Setting zeigte die Wirksamkeit von proaktiven Quitlines auf. Nach Einzel- und Gruppensetting ist proaktive Telefonberatung das Setting mit der nächstgrößeren Wirksamkeit mit einer geschätzten Abstinenzrate von 13,1 (OR 1,2, 1,1–1,4) im Vergleich zu keiner Intervention.

Die Wirksamkeit von proaktiver Telefonberatung wurde 2008 in neun Studien im Vergleich zu Minimalkontakt, keinem Kontakt oder Selbsthilfe-Materialien bei einer Odds Ratio von 1,6, 1,4 bis 1,8 mit einer geschätzten Abstinenzrate von 12,7 festgestellt. In dieser Analyse werden keine anderen Interventionen zur Tabakentwöhnung in Anspruch genommen. Proaktive Telefonberatung wird in dieser Analyse als Beratung definiert, bei der zumindest einige Kontakte durch die BeraterIn initiiert werden oder die KlientInnen zurückgerufen werden (Update 2008 des USDHHS).

In einer zweiten Meta-Analyse des Updates 2008 des USDHHS [2] zu Quitlines wurden sechs Studien analysiert, die Medikamentengebrauch zur Tabakentwöhnung mit Quitline-Beratung kombinierten und mit alleinigem Medikamentengebrauch verglichen. Es zeigte sich eine signifikant bessere Wirkung der Kombination von Medikation und Quitline-Beratung (OR 1.3, 1.1–1.6) mit einer geschätzten Abstinenzrate von 28.1.

2.1.5.3 Computergestützte Interventionen

E-Health und Internet-Interventionen haben das Potenzial, einer großen Anzahl an RaucherInnen Zugang zu einer unterstützenden Intervention zu verhelfen und sind dabei im Hinblick auf Personalressourcen sehr kosteneffektiv. Die Programme können alleine oder in Kombination mit intensiven Interventionen angeboten und genutzt werden. Mehrere Studien lassen darauf schließen, dass derartige Programme vielversprechende Angebote für Tabakabhängige sind (Update 2008 des USDHHS) [2].

Auch Seung-Kwon Myung et al. [6] kamen in ihrer Meta-Analyse über 22 Studien zu dem Ergebnis, dass computergestützte Interventionen als Tabakentwöhnungsprogramme für Erwachsene klar zu befürworten sind.

2.1.5.4 Selbsthilfeformate

In der Meta-Analyse des Updates 2008 des USDHHS [2] zum Setting wurde die Wirksamkeit von Selbsthilfeunterlagen evaluiert. Interventionen mit unterschiedlichen Selbsthilfematerialien (begleitende Unterstützung) vergrößern die Abstinenzraten im Vergleich zu keiner Intervention. Die alleinige Wirkung der Selbsthilfematerialien ist jedoch gering und nicht signifikant.

In der Analyse der Nutzung mehrerer Selbsthilfematerialien zeigt sich, dass auch die gleichzeitige Nutzung unterschiedlicher Materialien nicht signifikant wirksam ist, wenn sie ohne persönlichen Gesprächskontakt erfolgt.

2.1.5.5 Kombination verschiedener Settings

Eine Meta-Analyse des Update 2008 des USDHHS [2] von 54 Studien geht der Frage nach, inwieweit die Kombination verschiedener Settings die Abstinenzraten erhöht. Es zeigt sich, dass die Nutzung von drei oder vier Settings der Tabakentwöhnung mit einer geschätzten Abstinenzrate von 23,2 (OR 2,5, 2.1–3.0) im Vergleich zu keinem Setting besonders effizient ist (zwei Formate: OR 1.9, 1.6–2.2; ein Format: OR 1.5, 1.2–1.8). Die inkludierten Settingformate sind Selbsthilfe, proaktive Telefonberatung, Gruppen- und Einzelberatung.

2.1.6 Elemente der psychosozialen Beratung und verhaltensbezogener Behandlung

Zwei Arten der Beratung und psychosozialen Behandlung bewirken höhere Abstinenzraten:

1. praxisbezogene und verhaltensbezogene Beratung von RaucherInnen.
2. Soziale Unterstützung und Ermutigung/Motivation als Teil der Behandlung

Diese beiden Elemente sollten in die Tabakentwöhnung eingebunden werden = Evidenzstärke B

Die Inhalte und die Techniken der psychosozialen Beratungs- und Behandlungsangebote sind enorm vielfältig und breit gefächert. Es stellt sich die Frage, welche Arten der Beratungs- und Behandlungselemente die Abstinenzraten erhöhen.

Das Update 2008 des USDHHS kommt aufgrund einer Meta-Analyse von 64 Studien [2] über verschiedene Arten der Beratung und Behandlung zu den Ergebnissen, dass zwei Arten der verhaltensbezogenen Beratung und Behandlung signifikant höhere Abstinenzraten bewirken als keine Behandlung. So wird aufgezeigt, dass „practical counseling - general problemsolving/skillstraining" (verhaltensbezogene Beratung und Behandlung mit dem Schwerpunkt Problemlösung und Verhaltenstraining) mit einer geschätzten Abstinenzrate von 16,2 (OR 1.5, 1.3-1.8) im Vergleich zu keiner Beratung und verhaltensbezogenen Therapie signifikant effektiv ist. Auch „intra-treatment social support" (Unterstützungsinterventionen im Rahmen der Behandlung) ist mit einer geschätzten Abstinenzrate von 14,4 (OR 1.3, 1.1-2.1) im Vergleich zu keiner Beratung und verhaltensbezogenen Therapie signifikant wirksam. Beide sind mit Evidenzstärke B gegeben. Auf die vielfältigen methodischen Probleme von Studien und Meta-Analysen zur Effizienz von Beratung und psychosozialer Behandlung in der Tabakentwöhnung aufgrund der Uneinheitlichkeit der Behandlungsformen und der oft ungenauen Beschreibung ist bereits in den Standards der Raucherentwöhnung, Konsensus der ÖGP, 2005 [8] eingegangen worden.

2.1.6.1 Verhaltensbezogene Beratung und Behandlung

Als wirksam hat sich herausgestellt, RaucherInnen praxisbezogene und verhaltensbezogene Beratung anzubieten, die Problemlösefähigkeiten fördert, Verhaltenstraining anbietet und Stressmanagement fokussiert.

Als allgemeine Elemente der verhaltensbezogenen Beratung und Behandlung werden im Update 2008 des USDHHS (S. 98 f.) [2] folgende Elemente empfohlen:

Verhaltensbezogene Behandlungselemente	Beispiele
Analyse von Risikosituationen, Identifikation von Ereignissen, inneren Zuständen oder Aktivitäten, die das Risiko zu rauchen oder das eines Rückfalls erhöhen	Negativer Affekt und Stress Gesellschaft anderer RaucherInnen Alkoholkonsum Großes Verlangen, eine Zigarette zu rauchen Schlüsselreize für Zigarettenkonsum und Verfügbarkeit von Zigaretten
Entwicklung von Copingstrategien – Identifikation und Übung von Problemlösefähigkeiten und Copingstrategien, üblicherweise sind diese Fähigkeiten dazu gedacht, Risikosituationen zu bewältigen	Lernen von Antizipation und Vermeidung von Schlüsselreizen Erlernen kognitiver Strategien, zur Reduktion negativer Affekte Lebensstilveränderungen umsetzen, die Stress reduzieren, die Lebensqualität verbessern und die Exposition von Rauchschlüsselreizen vermindern Erlernen kognitiver und behavioraler Strategien, um Verlangensattacken zu bewältigen (z. B. Aufmerksamkeitsverlagerung, Durchbrechung von Routinen)

Verhaltensbezogene Behandlungselemente	Beispiele
Informationsvermittlung – Grundlegende Information über das Rauchen und den erfolgreichen Rauchstopp zur Verfügung stellen	Informationsvermittlung, dass auch nur eine Zigarette (sogar nur ein Zug) die Wahrscheinlichkeit eines Rückfalls erhöht Informationsvermittlung über den Verlauf der Entzugssymptomatik, einer Spitze innerhalb der ersten ein bis zwei Wochen mit einer Dauer bis zu einigen Monaten (negative Stimmung, Rauchverlangen, Konzentrationsschwierigkeiten) Information über das Suchtpotenzial des Tabakrauchens/Nikotins

2.1.6.2 Unterstützungsinterventionen im Rahmen der Behandlung

Der zweite wirksame Aspekt besteht darin, Unterstützung und Ermutigung/Motivation als Teil der Behandlung während des direkten Kontaktes mit den ExpertInnen im Gesundheitssystem anzubieten.

Als allgemeine Elemente der Unterstützungsinterventionen innerhalb der Behandlung werden empfohlen:

Unterstützende Behandlungskomponenten	Beispiele
Den Patienten/die Patientin zum Rauchstoppversuch ermutigen	Feststellen, dass effektive Tabakentwöhnungsstrategien unmittelbar verfügbar sind Feststellen, dass die Hälfte aller RaucherInnen aufgehört hat zu rauchen Vertrauen in die Kompetenz des Patienten/der Patientin zum Rauchstopp vermitteln.

Unterstützende Behandlungskomponenten	Beispiele
Dem Patienten/der Patientin Zuwendung, Sorge und Interesse vermitteln	Motivation zum Rauchstopp erfragen Direkt Sorge ausdrücken und ein Hilfsangebot aussprechen und zur Verfügung stellen, wenn es benötigt wird Ängste und Ambivalenzen im Bezug auf den Rauchstopp erfragen
Den Patienten/die Patientin ermutigen, über den Rauchstoppverlauf zu sprechen	Erfragen: Motive zum Rauchstopp Gedanken oder Sorgen über den Rauchstopp Bisherige erreichte Erfolge Schwierigkeiten beim Entwöhnungsprozess

Die Behandlung der psychischen Komponenten der Tabakabhängigkeit erfordert verhaltensbezogene Maßnahmen durch die TabakentwöhnungsexpertInnen. Vielfältige Elemente aus dem klinisch-psychologischen Instrumentarium bieten sich an, um Psychoedukation, Verhaltensanalyse, Verhaltensalternativen, Stressbewältigung und Selbstkompetenz zu vermitteln.

2.1.7 Konsonante RaucherInnen

Techniken der motivierenden Gesprächsführung können die Wahrscheinlichkeit von zukünftigen Rauchstoppversuchen effektiv erhöhen. ExpertInnen im Gesundheitssystem sollten Techniken der motivierenden Gesprächsführung verwenden, um konsonante RaucherInnen zu ermutigen, in Zukunft einen Rauchstopp in Erwägung zu ziehen = Evidenzstärke B

Konsonante RaucherInnen ohne aktuellen Abstinenzwunsch stellen ExpertInnen im Gesundheitssystem vor besondere Herausforderungen. Es wurde untersucht, ob Techniken der Motivierenden Gesprächsführung (MG) wirksam sind, um stabile RaucherInnen zu einem Rauchstopp zu motivieren. Dabei zeigte sich Evidenz, dass MG die Rate zukünftiger Rauchstoppversuche erhöht.

Motivierende Gesprächsführung ist eine direktive, patientenzentrierte Beratungsintervention. Sie ist eine spezifische Beratungsstrategie, die darauf abzielt, die Motivation einer Person für eine Verhaltensänderung zu steigern. MG wird aus einer Reihe von Strategien gebildet, die Individuen bei der Auflösung der Ambivalenz gegenüber einer Veränderung unterstützen. Eine Beschreibung der wichtigsten Prinzipien ist im Update 2008 des USDHHS [2] dargestellt. Ein Cochrane-Review zur Effizienz und Wirksamkeit der Motivierenden Gesprächsführung ist in Arbeit.

Im Update 2008 des USDHHS werden drei Studien zur MG dargestellt. MG erhöht im Vergleich zu einem Ratschlag bei RaucherInnen mit Krebserkrankung signifikant die Anzahl der Rauchstoppversuche. SchizophreniepatientInnen nehmen nach einer Einzelsitzung mit MG signifikant häufiger Angebote zur Tabakentwöhnung in Anspruch als nach einer psychoedukativen Beratung oder einem Ratschlag. Eine 45-minütige Einzelsitzung mit MG steigert bei erwachsenen RaucherInnen signifikant die Absicht, das Rauchen zu beenden im Vergleich zu einem kurzen Ratschlag.

Die verfügbare Evidenz zeigt, dass die überprüften motivierenden Interventionen, wie MG, bei aktuell stabilen RaucherInnen, die noch nicht an einem Rauchstopp interessiert waren, die Zahl der Rauchstoppversuche steigert. Die Evidenz zeigt auch, dass solche Interventionen bei RaucherInnen mit einer anfänglich geringen Rauchstoppmotivation wirksamer sind als bei motivierten RaucherInnen.

2.1.8 Nachbehandlung

Alle RaucherInnen, die Tabakentwöhnungsmaßnahmen in Anspruch genommen haben, sollten am Ende der Behandlung und bei nachfolgenden Kontakten auf ihre Rauchabstinenz angesprochen werden.
Abstinenten KlientInnen sollte Anerkennung für ihren Erfolg ausgesprochen werden und das Angebot für Unterstützung durch den Gesundheitsprofessionisten bzw. die Gesundheitsprofessionistin bei etwaig auftretenden Problemen im Zuge der Entwöhnung unterbreitet werden.
PatientInnen, die einen Rückfall erlitten haben, sollten befragt werden, ob sie einen weiteren Rauchstoppversuch unternehmen möchten = Evidenzstärke C

RaucherInnen, deren Rauchstopp noch nicht lange zurückliegt, haben ein hohes Rückfallrisiko. Der Großteil der Rückfälle passiert kurz nach dem Rauchstopp, aber auch nach Monaten und Jahren muss mit Rückfällen gerechnet werden. Bisher wurden keine Elemente der Behandlung eindeutig identifiziert, die einen Rückfall verhindern können. Somit liegt der Schwerpunkt initial auf der wirksamen und evidenzbasierten Behandlung zum Rauchstopp.

2.1.8.1 Abstinenz

Ex-RaucherInnen berichten oft von spezifischen Problemen, die durch die Entzugserscheinungen verschlimmert werden. ExpertInnen im Gesundheitssystem, die mit erst kurzzeitig abstinenten PatientInnen arbeiten, sollen den Erfolg des Rauchstopps unterstützen, die persönlichen Vorteile des rauchfreien Lebens herausstreichen und bei auftretenden Problemen mit der Abstinenz Unterstützung anbieten. Das Interesse und das Engagement der ExpertInnen im Gesundheitssystem sollen PatientInnen ermutigen, bei einem etwaigen Rückfall erneut Unterstützung in Anspruch zu nehmen.

Bei jedem weiteren Kontakt mit ExpertInnen im Gesundheitssystem sollte der Rauchstatus des Klienten oder der Klientin erhoben werden. Die behandelnden ProfessionistInnen sollten sich nach Beschwerden erkundigen, die mit dem Rauchstopp in Zusammenhang stehen wie z. B. überdurchschnittliche Gewichtszunahme oder ungeklärte Entzugssymptome und diesbezüglich Unterstützung anbieten. Bei Bedarf sollte die Medikation angepasst werden. Besonders in der ersten Woche nach einem Rauchstoppversuch sollte die Abstinenz erfragt werden und Unterstützung verfügbar sein. (Update 2008 des USDHHS, S. 95) [2].

2.1.8.2 Rückfall

Wenn rückfällige PatientInnen einen neuerlichen Rauchstoppversuch unternehmen möchten, soll eine weitere Behandlung ermöglicht werden. Vielleicht ist es zu diesem Zeitpunkt sinnvoll, eine intensivere psychosoziale Intervention anzubieten. Falls Nikotinersatztherapie (NET) infrage kommt, sollte diese neuerlich angeboten werden. Falls Nikotinersatztherapie verwendet wurde, ist es sinnvoll zu klären, ob das für den Patienten/die Patientin hilfreich war und ob die Dosierung adäquat war. Davon ausgehend kann entschieden werden, ob eine abermalige Behandlung mit dieser Form des NET empfehlenswert ist, ob eine andere passender ist oder ob eine Kombination verschiedener Präparate oder ein verschreibungspflichtiges Medikament indiziert ist. (Update 2008 des USDHHS, S. 95) [2].

Wenn der Klient oder die Klientin nicht bereit ist, einen weiteren Rauchstopp zu versuchen, sollten Interventionen zur Verfügung gestellt werden, mit denen in Zukunft ein neuerlicher Rauchstopp unternommen werden kann.

2.1.9 Empfehlungen zur psychosozialen Beratung und Behandlung

Neben den Empfehlungen, die durch die Meta-Analysen fundiert sind, ergeben sich aus der praktischen Arbeit in der Tabakentwöhnung im österreichischen Gesundheitssystem Anregungen für die Praxis. Eine Unterscheidung zwischen Beratung und Behandlung scheint sinnvoll und in Kombination am effektivsten zu sein, um die Stärkung der Änderungsbereitschaft, die Stärkung der Änderungskompetenz und die Abstinenzkompetenz der PatientInnen umfassend zu unterstützen. (Evidenzstärke C)

2.1.9.1 Empfehlungen für die Beratung [7]

Das Ziel dieser Interventionen ist Information und Motivation zum Rauchstopp durch Steigerung der Änderungsbereitschaft und Änderungskompetenz. Jedem Raucher und jeder Raucherin sollte auf kurze und prägnante Art geraten werden, das Rauchen zu beenden.

Im österreichischen Gesundheitssystem kommt dabei dem/der praktischen Arzt/Ärztin eine wichtige Rolle zu. Es sollte darüber hinaus bei jedem Kontakt mit einem/r Arzt/Ärztin oder anderen ExpertInnen im Gesundheitssystem (medizinisches Personal im Spital, Ambulanz, in die Behandlung eingebundenes Pflegepersonal, Klinische/GesundheitspsychologInnen usw.) zumindest eine Minimalberatung zum Rauchstopp angeboten werden.

So kommt auch die WHO zu den Empfehlungen, dass als Teil der routinemäßigen klinischen Arbeit Angehörige von Gesundheitsberufen kurze

Beratungen zur Tabakentwöhnung anbieten sollten, und für jene RaucherInnen, die intensivere Hilfe brauchen, spezielle Tabakentwöhnungsbehandlungen bereitstellen sollten.

Effektive Beratung erfordert Kenntnisse über Gesprächsführung und motivationale Wirkfaktoren, die geschult werden sollten.

Der Zugang zu speziellen Maßnahmen der Tabakentwöhnung muss den PatientInnen ermöglicht werden: z. B. im Rahmen einer festen Kooperation mit Raucherambulanzen, Telefonberatung, niedergelassenen Klinischen und GesundheitspsychologInnen, ausgebildeten Tabakentwöhnungsexpert-Innen.

Jede/r niedergelassene Arzt/Ärztin sollte über ein Netzwerk und KooperationspartnerInnen in der Tabakentwöhnung verfügen, wie es auch in den Leitlinien „Raucherentwöhnung in der allgemeinmedizinischen Praxis" der Österreichischen Gesellschaft für Allgemein- und Familienmedizin empfohlen wird.

2.1.9.2 Empfehlungen für die Tabakentwöhnungsbehandlung

Das Ziel ist die effektive Entwöhnung. Motivierten PatientInnen sollte eine Tabakentwöhnungsbehandlung angeboten werden. Die Behandlung sollte aus mindestens vier Sitzungen in der Gesamtsumme von über 90 Minuten bestehen. In den Standards der Raucherentwöhnung der ÖGP, 2005 [8] wird empfohlen, dass nach dem Stopptag innerhalb einer Woche die nächste Sitzung folgen soll. Die Behandlung sollte von ausgebildeten SpezialistInnen bzw. TabakentwöhnungsexpertInnen durchgeführt werden.

Es gibt eine Evidenz für die bessere Wirksamkeit interdisziplinärer Maßnahmen, in die mindestens zwei ExpertInnen im Gesundheitssystem eingebunden sind.

Wirksame Settings der Tabakentwöhnung sind Einzel- und Gruppenbehandlungen und proaktive Telefonberatung. Selbsthilfematerialien sind dann effektiv, wenn sie im Rahmen von Beratungen/Gesprächen ausgegeben werden.

Effektive Tabakentwöhnungsbehandlungen sollten aus folgenden Elementen bestehen: PatientInnen-Information/Psychoedukation, Stärkung der Änderungsbereitschaft, Stärkung der Änderungskompetenz und Stärkung der Abstinenzkompetenz. Techniken der motivierenden Gesprächsführung, verhaltensbezogene Beratung und Behandlung und unterstützende behandlungsinhärente Faktoren sind wirksame Elemente.

Die umfassende Motivationsarbeit innerhalb der Patient-Therapeuten-Beziehung ist ein weiteres wichtiges Standbein, das neben der therapeutischen Kompetenz auch den zeitlichen Stellenwert in der Behandlung der Tabakabhängigkeit zugesprochen bekommen sollte und ausschlaggebend für einen erfolgreichen Verlauf der Behandlung ist.

Es muss angemerkt werden, dass aufgrund der geringen Anzahl wissenschaftlicher Studien eine Reihe von möglichen Wirkfaktoren (z. B. Übertragung in der Patient-/Arzt-Beziehung, gruppendynamische Aspekte) und weitere Behandlungstechniken (z. B. Genusstraining) nicht beurteilt werden können.

Literatur

1. Lancaster T, Stead LF. Individual behavioural counselling for smoking cessation. Cochrane Database of Systematic Reviews 2008, Issue 2. Art. No.: CD001292. DOI: 10.1002/14651858.CD001292.pub2.
2. Fiore, et al. Treating Tobacco Use And Dependence. Clinical Practice Guideline, 2008 Update, .US. Department of Health and Human Services. Public Health Service, 2008
3. Stead LF, Bergson G, Lancaster T. Physician advice for smoking cessation. Cochrane database of Systematic Reviews 2008, Issue 2.Art-No.: CD000165.DOI: 10.1002/14651858.CD000165.pub3.
4. Rice VH, Stead LF. Nurse interventions for smoking cessation. Cochrane Database of Systematic Reviews 2008, Issue 1- Art. No.: CD001188. DOI: 10.1002/14651858.CD001188.pub3.
5. Stead LF, Lancaster T. Group behaviour therapy programmes for smoking cessation. Cochrane Database of Systematic Reviews 2008, Issue 2. Art. No.: CD001007. DOI: 10.1002/14651858.CD001007.pub2.
6. Myung SK et al. Effects of Web- and Computer-Based Smoking Cessation Programs. Arch Intern Med, Volume 169 [10]: 929-037, 2009
7. Rebhandl, E, & al. Raucherentwöhnung in der allgemeinmedizinischen Praxis, ÖGAM Konsensus Statement. Internationale Zeitschrift für ärztliche Fortbildung, 2007
8. Lichtenschopf, A., Aigner K., Homeier I., Koessler W., Zwick, H. Standards der Raucherentwöhnung, Konsensus der ÖGP. Wiener Klinische Wochenschrift, 117. Jg. Supplementum 2, 2005

2.1.10 Empfehlung hinsichtlich anderer psychologischer Behandlungsansätze in der Tabakentwöhnung als verhaltensbezogene

Es kann keine Empfehlung zu unten genannten psychologischen Methoden zur Tabakentwöhnung abgegeben werden, weitere Forschung ist nötig.

Hypnosetherapie, psychodynamische Methoden, tiefenpsychologische oder psychoanalytische Methoden sowie NLP (Neuro-Linguistische Programmierung) können laut derzeitigem Stand der Forschung und Wissenschaft in der Tabakentwöhnung nicht als generalisierbar wirksam empfohlen werden, da die Anzahl und/oder Art der jeweiligen Studien nicht ausreichend sind, um eine korrekte generelle Wirksamkeit nachweisen zu können.

Im Falle der Hypnosetherapie zur Tabakentwöhnung liegt eine von der Cochrane-Review-Gruppe aktualisierte Meta-Analyse aus dem Jahr 2005 mit neun Studien vor [1]. In dieser kamen die AutorInnen zum Ergebnis, dass Hypnosetherapie zur Tabakentwöhnung aufgrund der Datenlage noch nicht sicher empfohlen werden kann. Auch das Update 2008 des USDHHS, S. 100 [2] schließt sich dieser Aussage an. Zur psychodynamischen Methode gibt es eine im Jahr 2008 publizierte Studie [3], welche die Methode PDM® mit dem Medikament Bupropionhydrochlorid® vergleicht und zur Methode Easyway® gibt es eine 2007 publizierte Studie [4]. Da jedoch nur jeweils eine einzige, im Fall von PDM® unizentrische Studie vorliegt, ist auch in diesen Fällen die Datenlage ungenügend und es kann keine generalisierbare Aussage getroffen werden.

Literatur

1. Abbot NC, Stead LF, White AR, Barnes J (2005). Hypnotherapy for smoking cessation. Cochrane Database of Systematic Reviews 1998, Update 2005, Issue 2. Art. No.: CD001008. DOI: 10.1002/14651858. CD001008.
2. Fiore MC et al. (2008). Treating Tobacco Use And Dependence. Clinical Practice Guideline, 2008 Update, US. Department of Health and Human Services. Public Health Service, 2008
3. Zernig, G, Wallner R, Grohs U, Kriechbaum N, Kemmler, G, Saria A (2008). A randomized trial of short psychotherapy versus sustained-ralease bupropion for smok
4. Moshammer H, Neuberger M (2007). Long term success of short smoking cessation seminars supported by occupational health care. Addictive Behaviours 32 (2007) 1486–1493

2.1.11 Tabakentwöhnungsberatung und Behandlung durch diplomierte Gesundheits- und Krankenpflegefachkräfte und diplomierte Hebammen

K. Hoffmann

Diplomierte Gesundheits- und Krankenpflegefachkräfte und diplomierte Hebammen sollten bei jedem Kontakt mit einem Raucher/einer Raucherin diese zu einem Rauchstopp auffordern und zumindest eine Kurzintervention anbieten = Evidenzstärke A

In der Zusammenfassung des Cochrane-Reviews „Interventions for promoting smoking cessation during pregnancy" aus dem Jahr 2009 [1] wird allen Hebammen, niedergelassenen AllgemeinmedizinerInnen und GynäkologInnen deutlich empfohlen, sich über die Maßnahmen, die direkte Beratung und Behandlung enthalten, hinaus im Sinne des „WHO MPOWER package" (WHO, 2008) für eine umfassende Tabakprävention auf Gemeindeebene einzusetzen.

Hinsichtlich Beratung und Entwöhnung kommen Rice et al. [2] in ihrer Meta-Analyse von 31 Studien über Nurse Interventions in der Tabakentwöhnung zu dem Ergebnis, dass Interventionen durch Diplomierte Gesundheits- und Krankenpflegefachkräfte und Diplomierte Hebammen die Wahrscheinlichkeit erfolgreicher Rauchstopps vor allem im Krankenhaussetting signifikant erhöhen (RR 1.28, 1.18–1.38).

Auch eine Meta-Analyse des Updates 2008 des USDHHS (S.88) [3] ergibt eine signifikante Erhöhung der Entwöhnungsversuche bei kurzem Rat auch von nicht ärztlichen ExpertInnen im Gesundheitssystem im Vergleich zum Rat von Nicht-ExpertInnen im Gesundheitssystem (OR 1.7, 1.3–2.1) [3].

Die Meta-Analyse des Updates 2008 des USDHHS mit 29 Studien (S. 88) [3] vergleicht Rauchstoppversuche ohne Tabakentwöhnungsbehandlung oder mit Selbsthilfematerial mit Interventionen, die von ÄrztInnen, den im amerikanischen Gesundheitssystem beschäftigten Nurses (Diplomierte Gesundheits- und Krankenpflegefachkräfte und Diplomierte Hebammen), DentistInnen oder PsychologInnen durchgeführt wurden.

Die Resultate deuten darauf hin, dass Ärzte/Ärztinnen und andere ExpertInnen im Gesundheitssystem ähnlich effektiv in der Tabakentwöhnung sind (OR 2.2 und OR 1.7 im Vergleich zu Interventionen von Nicht-ExpertInnen im Gesundheitssystem) [3].

Literatur

1. Lumley J, Chamberlain C, Dowswell T, Oliver S, Oakley L, Watson L. Interventions for promoting smoking cessation during pregnancy. Cochrane Database of Systematic Reviews 2009, Issue 3. Art. No.: CD001055. DOI: 10.1002/14651858.CD001055.pub3.
2. Rice VH, Stead LF. Nurse interventions for smoking cessation. Cochrane Database of Systematic Reviews 2008, Issue 1- Art. No.: CD001188. DOI: 10.1002/14651858.CD001188.pub3.
3. Fiore, et al. Treating Tobacco Use and Dependence. Clinical Practice Guideline, 2008 Update. US. Department of Health and Human Services. Public Health Service, 2008

2.2 Medikamentöse Therapie

Es sind zahlreiche Medikamente zur Behandlung der Tabakabhängigkeit vorhanden. Alle ExpertInnen in Gesundheitsberufen sollten ihre PatientInnen ermutigen, diese Medikamente für einen Rauchstopp einzusetzen – außer bei Kontraindikationen oder bei speziellen Populationen, für die eine ungenügende Evidenz für die Wirksamkeit besteht (z. B.: Schwangere, leichte RaucherInnen, Adoleszente).

Sieben First-Line-Medikamente aus drei Substanzgruppen erhöhen verlässlich die Langzeitabstinenz (fünf Nikotinersatztherapieprodukte, zwei andere):

- Nikotinkaugummi
- Nikotininhaler
- Nikotinsublingualtablette und Nikotinlutschtabletten (in Österreich nicht erhältlich)
- Nikotin-Nasalspray
- Nikotinpflaster
- Vareniclin
- Bupropionhydochlorid

Beratung allein ist in der Behandlung der Tabakabhängigkeit wirksam. Die Kombination mit medikamentöser Behandlung erhöht die Erfolgsrate einer Tabakentwöhnung zusätzlich. Daher sollten die ExpertInnen in Gesundheitsberufen alle RaucherInnen, die einen Rauchstopp vorhaben, sowohl die Beratung als auch gegebenenfalls die medikamentöse Behandlung empfehlen. Medikamentöse Behandlung ohne Beratung wird nicht empfohlen.

First-Line-Medikamente

2.2.1 Nikotinersatztherapie

Rudolf Schoberberger

Rationale der Nikotinersatztherapie

Bei der Raucherentwöhnung vermindert die Einnahme von Nikotin die Entzugserscheinungen in den ersten Monaten, wodurch dem Betroffenen die Bewältigung der psychologischen und verhaltensrelevanten Aspekte des Rauchens erleichtert wird. Durch die Nikotinersatztherapie (NRT) werden – verglichen mit dem Rauchen (vor allem hinsichtlich der hohen Spitzenwerte, die beim Rauchen erzeugt werden) niedrigere Nikotinspiegel aufgebaut.

Wenngleich eine gewisse Abhängigkeitswirkung bei NRT-Präparaten vorhanden ist, wird diese in der Literatur als gering und generell unter 10 % eingestuft [1]. Auch Hughes et al. [2] beschreiben, dass zwar häufiger ein vorübergehender gleichzeitiger Konsum von Inhalator und Zigarette beobachtet wird, selten aber aus anderen Gründen als zur Entwöhnung. Auch Missbrauch oder Abhängigkeit vom Inhalator sind in diesem Zusammenhang eine Rarität.

Die jüngste Meta-Analyse über Nikotinersatz wurde 2008 von der Cochrane-Gruppe durchgeführt [3]. Es wurden nur randomisierte Studien aufgenommen, die Nikotinersatz mit Placebo oder keiner Behandlung verglichen oder Studien, in denen verschiedene Dosierungen von Nikotinersatz verglichen wurden. Studien mit einer Nachbeobachtungszeit unter sechs Monaten wurden ausgeschieden. Die wichtigste Messdeterminante war Rauchabstinenz nach mindestens sechs Monaten. Die rigoroseste Definition für Abstinenz in der jeweiligen Studie wurde verwendet, ebenso biochemische Validierung, falls vorhanden.

Es wurden 132 Studien mit über 43.000 Teilnehmern identifiziert. Die Untersuchungen stammen überwiegend aus Amerika (66 Studien) und Europa (55 Studien). Bei den Studienteilnehmern handelt es sich vornehmlich um Erwachsene im durchschnittlichen Alter von 40 bis 50 Jahren. Typischerweise wurden RaucherInnen mit einem Konsum von mindestens 15 Zigaretten pro Tag rekrutiert, die mittlere Tagesdosis lag in den meisten Studien bei über 20 Stück. 111 Studien beschäftigten sich mit der primären Frage nach Wirksamkeit eines oder mehrerer NRT-Produkte verglichen mit Placebo oder einer anderen Kontrollgruppe, die kein NRT-Produkt erhielt. Dabei untersuchten 53 Arbeiten den Nikotinkaugummi, 41 das Nikotinpflaster, sechs die Nikotintabletten, vier den Nikotininhalator, eine die Kombination von Pflaster und Inhalator und zwei weitere stellten die Auswahl eines NRT-Medikamentes frei. Andere Untersuchungen widmeten sich Fragestellungen wie Behandlungsdauer, Dosis, Kombination verschiedener Applikationsformen im Vergleich zu einer Einzelanwendung und den kurzfristigen Einsatz von NRT vor der Abstinenz.

Die Odds Ratio für Abstinenz erzielt durch verschiedenen NRT-Produkte verglichen mit Placebo betrug 1,58 (95 % Kl = 1,50–1,66).

Odds Ratio für die verschiedenen Nikotinersatzstoffe:	
Kaugummi	1,43 (95 % KI = 1,33 –1,53, 53 Studien)
Nikotinpflaster	1,66 (95 % KI = 1,53–1,81, 41 Studien)
Nasalspray	2,02 (95 % KI = 1,149–2,73, 4 Studien)
Nikotininhaler	1,90 (95 % KI = 1,36–2,67, 4 Studien)
Tablette	2,00 (95 % KI = 1,63–2,75, 6 Studien)

Eine Metaregression auf Basis des Kaugummis zeigte lediglich einen statistisch signifikanten Unterschied zu der Tabletten-Applikation ($p = 0{,}014$) und nur eine marginale Differenz zum Nasalspray ($p = 0{,}055$).

Das U.S. Department of Health and Human Services (USDHHS) [4] führt so wie die Cochrane Tobacco Addiction Group – wenn auch in methodischer Hinsicht etwas unterschiedliche – Meta-Analysen durch. Dennoch weisen beide einen hohen Grad an Übereinstimmung auf (siehe auch „Standards der Raucherentwöhnung", [5]). Aufgrund dieser Studien lassen sich Empfehlungen verschiedener Evidenzstärken ableiten, die im Folgenden bei den einzelnen Medikamenten beschrieben werden.

2.2.1.1 Nikotinkaugummi

Nikotinkaugummi ist ein wirksames Medikament zur Tabakentwöhnung, sodass PatientInnen zur Verwendung bestärkt werden sollen = Evidenzstärke A
Stark nikotinabhängigen RaucherInnen soll eher der 4-mg- als der 2-mg-Nikotinkaugummi empfohlen werden = Evidenzstärke B
Nikotinkaugummi ist besonders geeignet für SpitzenraucherInnen und bei Mischtypen in Kombination mit dem Pflaster. Für RaucherInnen, die durch „Etwas-im-Mund- Haben" eine Beruhigungswirkung verspüren = Evidenzstärke C

Das Nikotin ist im ionenaustauschenden Harz der Gummigrundlage enthalten, Bicarbonat ist enthalten, um ein alkalisches Milieu in der Mundhöhle zu erreichen, wodurch die Absorption des Nikotins erleichtert wird. Um Nebenwirkungen durch verschlucktes Nikotin zu minimieren, ist eine genaue Instruktion der PatientInnen wichtig.

Der Kaugummi sollte nur 5- bis 10-mal gekaut werden, bis das Nikotin geschmeckt werden kann, dann sollte der Kaugummi für einige Minuten nicht gekaut werden, worauf durch neuerliches Kauen eine frische Oberfläche des Gummis eröffnet wird. Der Kaugummi kann etwa 20 bis 30 Minuten gekaut werden. Circa 0,8 mg bis 1,0 mg Nikotin kann aus einem 2-mg-Stück entzogen werden und circa 1,2–1,4 mg aus dem 4-mg-Stück [6]. Ein basaler Vorteil, der durch die Anwendung des Kaugummis erreicht wird, ist die Selbsttitration der Dosis verglichen mit dem Pflaster, das eine unveränderliche Dosis abgibt. So kann ein Stück Kaugummi eingenommen werden, wann immer es gewünscht oder gebraucht wird. Der prinzipielle Nachteil des Kaugummis ist die potenzielle Unterdosierung, die den mangelnden Erfolg in einigen Studien erklären könnte. Das angenäherte Dosisäquivalent für das höchste Nikotinpflaster beträgt 20 Stück des 2-mg-Kaugummis, wohingegen die durchschnittliche Einnahme des Kaugummis beim Großteil der Studien nur um 5 bis 6 Stück beträgt. Eine Möglichkeit, die Einnahme des Kaugummis zu erhöhen, besteht in der fixen Dosierungsanordnung oder in der Verwendung von 4-mg-Stücken anstatt der 2-mg [7].

Nebenwirkung: hauptsächlich leichte, vorübergehende lokale Symptome im Mund, Rachen und Magen vom verschluckten Nikotin (z. B.: Übelkeit, Erbrechen, Schluckauf, Magenverstimmung).

Der Nikotinkaugummi kann allein oder in Verbindung mit dem Pflaster verwendet werden. Der 2-mg-Kaugummi kann bei RaucherInnen mit leichter bis mittelgradiger Abhängigkeit angewendet werden (z. B. Fagerström-Skala unter 6), wohingegen stark abhängige RaucherInnen (Fagerström-Skala >/= 6) mit dem 4-mg-Kaugummi beginnen sollten. Wenn ein/e RaucherIn mehr als 15 Stück des 2-mg-Kaugummis benötigt, kann es von Nutzen sein, wenn er/sie zum 4-mg-Kaugummi wechselt.

Bei einer Behandlungsdauer von mehr als 14 Wochen erhöht sich der Langzeiterfolg, eine individualisierte Anwendung der Dauer wird jedoch empfohlen. Zehn Prozent der erfolgreichen Entwöhner verwenden den Kaugummi noch zwölf Monate nach Beginn der Entwöhnung. Das USDHHS vergleicht in ihrem Update von 2008 (U.S. Department of Health and Human Services, 2008 [4]) in einer Meta-Analyse von 83 Studien die Effektivität der sechsmonatigen Abstinenzraten für verschiedene Medikamente und Kombinationen. Auch in diesem Zusammenhang ist die Therapie mit Nikotinkaugummi einer Placebobehandlung überlegen. Allerdings zeigt sich auch, dass der Langzeiteinsatz (über 14 Wochen) von Nikotinkaugummi noch wirksamer ist.

Medikation	Studienarme	Odds Ratio (95 % KI)	Abstinenzrate (95 % KI)
Placebo	80	1,0	13,8
Nikotinkaugummi (6–14 Wochen)	15	1,5 (1,2–1,7)	19,0 (16,5–21,9)
Nikotinkaugummi (> 14 Wochen)	6	2,2 (1,5–3,2)	26,1 (19,7–33,6)

2.2.1.2 Nikotinpflaster

Nikotinpflaster sind wirksame Medikamente zur Tabakentwöhnung, sodass PatientInnen zur Verwendung bestärkt werden sollen = Evidenzstärke A.
Das Nikotinpflaster ist eine einfache und diskrete Anwendungsform und besonders geeignet für SpiegelraucherInnen sowie Mischtypen in Kombination mit dem Kaugummi, der Sublingualtablette und dem Inhalator = Evidenzstärke C.

Das Nikotinpflaster ist ein fixes Nikotinabgabesystem, das etwa 1 mg Nikotin pro Stunde durch 16 Stunden oder 24 Stunden abgibt. Die Nikotinsubstitution beträgt circa 50 % des beim Rauchen erzielten Nikotinspiegels im Blut (21 mg beim 24-h-Pflaster und 15 mg beim 16-h-Pflaster). Verglichen mit dem Kaugummi ist die Anwendung des Pflasters um vieles einfacher, aber es ist keine Selbsttitrierung möglich [8].

Die empfohlene Anwendungsdauer beträgt acht bis zwölf Wochen.

Nebenwirkungen sind hauptsächlich milde lokale Hautirritationen, die bei 10 bis 20 % der Anwender auftreten. In lediglich 1,5 bis 2 % muss die Pflasterbehandlung wegen starker Hautreaktionen abgebrochen werden [8].

Wie die untenstehende Tabelle zeigt, kommt es durch den Einsatz von Nikotinpflaster nahezu zu einer Verdoppelung der Langzeit-Abstinenz gegenüber Placebo.

Medikation	Studienarme	Odds Ratio (95 % KI)	Abstinenzrate (95 % KI)
Placebo	80	1,0	13,8
Nikotinpflaster (6–14 Wochen)	32	1,9 (1,7–2,2)	23,4 (21,3–25,8)
Nikotinpflaster (> 14 Wochen)	10	1,9 (1,7–2,3)	23,7 (21,0–26,6)
Hoch dosiertes Nikotinpflaster > 25 mg	4	2,3 (1,7–3,0)	26,5 (21,3–32,5

Studien, die die Wirksamkeit bezogen auf die Anwendungsdauer untersuchten, konnten keinen statistisch gesicherten Unterschied nachweisen [9, 10, 11]. Auch kein Einfluss konnte nachgewiesen werden, wenn es am Ende der Therapie zu einem spontanen Absetzen oder einem Ausschleichen des Medikamentes kam. Weder wurde für die Verwendung des 16-Stunden-Pflasters versus dem 24-Stunden-Pflaster eine signifikant unterschiedliche

Evidenz für die Erfolgsquote gefunden noch beim Einsatz von hoch dosiertem Nikotinpflaster. Nur eine Studie verzeichnete signifikant höhere Abstinenzraten bei höherer Dosis [8].

2.2.1.3 Nikotininhalator

> Nikotininhalatoren sind wirksame Medikamente zur Tabakentwöhnung, sodass PatientInnen zur Verwendung bestärkt werden sollen = Evidenzstärke A.
> Nikotininhalatoren sind auch für weniger nikotinabhängige SpiegelraucherInnen, SpitzenraucherInnen und Mischtypen sowie in Kombination mit dem Pflaster geeignet. Besonders für RaucherInnen empfohlen, die bei Abstinenz das Ritual vermissen. Auch zur Umsetzung des „reduzierten Rauchens" hilfreich = Evidenzstärke C.

Jeder Inhalator enthält 10 mg Nikotin und kann angenähert 5 mg Nikotin freigeben. In der klinischen Anwendung wird bei jeder Inhalation ungefähr 1,5–2 mg Nikotin abgegeben und die Zahl der durchschnittlich pro Tag verwendeten Dosen beträgt fünf bis sechs. So sind die damit erreichten Nikotinspiegel mit denen bei der Anwendung von 2-mg-Kaugummi erreichten vergleichbar (das sind relativ niedrige Dosen).

Bei der Anwendung dieses Medikamentes ist zu berücksichtigen, dass nach Einlegen einer Füllung in den geöffneten Inhalator diese durch das Schließen aktiviert wird. Da die Nikotinaufnahmen nur über die Mundschleimhäute erfolgt, soll nicht inhaliert, sondern nur gepafft werden. Andernfalls kann es zu einem Kratzen im Hals kommen und die Wirkung reduziert sein. Der Inhalator kann immer wieder weggelegt und später mit der gleichen Füllung weiterverwendet werden. Nach spätestens 3 Stunden bzw. wenn keine Wirkung mehr verspürt wird, soll die Nikotin-Kapsel gewechselt werden.

Die berichteten Nebenwirkungen beinhalteten Mund-/Rachen-Irritationen und Husten [12]. Der Inhalator kann möglicherweise einige der Verhaltensweisen, die mit dem Rauchen assoziiert sind (z. B.: orale und taktile Verstärkung) ersetzen in Verbindung mit der zur Verfügungstellung von Nikotinersatz. Zumindest vier Inhalatorfüllungen sollten pro Tag verwendet werden, die optimale Zahl beträgt vier bis zehn pro Tag und die Dauer der Anwendung ist drei Monate mit drei weiteren Monaten der stufenweise Verminderung bei Bedarf. Mit schnellen und häufigen Zügen kann die Dosis erhöht werden.

Wie die folgende Tabelle zeigt, kommt es auch durch den Einsatz vom Nikotininhalator nahezu zu einer Verdoppelung der Langzeit-Abstinenz gegenüber Placebo.

Medikation	Studienarme	Odds Ratio (95 % KI)	Abstinenzrate (95 % KI)
Placebo	80	1,0	13,8
Nikotininhalator	6	2,1 (1,5–2,9)	24,8 (19,1–31,6)

2.2.1.4 Nikotin-Nasalspray

Nikotin-Nasalspray ist ein wirksames Medikament zur Tabakentwöhnung, sodass PatientInnen zur Verwendung bestärkt werden sollen = Evidenzstärke A
Nikotin-Nasalspray ist bei PatientInnen in ärztlicher Behandlung (rezeptpflichtig) besonders bei starker Nikotinabhängigkeit zu empfehlen. Eignet sich für SpitzenraucherInnen und Mischtypen, bei diesen auch in Kombination mit dem Pflaster = Evidenzstärke C.

Der Nikotin-Nasalspray (NNS) besteht aus einer handgetriebenen Spraypumpe mit einer Nikotinlösung. Jeder Hub enthält 0,5 mg Nikotin, womit 1 mg freigesetzt wird, wenn, wie vorgeschrieben in beide Nasenlöcher gesprayt wird.

Der NNS ist eine starke und schnell wirkende Nikotinersatzsubstanz mit einem pharmakokinetischen Profil, das sehr nahe dem der Zigaretten kommt. Nach einer Einzeldosis von 1 mg Nikotin wird der Spitzenspiegel innerhalb von fünf bis zehn Minuten erreicht mit einem mittleren Spiegel von 16 mg/ml.

Der Nasalspray verursacht folgende lokale Nebenwirkungen: Niesen, nasale Sekretion, Irritation und Stauung, wässrige Augen, Husten. Eine besonders starke Reizwirkung tritt dann auf, wenn der Nasenspray während der Einatmung appliziert wird. Über 5 % stufen diese Nebenwirkungen als inakzeptabel ein.

Der Großteil dieser Symptome nimmt in den ersten Tagen nach Beginn an Schwere ab. Die hochabhängige Gruppe der RaucherInnen scheint die Zielgruppe für diese Anwendung zu sein. Der NNS sollte für drei Monate verwendet werden, aber in den meisten Studien wurde er bis zu einem Jahr verwendet. Die Dosis beträgt 10 bis 40 Hübe in beide Nasenlöcher pro Tag. Wegen des seltenen Einsatzes in Österreich wurde der Nasalspray von der Firma vom Markt genommen, ist aber über internationale Apotheken erhältlich.

Wie die folgende Tabelle zeigt, kommt es durch den Einsatz des Nikotin-Nasalsprays zu mehr als einer Verdoppelung der Langzeit-Abstinenz gegenüber Placebo.

Medikation	Studienarme	Odds Ratio (95 % KI)	Abstinenzrate (95 % KI)
Placebo	80	1,0	13,8
Nikotin-Nasalspray	4	2,3 (1,7–3,0)	26,7 (21,5–32,7)

2.2.1.5 Nikotin-Sublingualtablette (Microtab)

Nikotin-Sublingualtabletten sind wirksame Medikamente zur Tabakentwöhnung, sodass PatientInnen zur Verwendung bestärkt werden sollen = Evidenzstärke B

Die mit der Sublingualtablette erzielbaren Nikotinspiegel sind ähnlich denen beim Kauen eines 2-mg-Nikotinkaugummis. Der Vorteil ist die wesentlich diskretere Anwendung – wenn etwa Kaugummikauen nicht angebracht oder durch Zahnersatz nicht möglich ist. Am Beginn der Verwendung können Mund- und Rachenentzündungen oder ein Brennen im Mund entstehen. Andere mögliche Nebenwirkungen sind Schluckauf, Kopfschmerz, Husten und leichte Übelkeit [13]. Bei den bisher noch wenigen Studien, die im Rahmen von Meta-Analysen Berücksichtigung finden konnten, wird eine Odds Ratio von 1,73 (95 % KI) beschrieben [14].

2. 2.1.6 Nikotinlutschtablette (Lozenge)

Nikotinlutschtabletten sind wirksame Medikamente zur Tabakentwöhnung, sodass PatientInnen zur Verwendung bestärkt werden sollen = Evidenzstärke B

Im Gegensatz zur Mikrotab wird dieses Medikament durch Lutschen im Mund aufgelöst, wobei das Wirkungs- und Nebenwirkungsprofil zur Sublingualtablette oder zum Kaugummi kaum unterschiedlich ist. Die von der Cochrane Gruppe in Meta-Analysen aufgenommenen [6| Studien mit Nikotintabletten bzw. Lozenges bewerten das relative Risiko zu Placebo mit 2,00 (95 % KI, 1,63–2,45) [3]. In den Guidelines des USDHHS (2008) wird nur auf eine randomisiert kontrollierte Studie zurückgegriffen, die beim 2-mg-Lozenge eine Odds Ratio von 2,0 (95 % KI, 1,4–2,8) und beim 4-mg-Lozenge von 2,8 (95 % KI, 1,9–4,0) angibt. Die 6-Monats-Abstinenzraten betragen 24,2 % (2 mg) bzw. 23,6 % (4 mg), wobei die Erfolgsrate bei den Placebogruppen nur bei 14,4 bzw. 10,2 % lag. Der Einsatz von 2-mg-Lozenges war für leicht Nikotinabhängige (erste Zigarette nicht innerhalb der ersten halben Stunde nach dem Aufstehen) und die 4-mg-Tablette für stark Nikotinabhängige (erste Zigarette innerhalb der ersten 30 Minuten nach dem Aufstehen) vorgesehen.

2.2.1.7 Nikotinersatztherapie-Kombinationen

Bestimmte Kombinationen von First-Line-Medikamenten sind wirksam in der Rauchertherapie und deshalb bei entwöhnungswilligen PatientInnen in Erwägung zu ziehen = Evidenzstärke A
Medikamenten-Kombinationen führen zu einer wirksameren Unterdrückung von Entzugserscheinungen als Einzelmedikation = Evidenzstärke B

Untersuchungen, in denen die Kombination von zwei NRT-Produkten gegenüber der Therapie mit nur einem NRT-Präparat (sechs Studien) oder gegenüber keinem NRT-Medikament (eine Studie) analysiert wurde, zeigen einen statistisch gesicherten Vorteil der Kombinationstherapie (RR 1,35, 95 % KI = 1,11–1,63) [15]. Nur eine dieser Studien, die den Nasal-Spray in Kombination mit dem Pflaster gegenüber einer Therapie mit Pflaster alleine verglich, zeigt signifikant höhere Ein-Jahres-Abstinenzraten (RR 2,48, 95 % KI = 1,37–4,49) [16]. Die 6-Monats-Wirksamkeit verschiedener Kombinationstherapien ist der folgenden Tabelle zu entnehmen.

Medikation	Studienarme	Odds Ratio (95 % KI)	Abstinenzrate (95 % KI)
Placebo	80	1,0	13,8
Nikotinpflaster > 14 Wochen + ad libitum Nikotinkaugummi oder Nikotin-Nasal-Spray	3	3,6 (2,5–5,2)	36,5 (28,6–45,3)
Nikotinpflaster + Nikotininhalator	2	2,2 (1,3–3,6)	25,8 (17,4–36,5)
Nikotinpflaster + Bupropion	3	2,5 (1,9–3,4)	28,9 (23,5–35,1)

2.2.1.8 Nikotinersatz vor der Entwöhnung

Bei Zusammenfassung von vier Studien, bei denen kurze Zeit vor dem angepeilten Rauchstopp ein Nikotinpflaster verwendet wurde, wird eine Zunahme des Entwöhnungserfolgs gegenüber jenen Studien, die das Pflaster erst ab dem Rauchstopp-Tag eingesetzt haben, registriert (RR 1,79, 95 %

KI = 1,17–2,72) [3]. Das USDHHS möchte allerdings noch keine Empfehlungen für den Einsatz von NRT vor dem Rauchstopp abgeben, da Unklarheit herrscht, ob dieser Effekt nur kurzfristig oder auch langfristig nachweisbar ist. Weitere Forschung auf diesem Gebiet wird abgewartet.

2.2.1.9 Nikotinersatz bei Personen ohne Abstinenzwunsch

Der Einsatz von NRT bei RaucherInnen, die zwar keine Abstinenz, jedoch Reduktion anstrebten, erhöht signifikant die Ein-Jahres-Abstinenzquote. Dennoch werden auch in diesem Zusammenhang von der USDHHS noch keine Empfehlungen abgegeben, da bei den vorliegenden Studien methodische Fragen offen blieben. Es wird angeregt, dieser Fragestellung in zukünftigen Untersuchungen nachzugehen.

Medikation	Studienarme	Odds Ratio (95 % KI)	Abstinenzrate (95 % KI)
Placebo	50	1,0	3,6
NRT 2- oder 4-mg-Kaugummi für 6–12 Monate; 10-mg-Inhalator für 6–12 Monate; 16-Stunden 15-mg-Nikotinpflaster für bis zu 6 Monate	5	2,5 (1,7–3,7)	8,4 (5,9–12,0)

2.2.1.10 Langzeit- und Dauermedikation von Nikotinersatz

Für manche PatientInnen scheint die Verwendung von NRT länger als üblicherweise empfohlen sehr sinnvoll. Die Resultate von Meta-Analysen belegen die höhere Effektivität des Langzeiteinsatzes von Kaugummi und Pflaster gegenüber nur kurzzeitiger Anwendung. Die Lung Health Study zeigt, dass etwa ein Drittel der Langzeit-Abstinenten auch noch nach einem Jahr den Kaugummi verwendet und manche sogar länger als fünf Jahre – und das ohne gravierende Nebenwirkungen [17].

Zieht man die Konsequenzen für die Gesundheit in Betracht, ist die Langzeitmedikation mit NRT gegenüber dem Rauchen auf jeden Fall vorzuziehen, zumal ja diese Medikamente im Vergleich zur Zigarette

- keine toxischen Substanzen wie „Teer", CO, Formaldehyd etc. enthalten
- keinen hohen Anstieg von Nikotin im Blut bewirken
- und keine starke Abhängigkeit produzieren [18, 19]

2.2.1.11 Nikotinersatz bei PatientInnen mit Herz-Kreislauf-Krankheiten

Systematisch durchgeführte Studien konnten keinen Zusammenhang mit Verwendung des Nikotinpflasters und einem akuten Herz-Kreislauf-Geschehen feststellen (siehe z. B. Meine et al., 2005; Mohiuddin et al., 2007), selbst dann nicht, wenn die PatientInnen neben dem Pflaster auch noch geraucht haben (Working Group for the Study of Transdermal Nicotine in Patients with Coronary artery disease, 1994) (siehe auch Kapitel Herz-Kreislauferkrankungen).

2.2.1.12 Nikotinersatz als OTC-Produkt (Over the Counter = nicht rezeptpflichtig)

OTC-Nikotinpflaster sind effektiver als Placebo und die Verwendung sollte daher bestärkt werden = Evidenzstärke B
Bei entsprechender Beratung kann der von PatientInnen gewählte Einsatz von OTC-Präparaten hilfreich sein = Evidenzstärke C

Schon in den USDHHS-Guidelines 2000 wurde anhand einer Meta-Analyse darauf hingewiesen, dass ein im OTC-Setting (OTC = Over The Counter; rezeptfreie Abgabe) verabreichter Nikotinkaugummi die Erfolgsrate gegenüber einem Placebokaugummi nahezu verdoppelt. Auch eine neuere Meta-Analyse belegt die Effektivität von OTC-Nikotinkaugummi gegenüber Placebo (OR 2,5, 95 % KI = 1,8–3,6) [23]. Aufgrund der vorliegenden Erfahrungen wird jedoch empfohlen, dass eine Beratung immer Bestandteil einer Tabakentwöhnung sein soll und ein medikamentöses Hilfsmittel nicht ohne entsprechende Vorinformation Verwendung finden sollte.

2.2.1.13 Nikotinersatz – Allgemeine Empfehlungen

Da einige Ergebnisse von Meta-Analysen in den USDHHS-Guidelines 2000 noch nicht zur Verfügung standen und nunmehr auch die neueste Literatur Berücksichtigung zu finden hat, kam es hinsichtlich der Empfehlungen des Nikotinersatzes zu Änderungen in den Guidelines 2008:

Änderungen gegenüber dem USDHHS-Leitfaden 2000	
2000	2008
Alle PatientInnen mit Abstinenzwunsch sollen bestärkt werden, wirksame Medikamente für die Tabakentwöhnung zu verwenden, ausgenommen bei Vorliegen spezieller Umstände. (Evidenzstärke A)	PatientInnen mit Abstinenzwunsch sollen bestärkt werden, wirksame Medikamente zur Behandlung der Tabakabhängigkeit zu verwenden, ausgenommen bei denen Kontraindikationen vorliegen oder bei speziellen Bevölkerungsgruppen, für die eine unzureichende Evidenz für die Wirksamkeit vorliegt (z. B. Schwangere, Konsumenten mit rauchfreien Tabakkonsum, LeichtraucherInnen und Jugendliche). (Evidenzstärke A)

Literatur

1. West R, Hajek P, Foulds J, Nilsson F, May S, Meadows A. A comparison of the abuse liability and dependence potential of nicotine patch, gum, spray and inhaler. Psychopharmacology (Berl) 149 (2000) 198-202
2. Hughes JR, Adams EH, Franzon MA, Maguire MK, Guary J. A prospective study of off-label use of, abuse of, and dependence on nicotine inhaler. Tob Control 14 (2005) 49-54
3. Stead LF, Perera R, Bullen C, Mant D, Lancaster T. Nicotine replacement therapy for smoking cessation. Cochran Database of Systematic Reviews 2008, Issue 1. Art.No.: CD000146. DOI: 10.1002/14651858. CD000146.pub.3.
4. U.S. Department of Health and Human Services. Treating Tobacco Use And Dependence.Clinical Practice Guideline, 2008 Update, Public Health Service, 2008
5. Standards der Raucherentwöhnung. Konsensus der ÖGP. Wien. Klin. Wochenschr, 117 (2005) Supplementum 2
6. Benowitz NL (1988) Toxicity of nicotine. Implications with regard to nicotine replacement therapy. In: Pomerleau OF, Pomerleau CS (eds) Nicotine replacement. A critical evaluation. Alan R. Liss. mc, New York, 187-218
7. Killen JD, Fortman SP, Newman B, Varady A. Evaluation of a treatment approach combining nicotine gum with self-guided behavioral treatments for smoking relapse prevention. J Consult Clin Psychol 1990; 13: 17-27

8. Fagerström KO, Säwe U, Tonnesen P. Therapeutic use of nicotine patches: efficacy and safety. J Smoking Rel Dis 1992; 3: 247–261.
9. Tonnesen P, Paoletti P, Gustavsson G, Russell MA, Saracci R, Gulsvik A, et al. Higher dosage nicotine patches increase one-year smoking cessation rates: Results from the European CEASE trial. European Respiratory Journal 13 (1999) 238–246
10. Bolin LJ, Antonuccio DO, Follette WC, Krumpe P. Transdermal nicotine: the long and short of it. Psychology of Addicitve Behaviours 13 (1999) 152–156
11. Glavas D, Rumpoldt Z. Smoking cessation using the transdermal nicotine system. Lijernicki Vjesnik 125 (2003) 8–12
12. Sutherland G, Stapleton JA, Russel MAH et al. Randomized controlled trial of a nicotine nasal spray in smoking cessation. Lancet 1992; 340: 324–329
13. Glover ED, Glover PN, Franzon M, Sullivan CR, Cerullo CC, Howell RM, et al. A comparison of a nicotine sublingual tablet and placebo for smoking cessation. Nicotine Tob Res. 4 (2002) 441–450
14. Silagy C, Mant D, Fowler G, Lancaster T. Nicotine replacement for smoking cessation. Cochran Database of Systematic Reviews 2000 (3) CD000146
15. Hand S, Edwards S, Campbell IA, Cannings R. Controlled trial of three weeks nicotine replacement treatment in hospital patients also given advice and support. Thorax 57 (2002) 715–718
16. Blondal T, Gudmundsson LJ, Olafsdottir I, Gutavsson G, Westin A. Nicotine nasal spray with nicotine patch for smoking cessation: randomised trial with six year follow up. Br Med J 318 (1999) 285–289
17. Nides MA, Rakos RF, Gonzales D, et al. Predictors of initial smoking cessation and relapse through the first 2 years of the Lung Health Study. J Consult Clin Psychol 63 (1995) 60–69
18. Henningfield JE. Nicotine medications for smoking cessation. N Eng J Med 333 (1995) 1196–1203.
19. Kozlowski LT, Strasser AA, Giovino GA, et al. Applying the risk/use equilibrium: use medicinal nicotine now for harm reduction. Tob Control 10 (2001) 201–203
20. Meine TJ, Patel MR, Washam JB, et al. Safety and effectiveness of transdermal nicotine patch in smokers admitted with acute coronary syndromes. Am J Cardiol 95 (2005) 976–978
21. Mohiuddin SM, Mooss AN, Hunter CB, et al. Intensive smoking cessation intervention reduces mortality in high-risk smokers with cardiovascular disease. Chest 131 (2007) 446–452

22. Working Group for the Study of Transdermal Nicotine in Patients with Coronary artery disease. Nicotine replacement therapy for patients with coronary artery disease. Arch Intern Med 154 (1994) 989-995
23. Lee AH, Afessa B. The association of nicotine replacement therapy with mortality in a medical intensive care unit. Crit Care Med 35 (2007) 1517-1521

2.2.2 Bupropionhydrochlorid

Irmgard Homeier

Bupropionhydrochlorid ist eine effektive Behandlungsform der Tabakabhängigkeit. Seine Einnahme sollte den PatientInnen empfohlen werden. Evidenzstärke = A

Wirkmechanismus:

Bupropion ist ein selektiver Inhibitor der neuronalen Wiederaufnahme von Katecholaminen (Noradrenalin und Dopamin) mit minimalem Effekt auf die Wiederaufnahme von Indolamin (Serotonin) ohne inhibitorischen Effekt auf Monoaminoxidase.

Obwohl der genaue Wirkungsmechanismus in der Raucherentwöhnung nicht bekannt ist, geht man davon aus, dass die Wirkung mit der verminderten Wiederaufnahme von Dopamin im mesolimbischen System und der verminderten Aufnahme von Noradrenalin im Locus coeruleus assoziiert ist.

Studien zur Untersuchung der Wirksamkeit:

Treating Tobacco Use and Dependence
Clinical Practice Giudeline 2008 Update [1]
24 Studien mit 26 Armen dienten als Grundlage zur Beurteilung der Effizienz von Bupropion in der Raucherentwöhnung. Bei 22 Studienarmen betrug die Dosis 300 mg pro Tag auf zwei Einzeldosen aufgeteilt. Bei drei war die Dosis 150 mg 1-mal täglich und bei einem Arm gab es keine Dosisangabe. Bupropion konnte im Vergleich mit Placebo die Entwöhnungsrate verdoppeln OR 2.0 (1,8-2,2, 95 %CI)

Medikation	Studienarme	Odds Ratio (95 % KI)	Abstinenzrate (95 % KI)
Placebo	80	1,0	13,8
Bupropion	26	2,0 (1,8-2,2)	24,2 (22,2-26,4)

Cochrane Review:

Antidepressiva in der Raucherentwöhnung [2]

Es wurden randomisierte Studien, die Antidepressiva mit Placebo oder einer anderen medikamentösen Therapie in der Raucherentwöhnung verglichen, ausgesucht.

Der Beobachtungszeitraum musste mindestens sechs Monate betragen. Studien mit weniger als sechs Monaten Follow up wurden ausgeschieden. 40 Studien, die Bupropion untersuchten wurden eingeschlossen, davon waren drei Studien mit verlängerter Einnahme zur Rückfallprophylaxe und eine Studie, bei der die Teilnehmer vorerst nur die Zahl der gerauchten Zigaretten reduzieren wollten, zur harm reduction.

Ergebnisse:

1. Vergleich mit Placebo und keine weitere Therapie

Bei 31 Studien war Bupropion die einzige Therapie mit insgesamt etwa 10.000 Studienteilnehmern. Die gepoolte OR betrug 1,94 (95 % Konfidenzintervall (1,72–2,19).

2. Dosisstudien

Bei der ersten Multidosis-Studie war die Abstinenzrate am Ende der Therapie zwar linear zur Dosierung (100 mg versus 150 mg versus 300 mg), aber der Unterschied zwischen 150 mg und 300 mg in der Langzeitbeobachtung war nicht signifikant.

Eine weitere Studie ohne Placeboarm verglich 150 mg and 300 mg Tagesdosis und zeigte für beide Studien gleiche odds ratio. Die gepoolten Daten aus diesen beiden Studien zeigten keinen Unterschied nach 12 Monaten. OR 1.07, 95 % CI 0,78–1,32.

3. Rückfallprophylaxe

Drei Studien mit verlängerter Einnahme von Bupropion zur Rückfallprophylaxe nach initialer Abstinenz konnten keinen eindeutigen zusätzlichen Erfolg zur Rückfallverhinderung nachweisen (Einnahmedauer 45 Wochen, 6 Monate und 14 Wochen ab dem Stopp-Datum).

Aufgrund der Unterschiede innerhalb der Studien sind die gepoolten Ergebnisse jedoch mit Vorsicht zu interpretieren.

4. Vergleich mit Vareniclin

Drei Studien verglichen Bupropion mit Vareniclin.

Es zeigte sich eine signifikant niedrigere OR in der Therapie mit Bupropion. N=1622, OR 0.60 95 % CI 0.46–0.78. Die durchschnittliche Entwöhnungsrate war 14 % bei Bupropion gegenüber 21 % bei Vareniclin.

Cochrane Review 2009 [3]:

Interventionen zur Verhinderung der Gewichtszunahme nach der Entwöhnung

Es konnte anhand von sechs Studien mit 774 Teilnehmern im Vergleich mit Placebo nachgewiesen werden, dass Bupropion bei einer Tagesdosis von 300 mg die Gewichtszunahme am Ende der Therapie um durchschnittlich 1,11 kg (-1.47 kg -0.76 kg) verminderte. Bei der Kontrolle nach sechs (-0,58 kg) und zwölf (-0,38) Monaten zeigte sich zwar noch geringeres Körpergewicht, jedoch keine statistische Signifikanz.

Anwendungsempfehlungen für Bupropionhydrochlorid bei Erwachsenen

Es wird empfohlen, mit der Behandlung zu beginnen, während der Patient noch raucht. Zu Beginn der Therapie wird ein Tag innerhalb der ersten zwei Behandlungswochen festgelegt, an dem der Patient mit dem Rauchen aufhört („Rauchverzichtstag"), vorzugsweise in der zweiten Woche.

Die Anfangsdosierung beträgt 150 mg einmal täglich während der ersten sechs Tage, diese wird ab Tag 7 auf 150 mg 2-mal täglich heraufgesetzt.

Zwischen den aufeinanderfolgenden Einzeldosen muss eine Zeitspanne von mindestens acht Stunden liegen.

Die maximale Einzeldosis darf 150 mg und die maximale Tagesgesamtdosis darf 300 mg nicht überschreiten.

Anwendung bei Kindern und Jugendlichen

Die Anwendung bei PatientInnen unter 18 Jahren wird nicht empfohlen, da die Sicherheit und Wirksamkeit von Bupropionhydrochlorid 150-mg-Retardtabletten bei diesen PatientInnen nicht untersucht wurde.

Anwendung bei älteren PatientInnen

Bupropionhydrochlorid 150-mg-Retardtabletten müssen bei älteren Personen mit Vorsicht angewendet werden. Eine erhöhte Empfindlichkeit einiger älterer Personen kann nicht ausgeschlossen werden. Die empfohlene Dosierung für ältere PatientInnen beträgt 150 mg einmal täglich.

Anwendung bei PatientInnen mit Leberfunktionsstörungen

Bupropionhydrochlorid 150-mg-Retardtabletten müssen mit Vorsicht bei PatientInnen mit Leberfunktionsstörungen angewendet werden.

Aufgrund der erhöhten pharmakokinetischen Variabilität bei PatientInnen mit leichter bis mittelschwerer Leberfunktionsstörung, beträgt die empfohlene Dosierung für diese PatientInnen 150 mg 1-mal täglich.

Anwendung bei PatientInnen mit Nierenfunktionsstörungen

Bupropionhydrochlorid 150-mg-Retardtabletten müssen mit Vorsicht bei PatientInnen mit Nierenfunktionsstörungen angewendet werden. Die empfohlene Dosierung für diese PatientInnen beträgt 150 mg 1-mal täglich.

Anwendung in der Schwangerschaft

Bupropionhydrochlorid ist nach der amerikanischen Food and Drug Administration ein Medikament der Schwangerschaftskategorie C und kann somit potenziell schädigend für das Ungeborene sein.

Ein Medikament der Kategorie C kann, wenn der Benefit der Einnahme das Risiko der Schädigung des ungeborenen Kindes überwiegt, verordnet werden.

Stillperiode

Bupropionhydrochlorid und seine Metaboliten gehen in die Muttermilch über. Die Empfehlung ist daher entweder Bupropionhydrochlorid zu beenden oder nicht weiter zu stillen.

Gegenanzeigen

Bupropionhydrochlorid 150-mg-Retardtabletten sind bei PatientInnen mit einer Überempfindlichkeit gegenüber Bupropion oder einem der Hilfsstoffe kontraindiziert.

Bupropionhydrochlorid 150-mg-Retardtabletten sind kontraindiziert bei PatientInnen, die derzeit an Krampfanfällen (epileptische Anfälle) leiden oder jemals in der Vergangenheit an Krampfanfällen gelitten haben.

Bupropionhydrochlorid 150-mg-Retardtabletten sind kontraindiziert bei PatientInnen mit einem Tumor des zentralen Nervensystems (ZNS).

Bupropionhydrochlorid 150-mg-Retardtabletten sind kontraindiziert bei PatientInnen, die zu irgendeinem Zeitpunkt der Behandlung einen abrupten Entzug von Alkohol oder irgendeines anderen Arzneimittels durchführen, von dem bekannt ist, dass ein Entzug mit dem Risiko des Auftretens von Krampfanfällen verbunden ist (insbesondere Benzodiazepine oder Benzodiazepin-ähnliche Arzneimittel).

Bupropionhydrochlorid 150-mg-Retardtabletten sind bei PatientInnen mit einer derzeitigen oder früheren Diagnose einer Bulimie oder Anorexie kontraindiziert.

Die Anwendung von Bupropionhydrochlorid 150-mg-Retardtabletten ist bei PatientInnen mit schwerer Leberzirrhose kontraindiziert.

Die gleichzeitige Anwendung von Bupropionhydrochlorid 150-mg-Retardtabletten und Monoaminooxidasehemmern (MAO-Hemmern) ist kontraindiziert. Zwischen dem Ende einer Behandlung mit irreversiblen MAO-Hemmern und dem Beginn der Behandlung mit Quomem 150-mg-Retardtabletten müssen mindestens 14 Tage vergehen. Bei reversiblen MAO-Hemmern ist ein Zeitraum von 24 Stunden ausreichend.

Bupropionhydrochlorid 150-mg-Retardtabletten sind bei PatientInnen mit einer bipolaren Erkrankung in der Krankheitsgeschichte kontraindiziert, da das Arzneimittel während der depressiven Phase der Erkrankung manische Episoden auslösen kann.

Warnhinweise und Vorsichtsmaßnahmen für die Anwendung

Krampfanfälle (epileptische Anfälle)
Die empfohlene Dosis von Bupropionhydrochlorid 150-mg-Retardtabletten darf nicht überschritten werden, da Bupropion mit einem dosisabhängigen Risiko von Krampfanfällen verbunden ist. Bei Dosen bis zur empfohlenen täglichen Höchstdosis (300 mg Bupropionhydrochlorid täglich) beträgt die Häufigkeit von Krampfanfällen ca. 0,1 % (1 von 1000).

Es besteht ein erhöhtes Risiko, dass bei Anwendung von Bupropionhydrochlorid 150-mg-Retardtabletten Krampfanfälle auftreten, wenn prädisponierende Risikofaktoren vorliegen, die die Krampfschwelle herabsetzen. Daher dürfen Bupropionhydrochlorid 150-mg-Retardtabletten bei PatientInnen mit prädisponierenden Faktoren für die Herabsetzung der Krampfschwelle nicht angewendet werden, es sei denn, es liegt eine zwingende klinische Begründung dafür vor, dass der potenzielle medizinische Nutzen der Raucherentwöhnung das potenziell erhöhte Risiko für das Auftreten von Krampfanfällen überwiegt. Bei diesen PatientInnen sollte erwogen werden, ob eine Tageshöchstdosis von 150 mg als Erhaltungsdosis während der Gesamtdauer der Behandlung ausreichend ist.

Alle PatientInnen sollten auf mögliche prädisponierende Faktoren hin untersucht werden, dazu gehören:

- gleichzeitige Verabreichung anderer Arzneimittel, von denen bekannt ist, dass sie die Krampfschwelle herabsetzen (z. B. Antipsychotika, Antidepressiva, Antimalariamittel, Tramadol, Theophyllin, systemische Steroide, Chinolone und sedierende Antihistaminika). Bei PatientInnen, denen ein solches Arzneimittel während der Behandlung mit Bupropionhydrochlorid 150-mg-Retardtabletten verschrieben wird, sollte eine Tageshöchstdosis von 150 mg für die restliche Dauer der Behandlung in Betracht gezogen werden.
- Alkoholmissbrauch;
- Schädel-Hirn-Trauma in der Krankheitsgeschichte;
- Diabetes, der mit zuckersenkenden Arzneimitteln oder Insulin behandelt wird
- die Anwendung von Stimulanzien oder Appetitzüglern

Literatur

1. Fiore, et al. Treating Tobacco Use And Dependence. Clinical Practice Guideline, 2008 Update, US. Department of Health and Human Services. Public Health Service, 2008
2. Treating Tobacco Use and Dependence Clinical Practice Guideline, Michael C Fiore, MD, MPH Panel Chair, Hughes JR, Stead LF, Lancaster T; Antidepressants for Smoking cessation (Cochrane Review) The Cochrane Library; Issue 1, 2007
3. Parsons AC, Shraim M, Inglis J, Aveyard P, Hajek P. Interventions for preventing weight gain after smoking cessation. Cochrane Database of Systematic Reviews 2009, Issue 1. Art. No.: CD006219.

2.2.3 Vareniclin

Alfred Lichtenschopf

Vareniclin ist eine effektive Behandlungsform der Tabakabhängigkeit. Seine Einnahme sollte den PatientInnen empfohlen werden. Evidenzstärke = A.

Seit Anfang 2008 steht in der medikamentösen Therapie der Tabakentwöhnung mit Vareniclin ein neues Medikament zur Verfügung.

Vareniclin zeichnet sich durch eine bevorzugte Bindung an die nikotinergen Acetylcholinrezeptoren im zentralen Nervensystem aus. Der primäre Rezeptor ist der $\alpha 4\beta 2$-Nikotinrezeptor. An diesen Rezeptor bindet auch Nikotin an und bewirkt eine Ausschüttung von Dopamin im mesolimbischen Dopaminsystem. Diesem Mechanismus kommt eine zentrale Rolle in der Entwicklung und Aufrechterhaltung der Abhängigkeit zu.

Vareniclin kann durch Dopaminfreisetzung durch Bindung an diesen Rezeptor die Nikotinwirkung nachstellen und so als **partieller Agonist** wirken.

Durch die Aufrechterhaltung einer moderaten Dopaminwirkung verringert oder verhindert Vareniclin die Entzugssymptomatik.

Andrerseits blockiert Vareniclin durch die Besetzung der $\alpha 4\beta 2$-Nikotinrezeptoren die Anbindung von Nikotin (beim Rauchen einer Zigarette) und wirkt damit als **partieller Antagonist.** Es verringert dadurch die Lust am Rauchen.

Vareniclin wird in der Dosierung von 2 mg eingesetzt. Es besteht Evidenz für die Wirksamkeit auch von 1 mg. In der Meta-Analyse des US Department of Health and Human Services [1] fanden sich vier Studien mit fünf Armen mit 2 mg Vareniclin und zwei Studien mit drei Armen mit 1 mg.

Die Behandlungsdauer betrug jeweils zwölf Wochen.

Die Odds ratio für **2 mg Vareniclin** betrug **3,1 (2,5–3,5)** gegenüber **Placebo**, jene für **1 mg 2,1 (1,5–3,0)**. Das Präparat wurde im Allgemeinen gut vertragen. Die häufigste Nebenwirkung war Übelkeit. Diese Nebenwirkung wird nicht durch lokale Wirkung im Gastrointestinaltrakt verursacht, sondern durch zentrale Wirkung – vergleichbar mit der Übelkeit beim Rauchen der ersten Zigarette. Daher sind auch keine Ulzera oder andere schwerwiegende Nebenwirkung diesbezüglich zu fürchten, wenn auch bei einigen wenigen die Übelkeit so stark war, dass sie Vareniclin absetzten. Als weitere Nebenwirkung treten Schlafstörungen und Kopfschmerzen auf.

Medikation	Studienarme	Odds Ratio (95 % KI)	Abstinenzrate (95 % KI)
Placebo	80	1,0	13,8
Vareniclin 2 mg/Tag	5	3,1 (2,5–3,8)	33,2 (28,9–37,8)
Vareniclin 1 mg/Tag	3	2,1 (1,5–3,0)	25,4 (19,6–32,2)

Der Cochrane-Report 2008 [2] findet sieben randomisierte Studien über Varencilin, die einen Vergleich mit Placebo durchführen und einen Nachbeobachtungszeitraum von mindestens sechs Monaten aufweisen. Darüber hinaus wird eine Studie eingeschlossen, die die Rückfallsprophylaxe sowie eine Open label Studie, die Vareniclin mit Nikotinersatz vergleicht. Diese neun Studien umfassen 7.267 TeilnehmerInnen, 4.744 davon verwendeten Vareniclin. Die gepoolte risk ratio (RR) für kontinuierliche Abstinenz für **Vareniclin** versus **Placebo** betrug **2,33** (95 %KI = 1,95–2,80), die RR für **Vareniclin** versus **Bupropionhydrochlorid** nach einem Jahr betrug **1,52** (95 %KI = 1,22–1,88), die RR für **Vareniclin** versus **Nikotinersatz** nach einem Jahr betrug 1,31 (95 %KI = 1,01–1,71).

Weil in Internetberichten gehäuft über Aggression, depressive Verstimmung bis hin zu suizidalen Reaktionen berichtet wurde, kam diese Nebenwirkung in Diskussion. In der Literatur findet sich bis jetzt je eine Meldung mit Exazerbation einer Bipolaren Störung und einer Schizophrenie [3]. In einer Studie bei psychiatrischen Erkrankungen von Stapleton 2007 [4] fand sich bei Behandlung mit Vareniclin keine Verschlechterung der Grunderkrankung.

Die **FDA** hat im Februar 2008 diese Meldungen aufgegriffen, führt derzeit eine Sicherheitsstudie durch und gibt folgende Empfehlung ab:

- Die PatientInnen sollten vor Beginn der Einnahme von Vareniclin ihrem Arzt (Therapeuten) jede aktuelle oder frühere psychiatrische Erkrankung mitteilen.

- Der Arzt (Therapeut) sollte die Änderungen in Stimmung und Verhalten monitorisieren, die während der Behandlung mit Vareniclin auftreten.

Vareniclin ist rezeptpflichtig und sollte nur in einem entsprechenden Setting einer Raucherentwöhnung (siehe Beratung) verordnet werden.

Es wird fast ausschließlich über den Urin ausgeschieden und sollte daher bei stark eingeschränkter Nierenfunktion mit Vorsicht eingesetzt werden (Kreatininclearance unter 30 ml pro Min.).

Anwendung bei Erwachsenen

Es wird empfohlen, mit der Behandlung zu beginnen, während der Patient noch raucht. Zu Beginn der Therapie wird ein Tag innerhalb der ersten zwei Behandlungswochen festgelegt, an dem der Patient mit dem Rauchen aufhört („Rauchverzichtstag"), vorzugsweise in der zweiten Woche.

Die Anfangsdosierung beträgt **0,5 mg** 1-mal täglich durch drei Tage, Verdoppelung der Dosis auf **2-mal 0,5 mg** an den folgenden vier Tagen. Ab dem achten Tag **1 mg 2-mal täglich** durch insgesamt zwölf Wochen.

Vareniclin ist zugelassen für eine Erhaltungsdosis bis zu sechs Monaten.

Einnahmeempfehlung

Um die Übelkeit hintanzuhalten, sollte die Einnahme nicht auf nüchternen Magen erfolgen, sondern nach der Mahlzeit. Bei Schlafstörungen soll die zweite Tablette eher zur Abendmahlzeit eingenommen werden, nicht vor dem Schlafengehen.

Nebenwirkung: Übelkeit, Schlafstörungen, abnorme, lebhafte, starke Träume

Kontraindikationen: Kardiovaskuläre Erkrankungen und pulmonale Erkrankungen sind nicht kontraiindiziert.

Vareniclin ist nicht für Schwangere zugelassen. Vareniclin wurde nicht bei stillenden Müttern getestet.

Vareniclin sollte nur in einem entsprechenden Setting einer Raucherentwöhnung eingenommen werden.

Vorsichtsmaßnahmen: Es wird fast ausschließlich über den Urin ausgeschieden und sollte daher bei stark eingeschränkter Nierenfunktion und dialysepflichtigen PatientInnen mit Vorsicht eingesetzt werden (Kreatininclearance unter 30ml pro Min.). Die Dosis sollte bei diesen PatientInnen reduziert werden.

RaucherInnen, die Vareniclin einnehmen könnten in ihrer Fahrtüchtigkeit eingeschränkt sein.

Es besteht die Evidenz, dass Vareniclin bis zu einer Anwendungsdauer von einem Jahr gut toleriert wird [5]. Die in diesen Studien gefundenen Ergebnisse konnten in der Zwischenzeit auch auf das Kollektiv der RaucherInnen mit kardiovaskulären Erkrankungen übertragen werden [32]. Die Studien an RaucherInnen mit pneumologischen Erkrankungen, insbesondere COPD, laufen derzeit.

Weitere Studien für die Evaluierung als Relapse-Medikation, zur Evaluierung des Langzeiteffektes und zur Wirksamkeit bei spezifischen Populationen sind notwendig.

Literatur

1. U.S. Department of Health and Human Services. Treating Tobacco Use And Dependence. Clinical Practice Guideline, 2008 Update, Public Health Service, 2008
2. Cahill K, Stead LF, Lancaster T. Nicotine receptor partial agonists for smoking cessation. Cochrane Database of Systematic Reviews 2008, Issue 3. Art. No.: CD006103. DOI: 10.1002/14651858.CD006103.pub3
3. R Freedman. Exacerbation of Schizophrenia by Vareniclin. Am J Psychiatry 2007; 168: 1269
4. JA Stapleton, L Watson, LI Spirling, R Smith, A Milbrandt, M Ratcliffe, G Sutherland. Varenicline in the routine treatment of tobacco dependence: a pre-post comparison in those with mental illness. Addiction 2007; 103: 146-154
5. KE Williams, KR Reeves. Varenciline, and $\alpha4\beta2$ Nicotinic Acetylcholine Receptor Partial Agonist, vs Sustained-Release Bupropion and Placebo for Smoking Cessation.
6. Rigotti NA, Pipe AL, Benowitz NL, Arteaga C, Garza D, Tonstad S. Efficacy and safety of varenicline for smoking cessation in patients with cardiovascular disease: a randomized trial. Circulation, 121: 221-229, 2010

Weitere Literatur zu Vareniclin

HJ Aubin, A Bobak, JR Britton, Ch Oncken, CB Billing Jr, J Gong, KE Williams, KR Reeves. Varenicline versus transdermal nicotine patch for smoking cessation: Results from a randomised, open-label trial. Thorax 2008; 0: 1-8.doi: 10.1136/thx.2007.090647

D Gonzales, SI Rennard, M Nides, Ch Oncken, S Azoulay, CB Billing, EJ Watsky, J Gong, JAMA 2006; 296: 47-55

DE Jorenby, JT Hays, NA Rigotti, S Azoulay, EJ Watsky, KE Williams, CB Billing, J Gong, KR Reeves Efficacy of Varenicline, an $\alpha4\beta2$ Nicotinic Acetylcholine Receptor Partial Agonist, vs Placebo or Sustained-Release Bupropion for Smoking Cessation. JAMA 2006; 296: 56-63

I Kohen, G Oaks, N Kremen. Varenicline-Induced Manic Episode in a Patient With Bipolar Disorde. Am J Psychiatry 2007; 168: 1269-1270

R Niaura, JT Hays, DE Jorneby, FT Leone, JE Pappas, KR Rfeeves, KE Williams, CB Billing Jr. The efficacy and safety of varenicline for smoking cessation using a flexible dosing strategy in adult smokers: a randomized controlled trial. Current Medical Research and Opinions 2008; 24: 1931-1941

2.2.4 Second-line-Medikamente

Markus Lobendanz

Das Update aus dem Jahr 2008 der Clinical Practice Guidelines zur Behandlung des Tabakgebrauches und der Tabakabhängigkeit des U.S. Department of Health and Human Services USDHHS [1] empfiehlt die Erwägung von Second-line-Medikamenten für Patienten, die entweder aufgrund von Kontraindikationen die Erstlinienmedikation nicht verwenden können oder die nicht von First-line-Medikamenten profitiert haben. Für die Second-line-Medikamente Clonidin und Nortryptilin besteht Evidenz für die Wirksamkeit in der Behandlung der Tabakabhängigkeit bei gleichzeitiger Limitierung wegen fehlender FDA-Indikation in diesem Einsatzbereich und vermehrter Nebenwirkungen. Second-line-Medikamente sollten deshalb nur im Einzelfall, unter ärztlicher Aufsicht sowie unter Berücksichtigung besonderer Vorsichtsmaßnahmen, Kontraindikationen, Nebenwirkungen und anderer Bedenken eingesetzt werden.

2.2.4.1 Clonidin

Clonidin ist ein effektives Medikament zur Behandlung in der Tabakentwöhnung. Es kann unter ärztlicher Aufsicht als Second-line-Medikament zur Behandlung der Tabakabhängigkeit eingesetzt werden = Evidenzklasse A

Hintergrund/Rationale: Ursprünglich als Antihypertensivum eingesetzt dürfte Clonidin direkt auf das zentrale Nervensystem wirken und unter anderem chronische Schmerzen (Bredfelt 1989) sowie Entzugssymptome bei Opiat- und Alkoholabhängigkeit (Gold 1993; Manhem 1985) reduzieren können. Insgesamt bestehen jedoch häufig Nebenwirkungen (23 %-92 %; median 71 %; Gourlay 1995).

In einer Cochrane-Übersichtsarbeit zum Thema „Clonidin zur Tabakentwöhnung“ [2] aus dem Jahr 2004 wurden 6 randomisiert-kontrollierte Studien (Gesamtteilnehmerzahl n=776) mit Rauchstoppraten über mehr als 12 Wochen nach Therapie evaluiert. 3 Studien wurden mit oraler, 3 Studien mit transdermaler Gabe durchgeführt. In 5 Studien wurde zusätzlich eine Form von Verhaltenstherapie angeboten. Insgesamt ergab sich ein gepooltes Chanceverhältnis (Odds Ratio OR) von 1,63 (95 % Konfidenzintervall CI 1,22–2,18) – damit erschien Clonidin vergleichbar mit allen Formen der Nikotinersatztherapie (OR 1,58). Folgende Einschränkungen wurden jedoch festgestellt: Insgesamt lagen wenige Studien vor – dadurch ergab sich ein größeres Konfidenzintervall; nur eine Studie ergab ein statistisch signifikantes Ergebnis; weiters wurden einige mögliche Quellen für systematische Fehler gefunden. Clonidin wurde in dieser Übersichtsarbeit wegen der häufigen Nebenwirkungen (vor allem Sedierung, lageabhängiger Schwindel und Mundtrockenheit) als Second-line-Medikation empfohlen. Besonders geeignete Situationen für Clonidin wären ausgeprägte Nikotinentzugserscheinungen, Entzug von mehreren Drogen gleichzeitig oder vermehrte Agitiertheit sowie Ängstlichkeit während des Entzugs. Die empfohlene Dosierung in den verfügbaren Studien betrug oral 100 µg (0,1 mg) 2-mal täglich oder transdermal bis max. 400 µg (0,4 mg) pro Tag, die empfohlene Therapiedauer drei bis vier Wochen – danach wurde ein Ausschleichen empfohlen.

Dem 2008er-Update der Clinical Practice Guidelines des USDHHS [1] zufolge ist Clonidin eine effektive Behandlungsmethode zum Rauchstopp und kann unter ärztlicher Überwachung als ein Zweitlinienpräparat zur Behandlung der Tabakabhängigkeit eingesetzt werden (Evidenzklasse A). In einer eigenen aktuellen Meta-Analyse des 2008-er-Updates mit insgesamt drei Studienarmen (Vergleich mit Placebo sechs Monate nach Rauchstopp) ergab sich eine geschätzte OR von 2,1 (95 % CI 1,2–3,7) mit einer konsekutiv geschätzten Entwöhnungsrate von 25 % (95 % CI 15,7 %–37,3 %). In diesem Update finden sich auch tabellarisch Empfehlungen für die klinische Anwendung von Clonidin. Patienten, die potenziell gefährliche Aktivitäten wie Bedienen von Maschinen oder Lenken eines Fahrzeugs durchführen, sollten auf den möglichen sedierenden Effekt von Clonidin hingewiesen werden. Häufigste Nebenwirkungen sind trockener Mund (40 %), Benommenheit (33 %), Schwindel (16 %), Sedierung (10 %) und Verstopfung (10 %). Als ursprünglich antihypertensive Medikation kann Clonidin bei vielen Patienten den Blutdruck senken – deshalb sollte dieser überwacht werden. Clonidin hat keinen Effekt bei schwangeren Raucherinnen gezeigt und sollte diesen deshalb nicht verabreicht werden; bei stillenden Müttern wurde Clonidin nicht evaluiert. Die Verabreichungsdauer in den verschiedenen Studien lag zwischen 3 und 10 Wochen, die Dosis zwischen 0,15 mg und 0,75 mg pro Tag per os sowie 0,10 mg bis 0,20 mg pro Tag via transdermalem Pflastersystem (TTS). Eine initiale Dosierung von 0,10 mg 2-mal pro Tag per os oder 0,10 mg pro Tag mittels TTS wird empfohlen – falls benötigt, kann die Tagesdosis wochenweise um 0,10 mg gesteigert werden. Clonidin sollte kurz vor (bis zu drei Tage) oder am Stopptag begonnen werden. Bei geplanter Beendigung der Gabe von Clonidin sollte die Dosis über zwei bis vier Tage schrittweise reduziert werden – ansonsten könnte es zu einem raschen Anstieg des Blutdrucks, Agitation, Verwirrung und/oder Zittern kommen.

Medikation	Studienarme	Odds Ratio (95 % KI)	Abstinenzrate (95 % KI)
Placebo	80	1,0	13,8
Clonidin	3	2,1 (1,2–3,7)	25,0 (15,7–37,2)

In Österreich ist Clonidin aktuell nur in oraler Form (Catapressan® Tabletten 0,150 mg), nicht jedoch als TTS erhältlich.

2.2.4.2 Nortryptilin

Nortryptilin ist ein effektives Medikament zur Behandlung in der Tabakentwöhnung. Es kann unter ärztlicher Aufsicht als Second-line-Medikament zur Behandlung der Tabakabhängigkeit eingesetzt werden = Evidenzklasse A

Hintergrund/Rationale: Eine positive Anamnese in Richtung Depression scheint häufiger bei RaucherInnen als NichtraucherInnen zu finden zu sein; Nikotinentzug kann depressive Symptome oder Episoden auslösen; Nikotin hat möglicherweise für sich eine antidepressive Wirkung (Benowitz 2000; Kotlyar 2001).

In einer Cochrane-Übersichtsarbeit zum Thema „Antidepressiva zur Raucherentwöhnung" [3] aus dem Jahr 2007 – zuletzt 2008 als up to date bewertet – wurden betreff Nortryptilin, einem trizyklischen Antidepressivum, 8 randomisiert-kontrollierte Studien mit Rauchstoppraten über 6 Monate evaluiert. In 3 Studien wurde auch Bupropion eingesetzt, in zwei Studien eine Kombination mit Nikotinersatztherapie (Pflaster). Eine aktive Depression war ein Ausschlussgrund bei 7 Studien – eine Vorgeschichte einer Depression meist jedoch nicht. Insgesamt war Nortryptilin als alleinige Therapie einer Placebo-Therapie überlegen und verdoppelte die Entwöhnungswahrscheinlichkeit (4 Studien; gepoolte OR 2,34; 95 % CI 1,61–3,41). Die Kombination mit Nikotinersatztherapie (Pflaster) ergab keinen Vorteil (OR 1,48; 95 % CI 0,87–2,54). Bupropion erschien wirksamer zu sein, wenn auch nicht signifikant. Insgesamt lagen zu wenige Studien für Subgruppenanalyse (z. B. für Studienteilnehmern mit Vorgeschichte einer Depression) sowie für klare Aussagen zur Sicherheit der verwendeten Dosen (75 mg –150 mg pro Tag) vor. Aufgrund potenzieller Nebenwirkungen wurde Nortryptilin in dieser Cochrane-Übersichtsarbeit als Second-line-Medikament zur Raucherentwöhnung bei Patienten mit Therapieversagen von Nikotinersatztherapie empfohlen. Die Effizienz von Nortryptilin dürfte wahrscheinlich nicht durch die antidepressive Wirkung bedingt sein.

Das 2008er-Update der Clinical Practice Guidelines des USDHHS [1] empfiehlt Nortryptilin als eine effiziente Behandlung zur Raucherentwöhnung. Unter ärztlicher Supervision kann es als Zweitlinienmedikament zur Behandlung der Tabakabhängigkeit eingesetzt werden (Evidenzklasse A). In einer eigenen aktuellen Meta-Analyse des 2008-er-Updates hat sich für Nortryptilin (5 Studienarme) im Vergleich zu Placebo 6 Monate nach Rauchstopp eine geschätzte OR von 1,8 (95 % CI 1,3–2,6) mit einer konsekutiv geschätzten Entwöhnungsrate von 22,5 % (95 % CI 16,8 %–29,4 %) ergeben. Für die Kombination von Nortryptilin mit einem Nikotinpflaster (nur zwei Studienarme) zeigte sich eine geschätzte OR von 2,3 (95 % CI 1,3–4,2) mit einer konsekutiv geschätzten Entwöhnungsrate von 27,3 % (95 % CI 17,2 %–40,4 %). Nortryptilin erscheint – neben Bupropion – bei Patienten mit einer Vorgeschichte einer Depression effizient zu sein; Nikotinersatztherapie dürfte aber ebenfalls für diese Patientengruppe hilfreich sein.

Medikation	Studienarme	Odds Ratio (95 % KI)	Abstinenzrate (95 % KI)
Placebo	80	1,0	13,8
Nortryptilinnidin	5	1,8 (1,3- 2,6)	22,5 (16,8–29,7)

In diesem Update finden sich auch tabellarisch Empfehlungen für die klinische Anwendung von Nortryptilin. Häufigste Nebenwirkungen beinhalten Sedierung, trockener Mund (64 %–78 %), verschwommenes Sehen (16 %), Harnverhalt, Benommenheit (49 %) sowie zittrige Hände (23 %). Nortryptilin kann die Ausführung von gefährlichen Tätigkeiten wie das Bedienen einer Maschine oder Lenken eines Fahrzeugs beeinträchtigen – die PatientInnen sind dementsprechend zu warnen. Wegen des Risikos von Arrhythmien und Einschränkung der myokardialen Kontraktilität sollte Nortryptilin bei Patienten mit Herz-Kreislauf-Erkrankungen vorsichtig eingesetzt werden. Es sollte nicht gemeinsam mit MAO-Inhibitoren verabreicht werden. Nortryptilin ist nicht effektiv zur Raucherentwöhnung bei schwangeren Raucherinnen; bei stillenden Müttern wurde es nicht untersucht. Eine Überdosis kann zu einer schweren und lebensbedrohlichen kardiovaskulären Toxizität führen, Anfälle und Koma sind ebenso möglich. Das Risiko einer möglichen Überdosierung sollte vor einer Verordnung von Nortryptilin sorgfältig miteinbezogen werden. Eine initiale Dosierung von 25 mg pro Tag mit langsamer Steigerung bis zu einer Zieldosis von 75 mg bis 100 mg pro Tag wird empfohlen. Die Verabreichungsdauer in den untersuchten Studien lag bei ca. zwölf Wochen; eine Ausdehnung der Behandlung bis zu sechs Monaten kann jedoch erwogen werden. Der empfohlene Behandlungsbeginn liegt 10 bis 28 Tage vor dem geplanten Stopptag, um ein Erreichen eines Steady-States im Bereich der Zieldosis zu ermöglichen. Eine Spiegelbestimmung liegt im Entscheidungsbereich des behandelnden Arztes. Ein abruptes Absetzen sollte aufgrund möglicher Entzugssymptome nicht durchgeführt werden. Nortryptilin ist in Österreich aktuell nicht erhältlich – die einzige im Austria Codex auffindbare Darreichungsform Nortrilen® 25-mg-Tabletten ist derzeit (Stand August 2009) nicht lieferbar. Zu beachten ist die unterschiedliche Schreibweise der Substanz im angloamerikanischen („Nortryptilen", „Nortriptyline") und deutschsprachigen Raum („Nortriptylin", „Nortryptilin").

2.2.5 Andere nicht empfohlene medikamentöse Hilfsmittel

Markus Lobendanz

Für Lobelin und Nicobrevin existieren keine randomisiert-kontrollierten Studien; beide Medikamente werden nicht zur Behandlung der Tabakabhängigkeit empfohlen = Evidenzklasse C

2.2.5.1 Andere Antidepressiva

Andere Antidepressiva (außer Bupropion und Nortryptilin) sind nicht effektiv in der Behandlung der Tabakabhängigkeit = Evidenzklasse A

Hintergrund/Rationale: Neben der wie schon bei Nortryptilin erwähnten Assoziation zwischen Rauchen und Depression (s.o.) besteht die Vermutung, dass manche Antidepressiva spezielle Effekte auf neurale Pfade der Nikotinabhängigkeit haben können wie z. B. eine Nikotin-Rezeptor-Blockade (Warner 2005).

Eine Cochrane-Übersichtsarbeit zum Thema „Antidepressiva zur Raucherentwöhnung" [3] aus dem Jahr 2007 – zuletzt 2008 als up to date bewertet – hat zur Evaluierung anderer Antidepressiva als Nortyptilin und Bupropion insgesamt sieben randomisiert-kontrollierte Studien mit Rauchstoppraten über sechs Monate Follow-up – davon vier Studien mit Fluoxetin, eine mit Paroxetin, eine mit Sertralin und eine mit Venlaflaxin – eingeschlossen. vier Studien wurden in Kombination mit Nikotinersatztherapie (Pflaster/Inhaler) durchgeführt. Eine aktive Depression war ein Ausschlussgrund, eine Vorgeschichte mit Depression jedoch nicht. Weitere Antidepressiva wurden aufgrund fehlender Langzeitstudien nicht beurteilt.

Insgesamt erschienen selektive Serotonin-Reuptake-Inhibitoren (SSRI) nicht beim Rauchstopp zu helfen – eine gewisse Effizienz war nur in Post-hoc-Subgruppen nachweisbar, eine Verifikation wäre ausständig. Serotonin dürfte kein wichtiger Faktor beim Rauchstopp sein; dopaminerge, noradrenerge und nikotincholinerge Aktivität scheinen wichtiger für die Effizienz eines Rauchstopps zu sein. Nur eine Langzeittherapiestudie für MAO-Inhibitoren wurde inkludiert – in dieser zeigte sich ein signifikanter Trend für Moclobemid nach sechs Monaten, jedoch nicht mehr nach zwölf Monaten; auf Entzugssymptome konnte kein Effekt festgestellt werden.

Im 2008er-Update der Clinical Practice Guidelines des USDHHS [1] werden andere Antidepressiva außer Bupropion und Nortryptilin nicht empfohlen. Eine aktuelle Meta-Analyse bezüglich der Gruppe der SSRI (2 Studien mit drei analysierbaren Armen – ein Arm mit Sertralin, zwei Arme mit Fluoxetin; Behandlungsdauer zehn Wochen in allen Armen) zeigte keinen Effekt im Vergleich zu Placebo (geschätzte OR 1,0; 95 % CI 0,7–1,4).

2.2.5.2 Anxiolytica

Für Anxiolytica lässt sich in den wenigen vorliegenden randomisiert-kontrollierten Studien weder ein positiver noch ein negativer Effekt auf die Behandlung der Tabakabhängigkeit nachweisen – diese Substanzgruppe wird deshalb und aufgrund eines Missbrauchs- und Abhängigkeits-Risikos nicht empfohlen = Evidenzklasse C

Hintergrund/Rationale: Ängstlichkeit kann ein Symptom des Nikotinentzugs sein. Rauchen könnte zudem ein Versuch der Selbstmedikation bei Ängstlichkeit sein.

Eine Cochrane-Übersichtsarbeit zum Thema „Anxiolytika zur Raucherentwöhnung" [4] aus dem Jahr 2000 – zuletzt 2007 als up to date bewertet – hat insgesamt sieben randomisiert-kontrollierte Studien mit Rauchstoppraten über sechs Monate Follow-up eingeschlossen. Drei Studien wurden mit Buspiron (serotoninerg, nicht benzodiazepinartig) durchgeführt, eine davon versus Nikotinersatztherapie (Pflaster/ohne Placebogruppe). Jeweils eine Studie wurde mit Diazepam und Meprobamat sowie Metoprolol und Oxprenolol durchgeführt. Ein positiver Effekt auf die Raucherentwöhnung konnte weder ausgeschlossen noch sicher angenommen werden. In einer Studie mit Buspiron zeigte sich keine Differenz zum Nikotinpflaster (OR 1,12). Den Autoren zufolge sei deshalb keine Rechtfertigung zur Verwendung der oben angeführten Anxiolytica gegeben – insbesondere bestünden signifikante Nebenwirkungen sowie ein Risiko des Missbrauchs oder Abhängigkeit. Weitere Studien wurden von den Autoren jedoch als sinnvoll angesehen.

Das 2008er-Update der Clinical Practice Guidelines des USDHHS [1] empfiehlt weder Anxiolytica noch Benzodiazepine oder Betablocker zur Raucherentwöhnung. Aufgrund des Mangels an ausreichenden Daten wurde keine Meta-Analyse durchgeführt und somit auch keine Konklusion bezüglich der Effektivität von Anxiolytica in der Raucherentwöhnung gezogen.

2.2.5.3 Mecamylamin

Für Mecamylamid lässt sich in den wenigen vorliegenden randomisiert-kontrollierten Studien weder ein positiver noch ein negativer Effekt auf die Behandlung der Tabakabhängigkeit nachweisen – diese Substanzgruppe wird deshalb nicht empfohlen = Evidenzklasse C

Hintergrund/Rationale: Mecamylamid – ursprünglich als Antihypertensivum vermarktet – könnte als Nikotin-Antagonist eventuell intrazerebral durch Nikotin stimulierte Belohnungseffekte blockieren und dadurch den Drang zum Rauchen reduzieren.

Eine Cochrane-Übersichtsarbeit zum Thema „Mecamylamid zur Raucherentwöhnung" [5] aus dem Jahr 1998 – zuletzt 2007 als up to date bewertet – hat zwei randomisierte Studien mit Rauchstoppraten über sechs Monate Follow-up eingeschlossen. Alle Studien wurden vom selben Studienautor (Rose) jeweils 1994 (48 Teilnehmer; Vergleich Mecamylamin mit Nikotinpflaster versus Nikotinpflaster alleine) sowie 1996 (80 Teilnehmer; Vergleich einer vierarmigen Vierwochenbehandlung vor dem Stopptag – Mecamylamin in Kombination mit einem Nikotinpflaster versus Mecamylamin alleine versus keiner aktiven Therapie – mit anschließender Kombinationstherapie Mecamylamid/Nikotinersatzpflaster für alle Gruppen) durchgeführt. Die Daten aus diesen zwei Studien deuten auf eine mögliche Überlegenheit der Kombination von Mecamylamin und Nikotinersatztherapie gegenüber einer alleinigen Therapie mit Nikotinersatztherapie hin. Es seien jedoch groß angelegte Studien zur Bestätigung nötig – für eine generelle Empfehlung von Mecamylamin wäre es derzeit noch zu früh. In bis zu 40 % war eine Dosisreduktion wegen Obstipation notwendig – in niedriger Dosierung wäre jedoch Mecamylamin gut tolerabel.

Im 2008er-Update der Clinical Practice Guidelines des USDHHS [1] wird Mecamylamin zur Raucherentwöhnung nicht empfohlen. In einer dort zitierten – 2007 in Addiction publizierten – Studie [6], die Nikotinpflaster alleine versus Nikotinpflaster in Kombination mit Mecamylamin verglich, konnte kein signifikanter Unterschied gefunden werden. Aufgrund dieser Daten wurde in Zusammenschau mit den Ergebnissen der Cochrane-Übersichtsarbeit [5] keine Schlussfolgerung bezüglich Mecamylamin als Monotherapie in der Raucherentwöhnung gezogen.

2.2.5.4 Silberazetat

Silberazetat ist nicht effektiv in der Behandlung der Tabakabhängigkeit = Evidenzklasse A

Hintergrund/Rationale: Silberazetat erzeugt in Verbindung mit Zigarettenrauchen einen unangenehmen metallischen Geschmack – somit könnte es als aversiver Stimulus (analog zu Disulfiram bei Alkoholabusus) dienen. Verschiedene Darreichungsformen existieren (Kaugummi, Lutschtablette, Spray).

In einer Cochrane-Übersichtsarbeit zum Thema „Silberazetat zur Raucherentwöhnung" [7] aus dem Jahr 1997 – zuletzt 2006 als up to date bewertet – wurden zwei randomisierte Studien mit Rauchstoppraten über 6 Monate Follow-up eingeschlossen. In der Studie von Jentzen aus dem Jahr 1990 wurde Silberazetat-Kaugummi versus Nikotin-Kaugummi versus Placebo-Kaugummi verglichen; in der Studie von Hymowitz aus dem Jahr 1996 wurden Silberazetat-Lutschtabletten versus Placebo verglichen. In allen Studien bestand eine Restriktion der Silberazetat-Gesamtdosis zur Verhinderung des Auftretens einer chronischen Silbervergiftung (Argyrismus) – bei keinem Studienteilnehmer trat diese grundsätzlich seltene Nebenwirkung auf. Als Schlussfolgerung ergab sich wenig Evidenz für einen spezifischen Effekt. Die gepoolte OR für Silberazetat versus Placebo war 1,05 (95 % CI 0,63–1,73) – limitiert wurde diese Aussage durch eine relativ geringe Teilnehmerzahl. Das obere Limit des Konfidenzintervalls entsprach einem absoluten Zuwachs der Entwöhnungsrate von 4 % – Nikotinersatztherapie läge im Vergleich dazu gleich oder besser. Im direkten Vergleich mit Nikotinkaugummi ergab sich somit kein Vor- oder Nachteil bei insgesamt geringer Teilnehmerzahl. Weitere Studien wurden von den Autoren der Cochrane-Übersichtsarbeit als wahrscheinlich wenig hilfreich eingeschätzt; zudem wären Compliance-Probleme durch den unangenehmen Stimulus zu erwarten.

Das 2008er-Update der Clinical Practice Guidelines des USDHHS [1] empfiehlt Silberazetat nicht zur Raucherentwöhnung. Aufgrund der begrenzt vorhandenen Literatur wurde Silberazetat nicht in eine eigene Meta-Analyse inkludiert. Drei Studien (Hymowitz 1996, Jentzen 1991 und Morrow 1993) hätten keinen günstigen Effekt von Silberazetat für die Raucherentwöhnung gezeigt.

2.2.5.5 Opioid-Antagonisten

Für Opioid-Antagonisten liegen in randomisiert-kontrollierten Studien widersprüchliche Daten bezüglich einer Effektivität in der Behandlung der Tabakabhängigkeit vor; diese Substanzgruppe wird deshalb nicht empfohlen =Evidenzklasse C

Hintergrund/Rationale: Es besteht die Vermutung, dass die verstärkende Nikotinwirkung durch Mediation einer Ausschüttung von verschiedenen Neurotransmittern (unter anderem Beta-Endorphin) im gesamten Gehirn zustande kommt. Nach Rauchen einer Zigarette ließ sich ein Anstieg von Beta-Endorphin auf 30–300 % des Ausgangswerts beobachten (Pomerlau 1983). Opioid-Antagonisten könnten somit potenzielle Mittel sein, um den Belohnungseffekt des Zigarettenrauchens abzuschwächen.

Eine Cochrane-Übersichtsarbeit zum Thema „Opiod-Antagonisten zur Raucherentwöhnung" [8] aus dem Jahr 2006 hat vier randomisiert-kontrollierte Studien mit Rauchstoppraten über sechs Monate Follow-up eingeschlossen. Alle vier Studien untersuchten Naltrexon (n=582) in einer langwirksamen Form – zum Teil in Kombination mit Nikotinersatztherapie (Pflaster). Für kurz-wirksames Naloxon oder Buprenorphin (partieller Opioid-Agonist/Antagonist) lag keine Studie mit ausreichendem Langzeit-Follow-up vor. Die Autoren konnten als Fazit keine eindeutige Empfehlung/ Widerlegung einer positiven Wirkung von Naltrexon in der Raucherentwöhnung feststellen.

In einer gepoolten Analyse ergab sich eine OR für Naltrexon versus Placebo von 1,26 (95 % CI 0,80–2,01) bei Ingesamt jedoch limitierter Datenlage und fehlender signifikanter Überlegenheit von Naltrexon in Kombination mit Nikotinersatztherapie oder alleine in allen vier Studien. Eventuell bestünde eine größere Wirksamkeit bei Frauen. Effekte auf Entzugssymptome und das Lustgefühl des Rauchens wären unklar, größere Studien wären notwendig (wie z. B. eine Kombination von Naltrexon mit anderen Medikamenten zur Raucherentwöhnung, die Entzugssymptome und negative Affekte vermindern).

Im 2008er-Update des US Department of Health and Human Services [1] werden Opioidantagonisten/Naltrexon nicht zur Raucherentwöhnung empfohlen. In einer eigenen rezenten Meta-Analyse (zwei Studienarme) zeigte eine Behandlung mit Naltrexon keine Erhöhung der Abstinenzwahrscheinlichkeit im Vergleich zu Placebo (geschätzte OR 0,5; 95 % CI 0,2–1,2). Zwei weitere Studien (King 2006; O'Malley 2006) wurden zitiert, die untersucht hatten, ob Naltrexon die Effektivität eines Nikotinpflasters erhöht – beide Studien hatten keinen signifikanten positiven Effekt von Naltrexon feststellen können.

2.2.5.6 Nicobrevin

Für Nicobrevin existieren keine randomisiert-kontrollierten Studien; es wird nicht zur Behandlung der Tabakabhängigkeit empfohlen =Evidenzklasse C

Hintergrund/Rationale: Nicobrevin ist ein eigenständiges Produkt, das in verschiedenen Ländern in unterschiedlicher Mixtur als Hilfe zur Raucherentwöhnung vermarktet wird. In Großbritannien enthält Nicobrevin Chinin, Menthylvalerat, Kampfer und Eukalyptusöl als Vier-Wochen-Kur; in Deutschland ist unter „Nicobrevin N" ein Präparat mit Guaifensin, Kampfer, Eukalyptusöl, Thiaminmononitrat und Ascorbinsäure erhältlich; in Österreich ist Nicobrevin nicht im Codex gelistet (Stand August 2009).

Eine Cochrane-Übersichtsarbeit zum Thema „Nicobrevin zur Raucherentwöhnung" [9] aus dem Jahr 2006 konnte keine randomisiert-kontrollierten Studien mit Rauchstoppraten über sechs Monate Follow-up finden und damit auch keine Meta-Analyse durchführen. Es fanden sich nur zwei methodologisch problematische Studien mit kurzem Follow-up (vier Wochen bzw. drei Monate). Damit ergab sich für die Autoren eine insuffiziente klinische Evidenz für eine Langzeitwirksamkeit in der Raucherentwöhnung – keine der verschiedenen Inhaltsstoffe wäre unabhängig auf ihre Wirksamkeit getestet worden. Insgesamt bestünde keine wirkliche Rationale für die Wirksamkeit der Einzelsubstanzen – in den verwendeten Dosen wären jedoch schädliche Nebenwirkungen unwahrscheinlich. Die Autoren schlossen mit der Feststellung, dass gut geplante randomisiert-kontrollierte Studien mit Langzeit-Follow-up die Evidenz von Nicobrevin als nikotinfreie Hilfe zur Rauchentwöhnung testen könnten.

Im 2008er-Update der Clinical Practice Guidelines des USDHHS [1] wird Nicobrevin nicht erwähnt.

2.2.5.7 Lobelin

Für Lobelin existieren keine randomisiert-kontrollierten Studien; es wird nicht zur Behandlung der Tabakabhängigkeit empfohlen =Evidenzklasse C

Hintergrund/Rationale: Lobelin, ein Alkaloid aus den Blättern einer indischen Tabakpflanze, könnte als partieller Nikotinagonist in der Raucherentwöhnung wirksam sein. Lobelin ist in verschiedenen Präparaten kommerziell erhältlich (nicht jedoch in Österreich). Mögliche Nebenwirkungen sind Benommenheit, Übelkeit, Erbrechen und Rachenreizung.

Eine Cochrane-Übersichtsarbeit zum Thema „Lobelin zur Raucherentwöhnung“ [10] aus dem Jahr 1997 - zuletzt 2006 als up to date bewertet - konnte keine randomisiert-kontrollierten Studien mit Rauchstoppraten über sechs Monate Follow-up finden. Die Autoren konnten keinen Beweis einer positiven Wirkung in den Studien der letzten 60 Jahre feststellen. Es bestünde ein Mangel an gut durchgeführten Studien mit Langzeit-Follow-up; es gebe aber auch keinen Hinweis auf eine Kurzzeitwirksamkeit.

Im 2008er-Update der Clinical Practice Guidelines des USDHHS [1] wird Lobelin nicht erwähnt.

2.2.5.8 Rimonabant

Die Anwendung von Rimonabant kann nicht empfohlen werden.

Der selektive Endocannabinnoid-Rezeptorblocker Rimonabant zeigte in drei kontrollierten, randomisierten Studien (STRATUS-EU und STRATUS-US mit zusammen 1567 Probanden zur Raucherentwöhnung, STRATUS-WW mit 1661 Probanden zur Rückfallsprophylaxe) um 50 % vs. Placebo erhöhte Erfolgsquoten. Die Gewichtszunahme beim Rauchstopp war unter Rimonabant signifikant geringer, übergewichtige und adipöse Raucher nahmen sogar tendenziell ab.

Da Rimonabant nie in der Indikation Raucherentwöhnung zugelassen war und die europäische Zulassungsbehörde im Jänner 2009 wegen psychiatrischer Nebenwirkungen die Zulassung auch in der Indikation Adipositas zurücknahm, kann Rimonabant derzeit nicht empfohlen werden.

2.3 Nicht medikamentöse Hilfsmittel

Markus Lobendanz

2.3.1 Akupunktur

Akupunktur ist nicht effektiv in der Behandlung der Tabakabhängigkeit = Evidenzklasse A

Hintergrund/Rationale: Basierend auf berichteter Besserung von Entzugserscheinung auf Elektroakupunktur bei Opiat-Rauchern (Wen 1973) könnte die Anwendung von Akupunktur und verwandten Techniken eine mögliche Linderung von Entzugserscheinungen auch bei Tabakabhängigkeit bewirken. Zwei verschiedene Basistechniken – entweder wiederholte Nadelungen oder Dauernadeln – werden unterschieden.

Eine Cochrane-Übersichtsarbeit zum Thema „Akupunktur zur Raucherentwöhnung“ [11] aus dem Jahr 2006 hat eine Meta-Analyse aus 24 randomisiert-kontrollierten Studien mit berichteten Rauchstoppraten über 6 Monate durchgeführt. Verglichen wurden eine Form der Akupunktur oder verwandter Techniken mit keiner Intervention, Scheinakupunktur oder ähnlichen Interventionen. Nur für den Vergleich Akupunktur versus Scheinakupunktur lagen ausreichende Studien vor. Die OR für einen Kurzzeiteffekt der Akupunktur lag bei 1,36 (95 % CI 1,06–1,72) – die Studien waren jedoch heterogen und es bestand ein starker Einfluss durch eine einzelne positive Studie. Insgesamt ließ sich kein Langzeiteffekt im Vergleich zur Scheinakupunktur sowie kein konsistenter Beweis, dass Akupunktur überlegen gegenüber keiner Behandlung wäre, feststellen. Weiters ergab sich kein Hinweis auf eine Überlegenheit einer gewissen Akupunkturmethode wie z. B. Elektro-, Ohr- oder Laserakupunktur sowie Akupressur. Zusammenfassend waren Rückschlüsse wegen methodologischer Probleme nicht möglich. Die Autoren sahen weitere Forschungen – insbesondere in Richtung häufiger und kontinuierlicher Stimulation – als nötig an, um diese grundsätzlich sehr sichere und populäre Therapie besser einschätzen zu können.

Laut 2008er-Update der Clinical Practice Guidelines des USDHHS [1] wurde keine wissenschaftliche Literatur, die die Effizienz von neueren Akupunkturmethoden wie Elektrostimulation oder Laserakupunktur gezeigt hätte, gefunden. Eine eigene Meta-Analyse des USDHHS aus dem Jahr 2000 zeigte keine Effizienz von Akupunktur zur Unterstützung in der Tabakentwöhnung. Verglichen wurden fünf Studien mit aktiver Akupunktur versus Kontrollakupunktur, wobei sich kein Unterschied in der Effektivität dieser beiden Methoden zeigte (OR 1,1; 95 % CI 0,7–1,6). Diese Ergebnisse lassen vermuten, dass ein möglicher Effekt der Akupunktur durch andere Faktoren wie positive Erwartungen bezüglich der Prozedur entstanden sein könnten.

2.3.2 Hypnotherapie

Für Hypnotherapie liegen in randomisiert-kontrollierten Studien widersprüchliche Daten bezüglich einer Effektivität in der Behandlung der Tabakabhängigkeit vor; diese Methode wird deshalb nicht empfohlen = Evidenzklasse C.

Hintergrund/Rationale: Basierend auf unkontrollierten Studien/Fallbeschreibungen könnte Hypnotherapie eventuell das Rauchverhalten schwächen, den Willen zum Aufhören stärken sowie die Fokussierung/Konzentration auf den Rauchstopp verstärken. Aufgrund der deutlich unterschiedlichen Verfahren, Zahl und Frequenz der Hypnotherapie ist eine einheitliche Beurteilung jedoch schwierig.

Eine Cochrane-Übersichtsarbeit zum Thema „Hypnotherapie zur Raucherentwöhnung“ [12] aus dem Jahr 1998 – zuletzt 2005 als up to date bewertet – hat neun randomisiert-kontrollierte Studien mit berichteten Rauchstoppraten über sechs Monate eingeschlossen. Dort wurde die Hypnotherapie mit 14 verschiedenen Kontrollinterventionen verglichen. Aufgrund signifikanter Heterogenität mit widersprüchlichen Resultaten konnten keine gepoolten Wahrscheinlichkeitsraten ermittelt werden. Insgesamt konnte kein größerer Effekt auf die Sechs-Monats-Rauchstoppraten als durch andere oder keine Interventionen festgestellt werden.

Die positiven Studien waren klein und methodologisch problematisch; der positive Effekt wahrscheinlich eher durch unspezifische Faktoren wie Kontakt mit dem Therapeuten sowie erschwerte Evaluation durch fehlendes Placebo für Hypnotherapie bedingt. Zusammenfassend ergab sich keine ausreichende Evidenz für eine Empfehlung. Die Autoren empfahlen weitere Forschungen, insbesondere größere Studien mit besser definierter Art der Hypnotherapie und Vergleich mit aktiven Interventionen gematcht nach Kontaktzeit.

Im Gegensatz zum negativen Ergebnis dieser Cochrane-Übersichtsarbeit liegt eine kleine, nicht randomisierte Studie [13] aus dem Jahr 2007 mit positiven Halbjahresresultaten vor.

Weder in den 1996er Clinical Practice Guidelines des USDHHS noch im 2008er-Update [1] wurde eine eigene Meta-Analyse für Hypnotherapie durchgeführt – Grund waren der Mangel an geeigneten Studien, heterogene hypnotische Prozeduren sowie das Fehlen einer Standardinterventionstechnik.

2.3.3 Aversives Rauchen

Für aversives Rauchen lässt sich in den vorliegenden randomisiert-kontrollierten Studien nur für Schnellrauchen ein fraglich positiver Effekt auf die Behandlung der Tabakabhängigkeit nachweisen – diese Methode wird aufgrund fehlender ausreichender Evidenz und potenzieller Nebenwirkungen nicht empfohlen (Evidenzklasse C).

Hintergrund/Rationale: Im Rahmen der Aversionstherapie wird ein unerwünschtes Verhalten – im Fall der Raucherentwöhnung das Rauchen – mit negativen Empfindungen – im Fall der Raucherentwöhnung in erster Linie Schnellrauchen, aber auch elektrische Schocks oder selbst verursachte Schmerzzufügung mit einem Gummiband im Handgelenksbereich während des Rauchens sowie Einnahme von bitteren Pillen vor dem Rauchen – in Verbindung gebracht mit dem Ziel, die Entwöhnungswahrscheinlichkeit zu verbessern.

In einer Cochrane-Übersichtsarbeit zum Thema „Aversives Rauchen zur Raucherentwöhnung" [14] aus dem Jahr 2001 – zuletzt 2007 als up to date bewertet – wurden 25 randomisiert-kontrollierte Studien mit berichteten Rauchstoppraten über sechs Monate eingeschlossen. Aversionsbehandlungen wurden mit inaktiven Prozeduren oder mit Aversionsbehandlungen verschiedener Intensität zur Ermittlung einer eventuellen Dosis-Wirkungs-Beziehung verglichen. Durch das Schnellrauchen ergab sich eine OR von 2,01 (95 % CI 1,36–2,95) für einen Rauchstopp über mehr als sechs Monate.

Einige Faktoren sprachen jedoch für die Notwendigkeit einer vorsichtigen Interpretation: aufgrund von meist mehrerer Jahrzehnte alten Studien lagen gehäuft methodologische Probleme vor; es bestand ein relativer Mangel an kleinen Studien mit negativem Resultat; nur eine einzige Studie war biochemisch validiert – diese war negativ. Für andere Aversionsmethoden außer Schnellrauchen ergab sich eine OR von 1,15 entsprechend keiner Effizienz.

Bezüglich einer Dosis-Wirkungs-Beziehung ergab sich eine OR von 1,67 – diese wurde als grenzwertig beurteilt. Insgesamt ergab sich keine ausreichende Evidenz zur Beurteilung der Wirksamkeit von Schnellrauchen oder einer Dosis-Wirkungs-Beziehung; mildere Versionen von Schnellrauchen dürften wohl ineffektiv sein. Eine Re-Evaluation mittels moderner Methodologie erschien den Autoren sinnvoll.

Im 2008er-Update der Clinical Practice Guidelines des USDHHS [1] wird aversives Rauchen – im Gegensatz zu den Guidelines aus dem Jahr 2000 – aufgrund der oben angeführten Cochrane-Übersichtsarbeit [14] und potenzieller Nebenwirkungen des Schnellrauchens nicht mehr empfohlen.

2.3.4 Körperliche Bewegung

Derzeit besteht insuffiziente Evidenz für eine Effektivität von körperlicher Bewegung in der Behandlung der Tabakabhängigkeit. Bewegungsinterventionen scheinen jedoch Tabakentzugserscheinungen und Verlangen zu reduzieren sowie eventuell einer Gewichtszunahme im Rahmen des Rauchstopps entgegenzuwirken und werden deshalb generell – in höherer Intensität nur nach vorheriger ärztlicher Konsultation – empfohlen = Evidenzklasse C

Hintergrund/Rationale: Vermehrte körperliche Aktivität könnte durch Linderung der Nikotinentzugssymptome, durch Reduktion des Rauchverlangens sowie durch einen positiven Einfluss auf eine oft mit einem Rauchstopp verbundene Gewichtszunahme einen positiven Effekt bewirken.

Eine Cochrane-Übersichtsarbeit zum Thema „Bewegungsinterventionen zur Raucherentwöhnung" [15] aus dem Jahr 2008 hat 13 randomisiert-kontrollierte Studien mit Rauchstoppraten über sechs Monate eingeschlossen. Verglichen wurde ein Bewegungsprogramm alleine oder in Verbindung mit einem Rauchentwöhnungsprogramm versus einem Rauchentwöhnungsprogramm alleine. Wegen deutlicher Unterschiede in den Studien konnte keine Meta-Analyse erfolgen. Nur eine Studie zeigte Evidenz für körperliche Bewegung als Hilfe zur Rauchentwöhnung nach zwölf Monaten; alle anderen Studien waren zu klein und/oder mit zu wenig Intensität durchgeführt worden. Nach wie vor wäre der richtige Zeitpunkt für körperliche Bewegung – vor, zum oder nach dem Rauchstopp – unklar. Derzeit bestünde insgesamt insuffiziente Evidenz für körperliche Bewegung als Unterstützung zum Rauchstopp, zumindest aber auch kein Hinweis für einen negativen Effekt von körperlicher Bewegung auf den Rauchstopp. Ein sicherer Effekt auf die Gewichtszunahme ließ sich nicht feststellen. Es gäbe jedoch gute Evidenz, körperliche Bewegung als Hilfe zur Reduktion von Tabakentzugserscheinungen und Verlangen zu empfehlen. Insgesamt sahen die Autoren weitere Studien mit größeren Teilnehmerzahlen, ausreichender Intensität, gleicher Kontaktzeit und Messung der Bewegungsadhärenz als nötig an.

Auch im 2008er-Update der Clinical Practice Guidelines des USDHHS [1] wurde aufgrund der aktuellen Studienlage keine sichere Steigerung der Abstinenzraten durch vermehrte körperliche Bewegung festgestellt. Immerhin konnte auch kein Beweis für einen Minderung des Entwöhnungserfolgs durch Bewegungsinterventionen gefunden werden. Einer dort zitierten rezenten Arbeit aus Addiction [16] nach kann die Gewichtsabnahme reduziert werden, wenn der Rauchstopp von einem mäßigen Anstieg an körperlicher Aktivität begleitet ist. Bewegungsprogramme mit höherer Belastung sollten nicht ohne vorherige Konsultierung eines Arztes stattfinden. Raucher sollten generell ermuntert werden, regelmäßig und in mittlerer Intensität körperliche Bewegung als Teil eines gesunden Lebensstils durchzuführen.

Literatur

1. Fiore et, Treating Tobacco Dependence; Clinical Practice Guideline 2008 Update. U.S. Department of Health an Human Services
2. Gourlay SG, Stead LF, Benowitz N. Clonidin for smoking cessation. Cochrane Database of Systematic Reviews 2004, Issue 3 – last assessed as up to date 15 June 2008
3. Hughes JR, Stead LF, Lancaster T. Antidepressants for smoking cessation. Cochrane Database of Systematic Reviews 2007, Issue 1 – last assessed as up to date 11 October 2008
4. Hughes JR, Stead LF, Lancaster T. Anxiolytics for smoking cessation. Cochrane Database of Systematic Reviews 2000, Issue 4 – last assessed as up to date 25 April 2007
5. Lancaster T, Stead LF. Mecamylamine (a nicotine antagonist) for smoking cessation. Cochrane Database of Systematic Reviews 1998, Issue 2 – last assessed as up to date 25 April 2007
6. Glover ED, Laflin MT, Schuh KJ, et al. A randomized, controlled trial to assess the efficacy and safety of a transdermal delivery system of nicotine/mecamylamine in cigarette smokers. Addiction 2007; 102: 795–802.
7. Lancaster T, Stead LF. Silver acetate for smoking cessation. Cochrane Database of Systematic Reviews 1997, Issue 3 – last assessed as up to date 26 April 2006
8. David S, Lancaster T, Stead LF, Evins AE. Opiod antagonists for smoking cessation. Cochrane Database of Systematic Reviews 2006, Issue 4 – last assessed as up to date 8 August 2006
9. Stead LF, Lancaster T. Nicobrevin for smoking cessation. Cochrane Database of Systematic Reviews 2006, Issue 2 – last assessed as up to date 6 February 2006
10. Stead LF, Hughes JR. Lobelin for smoking cessation. Cochrane Database of Systematic Reviews 1997, Issue 4 – last assessed as up to date 27 April 2006
11. White AR, Rampes H, Campbell J. Acupuncture and related interventions for smoking cessation. Cochrane Database of Systematic Reviews 2006, Issue 1 – last assessed as up to date 23 October 2005
12. Abbot NC, Stead LF, White AR, Barnes J. Hypnotherapy for smoking cessation. Cochrane Database of Systematic Reviews 1998, Issue 2 – last assessed as up to date 15 February 2005

13. Hasan FM, Pischke K, Saiyed S, et al. Hypnotherapy as an aid to smoking cessation of hospitalised patients: Preliminary results. Chest 2007; 132: 527s.
14. Hajek P, Stead LF. Aversive Smoking for smoking cessation. Cochrane Database of Systematic Reviews 2001, Issue 3 - last assessed as up to date 29 January 2007
15. Ussher MH, Taylor A, Faulkner G. Exercise Interventions for smoking cessation. Cochrane Database of Systematic Reviews 2008, Issue 4 - last assessed as up to date 8 October 2008
16. Taylor AH, Ussher MH, Faulkner G. The acute effects of exercise on cigarette cravings, withdrawal symptoms, affect and smoking behaviour: a systematic review. Addiction 2007; 102: 534–43.

2.4 Nikotinimpfung

Ali Zoghlami

Die Nikotinimpfung ist als neues Verfahren zur Behandlung von Tabakabhängigkeit gedacht. Dieses Verfahren ist noch im Entwicklungsstadium und kann noch nicht hinsichtlich seiner Wirksamkeit und seines Nebenwirkungsprofils beurteilt werden.

Nikotin – eine suchterzeugende Substanz

Die bisher durchgeführten Untersuchungen und Beobachtungen zeigten, dass Nikotin die entscheidende Substanz ist, die für die Tabaksucht verantwortlich ist. In Tierversuchen weisen Tiere, die über einen längeren Zeitraum mit Nikotin behandelt wurden, Entzugssymptome auf, wenn die Nikotineinnahme gestoppt oder antagonisiert wurde [1]. Die Nikotinersatztherapie wird mittlerweile häufig und erfolgreich für die Behandlung von Tabakabhängigkeit eingesetzt. RaucherInnen die Mecamylamin, einen Nikotinantagonisten, erhalten, neigen eher dazu, ihren Zigarettenkonsum zu steigern, um diesen Antagonismus zu kompensieren [2].

Nikotin ist ein kleines Molekül, welches beim Zigarettenrauchen innerhalb von wenigen Sekunden das Gehirn erreicht. Im ZNS wirkt Nikotin durch die Freisetzung von Dopamin im mesolimbischen System.

Die bisherige Medikation zur Raucherentwöhnung verhindert oder mindert die Wirkung des Nikotins im ZNS bzw. mildert die Entzugssymptome. Jedoch konnte keinem der bisher verwendeten Medikamente eine längere Wirkung zugeschrieben werden.

Immunisierung

Sowohl die aktive als auch die passive Immunisierung wird seit längerer Zeit bei der Behandlung von Infektionskrankheiten angewendet. Ein Körper reagiert beim Kontakt mit einem Antigen durch die Produktion von einem Antikörper Typ IgG. Wenn Antikörper durch eine Impfung produziert werden, spricht man von aktiver Immunisierung. Antikörper können aber auch aus Tierzellen oder Zellkulturen gewonnen werden, die Verabreichung dieser Antikörper wird als passive Immunisierung bezeichnet.

Antikörper sind große Moleküle mit einem Molekulargewicht von über 150,000 Daltons und können die Blut-Hirnschranke nicht passieren.

Die Drogen mit einem Molekulargewicht von 200 bis 300 Daltons sind zu klein, um das Immunsystem zur Herstellung von Antikörpern anzuregen. Um eine Produktion von Antikörpern zu ermöglichen, werden Drogen an große immunogene Teilchen gebunden.

Immunisierung bei Suchtkrankheiten

Das Prinzip der Immuntherapie bei Suchtkrankheit ist das Verhindern oder die Reduktion der Wirkung der Droge im Gehirn. Die Antikörper verbinden sich mit der Droge und dadurch entsteht ein großes Molekül, welches die Hirnschranke nicht passieren kann.

Aktive Immunisierung zur Behandlung von Drogenabhängigkeit wurde 1974 erstmals publiziert. Bonese und Kollegen konnten zeigen, dass Affen, die eine Morphinimmunisierung erhielten, weniger Verlangen nach Heroin aufwiesen [3]. Rocio und Mitarbeiter [4] konnten Vorteile der Immunisierung bei Ratten mit Kokainabhängigkeit feststellen. Untersuchungen am Menschen haben gezeigt, dass die Immunisierung bei Nikotin und Kokain gut verträglich sind [5, 6].

Nikotinimpfung

Über neun verschiedene Nikotinimpfungen sind bereits getestet worden [7], fünf verschiedene Firmen forschen an einem Impfstoff gegen Nikotin [8]. Drei Produkte wurden mit Erfolg in den Phasen I und II getestet [9]: TA-NIC (Xenova), NicVAX (NAbi), und Nicotine-Qbeta(Cytos).

NicQb,Nic-Qβ: = Nicotine-Qbeta: Cytos Schweiz [10]: Nikotin wird gebunden an ein virusähnliches Teilchen (VLP = Virus like particle), gewonnen aus dem Mantel des Bakteriophagen Qb rekombiniert mit E. Coli

TA-NIC: Xenova, England: Das Nikotin ist gebunden an einem rekombinierten Cholera-Toxin

NicVAX: Nabi USA (Nicotine conjugate vaccine): Nikotin ist gebunden an Pseudomonas exoprotein A [9]

Diese Produkte haben keine ausgeprägten Nebenwirkungen und wirken ausreichend immunogen.

Die Nikotinimpfung führt zur Produktion von nikotinspezifischen Antikörpern, die eine hohe Bindung zu Nikotin aufweisen und führen somit dazu, dass das Nikotin vorwiegend im Serum und im extrazellulären Raum sequestriert wird [11]. Da die Antikörper zu große Moleküle sind, kann das Antikörper gebundene Nikotin die Gehirnschranke nicht passieren (Nikotin tritt normalerweise zu 90 % ungebunden auf und kann dementsprechend ungehindert das Gehirn erreichen). Bei immunisierte Tieren konnte eine bis zu 90%-ige Reduktion des Nikotins im Gehirn nachgewiesen werden [10].

Ein weiterer wesentlicher Faktor für die Entstehung der Sucht ist die Geschwindigkeit, mit der das Nikotin das Gehirn erreicht. Beim Rauchen von Tabak erreicht das Nikotin innerhalb von zehn bis zwanzig Sekunden das Gehirn. Durch die Impfung wird diese Geschwindigkeit reduziert, und somit wird die Suchtentstehung verhindert [12].

Den Erfolg einer Drogenimpfung bestimmt eine ausreichende Antikörperkonzentration über eine gewünschte Periode. Die Antikörper sollten eine hohe und spezifische Affinität, die Droge zu binden, haben. Die bisher getesteten Nikotinimpfungen sind ausreichend immunogen und die Antikörper sind spezifisch mit einer hohen Bindungsaffinität zu Nikotin.

Klinische Studien

In den bisher durchgeführten klinischen Studien Phasen I und II erhielten die Probanden zwei bis sechs Impfungen in vier- bis sechswöchigen Intervallen [12, 12].

Die Halbwertszeit von den Antikörpern nach der letzten Impfung beträgt sechs bis acht Wochen. Da das Nikotin nicht immunogen ist, ist eine Auffrischung der Impfung notwendig.

Es waren während dieser Studien keine nennenswerten Nebenwirkungen nachweisbar. Lokale Reaktionen nach der Injektion sowie Grippe-ähnliche Symptome wurden berichtet, die sich vom Placebo jedoch nicht unterscheiden ließen. Diese Nebenwirkungen konnten eher auf die Trägersubstanzen zurückgeführt werden als auf den Impfstoff selbst.

Weiters wurde nachgewiesen, dass die Antikörper die Plazenta-Schranke passieren konnten. Keyler [14] zeigte eine Reduktion der Nikotinkonzentration im Gehirn der Föten, deren Mütter mit Nikotinimpfung immunisiert wurden. Inwieweit dieser Effekt einen Einfluss auf die Entwicklung der Kinder hat, wird in weiteren Studien nachgewiesen werden müssen.

Die Ergebnisse der ersten Studien zeigten vielversprechende Erfolge vor allem in den ersten sechs Monaten [13]. Diese Studien haben jedoch kleine Zahlen von Probanden und haben nicht als vorrangiges Ziel die Wirksamkeit der Impfung untersucht.

Vor- und Nachteile der Nikotinimpfung

Die Nikotinimpfung bewirkt eine Blockade oder Reduktion der Nikotinwirksamkeit im Gehirn. Diese Wirkung passiert aber außerhalb des zentralen Nervensystems ohne Interaktion mit anderen Geweben. Dieser einzigartige Wirkungsmechanismus weist kaum Nebenwirkungen auf, ist von langer Dauer (über mehreren Wochen) und erhöht somit die Compliance. Die Betroffenen erhalten nur alle vier bis sechs Wochen eine Injektion.

Die aktive Impfung ist leicht herzustellen und sehr preisgünstig.

Durch seinen neuen Wirkungsmechanismus öffnet diese Therapieart eine neue Perspektive in der Behandlung von Tabakabhängigkeit und erlaubt zumindest theoretisch eine Kombination von verschiedenen Medikamenten mit unterschiedlichen Wirkungsmechanismen.

Diese Methode hat jedoch einige Einschränkungen: Die erwünschte Wirkung kann erst erreicht werden, wenn ausreichend Antikörper produziert werden, dies kann einige Wochen dauern. Weiters sinkt die Konzentration der Antikörper im Laufe der Wochen nach der letzten Injektion. Da das

Nikotin selbst nicht immunogen ist, können neuerlich Antikörper nur mit einer Auffrischungsimpfung nachgebildet werden.

Die Wirkung der Nikotinimpfung hängt von der Konzentration der zirkulierenden Antikörper ab. Die Antikörperbildung ist individuell und nicht vorhersehbar, das heißt, dass eine entsprechende Immunisierung nicht mit Sicherheit erreicht wird (Non oder schlechter Responder).

Eine passive Immunisierung, bislang nur im Tierversuch verwendet, könnte dieses Problem beim Verabreichen von gut kalkulierbaren Mengen von Antikörpern lösen. Bei der passiven Immunisierung sind jedoch zwei weitere Bedenken zu erheben: einerseits die hohen Kosten dieser Methode und andererseits der Mangel an Untersuchungen und Kenntnisse, welche Konzentration von Antikörpern verträglich ist. Ein weiteres Problem besteht darin, dass die immunisierten Individuen die Immunblockade des Nikotins umgehen können, indem sie mehr Nikotin zu sich nehmen, was aber auch mehr Schaden durch die Begleitstoffe bedeutet.

Bei Schwangeren passieren die Nikotinantikörper die Plazenta-Schranke. Es ist bisher unbekannt, welche Auswirkung dieser Effekt haben kann. Es ist möglich, dass diese Antikörper andere unerwünschte Substanzen am Fötus verursachen.

Eine ethische Frage stellt sich bei dieser Methode vor allem, wenn diese Therapie als Prävention bei Jugendlichen in Erwägung gezogen wird.

Literatur

1. Malin DH, Lake JR, Carter VA, Cunningham JS, Herbert KM, Conrad DL, Wilson OB (1994). The nicotinic antagonist mecamylamine prcipates nicotine abstinence syndrome in the rat; Psychopharmacology 115: 180-184
2. Stolerman IP, Goldfarb T, Fink R, Jarvik ME (1973) Influencing cigarette Smoking with Nicotine Antagonists. Psychopharmacologia (berl.) 28: 247-259
3. Bonese K F, Wainer B H, Fitch F W, Rothberg R M, Schuster C R (1974) Nature (London) 252: 708-710, pmid: 4474602.
4. Ricio M, Carrera A, Ashley JA, Wirsching P, Koob GF, Janda KD (2001); A second-generation vaccine protects against the psychoactive effects of cocaine PNAS 98 (4): 1988-1992
5. Cornuz J, Klingker K, Mueller P, Jungi F, Cerny T (2005); A therapeutic vaccine for nicotine dependence: Results of a Phase I and a randomized phase II study; J.clin.oncology, 23 (16S): 1008
6. Kosten TR, Rosen M, Bond J, Settles M, Roberts JStC, Shields J, Jack , Fox B (2002); Human therapeutic cocaine vaccine: safety and immunogenicity; Vaccine 20: 1196-1204

7. Pentel P, Lesage M, Keyler DE, Hatsukami D(2006); Immunological approches to nocotine addiction; in Medication treatments for nicotine dependence Von Tony P. George: 151-166
8. Kusma B, Deissenrieder F, Quarcoo D, Welte T, Groneberg D; Aktuelle und neue Medikamente in der Tabakentwöhnung (2009) , Laryng-Rhino-otol, 88: 410-423
9. Orson FM, Kinsey BM, Singh RA, Wu Y, Gardner T, Kosten TR (2008). Substance abuse vaccines. Ann N Y Acad Sci. Oct; 1141: 257-69
10. Maurer P, Jennings GT, Willers J, Rohner F, Lindman Y, Roubicek K, Renner WA, Muller Philip, Bachmann MF (2005); a therapeutic vaccine for nicotine dependence: preclinical efficacy, and phase I safety and immunogenocity; Eur.J.Immunol; 35: 2031-2040
11. Pentel PR (2004); A Vaccines and Depot Medications for Drug Addiction: Rationale, Mechanisms of Action, and Treatment Implications in New Treatments for Addiction: Behavioral, Ethical, Legal, and Social Questions von Henrick J. Harwood and Tracy G. Myers: 63-97
12. LeSage MG, Keyler DE, Pentel PR. (2006) Current Status of Immunologic Approaches to Treating Tobacco Dependence: Vaccines and Nicotine-specific Antibodies; AAPS Journal. 8 (1): E65-E75.
13. Cornuz J, Zwahlen S, Jungi WF, Osterwalder J, Klingler K, van Melle G, Bangala Y, Guessous I, Müller Ph, Willers J, Maurer P,. Bachmann M F, Cerny T (2008); a vaccine against Nicotine for Smoking Cessation: A Randomized Controlled Trial; PLoS One. 25; 3 (6): e2547.
14. Keyler D. E, Shoeman D, LeSage M. G, Calvin A. D ,Pentel P R. (2003) Maternal Vaccination Against Nicotine Reduces Nicotine Distribution to Fetal Brain in Rats; JPET(Journal of Pharmacology And Experimental Therapeutics Fast Forward) 305[2]: 587-592

2.5 Tabakentwöhnung bei speziellen Populationen

2.5.1 Kinder und Jugendliche

Stefan Baumgartner, Josef Riedler

- Eine Intervention mittels Beratung hat sich in der Behandlung rauchender Jugendlicher als effektiv gezeigt. Adoleszente sollten daher professionell beraten werden, um sie beim Rauchstopp zu unterstützen.
  Evidenzstärke = B
- Mediziner sollten junge PatientInnen nach deren Tabakgebrauch fragen und die Wichtigkeit der totalen Tabakabstinenz herausstreichen.
  Evidenzstärke = C
- Aufgrund der Studienergebnisse kann die Nikotinersatztherapie nicht zur Behandlung für Kinder und Jugendliche empfohlen werden. Auch Bupropion ist nicht für die Therapie bei Kindern und Jugendlichen zu empfehlen. Vareniclin ist für Kinder nicht zugelassen.
  Evidenzstärke = B
- Passivrauch ist schädlich für Kinder. Beratungen für Eltern zum Thema Rauchstopp zeigen in pädiatrischen Umgebungen erhöhte Wirkung und führen zu steigender Abstinenz bei rauchenden Eltern. Mediziner sollten daher Eltern über deren Tabakkonsum befragen, den Rauchstopp empfehlen und Hilfe anbieten.
  Evidenzstärke = B

Hintergrund

Tabakkonsum ist von hohem Interesse für die Kinder- und Jugendmedizin, denn das RaucherInnenverhalten bildet sich meist in der Adoleszenz aus. So berichten die meisten erwachsenen RaucherInnen, dass sie bereits in der Jugend zu rauchen begannen [1]. In einer Untersuchung gaben 90 % der täglichen RaucherInnen an, bereits vor dem 21. Lebensjahr die erste Zigarette geraucht zu haben [2].

Entstehende Gesundheitsprobleme hängen eng mit der Dauer (Jahre des Tabakkonsums) und der Intensität (Menge des gerauchten Tabaks) des Rauchens zusammen. Daher muss die Zielsetzung des öffentlichen Gesundheitswesens die Verhinderung oder Verzögerung des Beginns des Tabakgebrauchs sein [3]. Denn je später mit dem Tabakgebrauch begonnen wird, desto wahrscheinlicher wird es, dass keine Abhängigkeit von der Substanz entsteht [4].

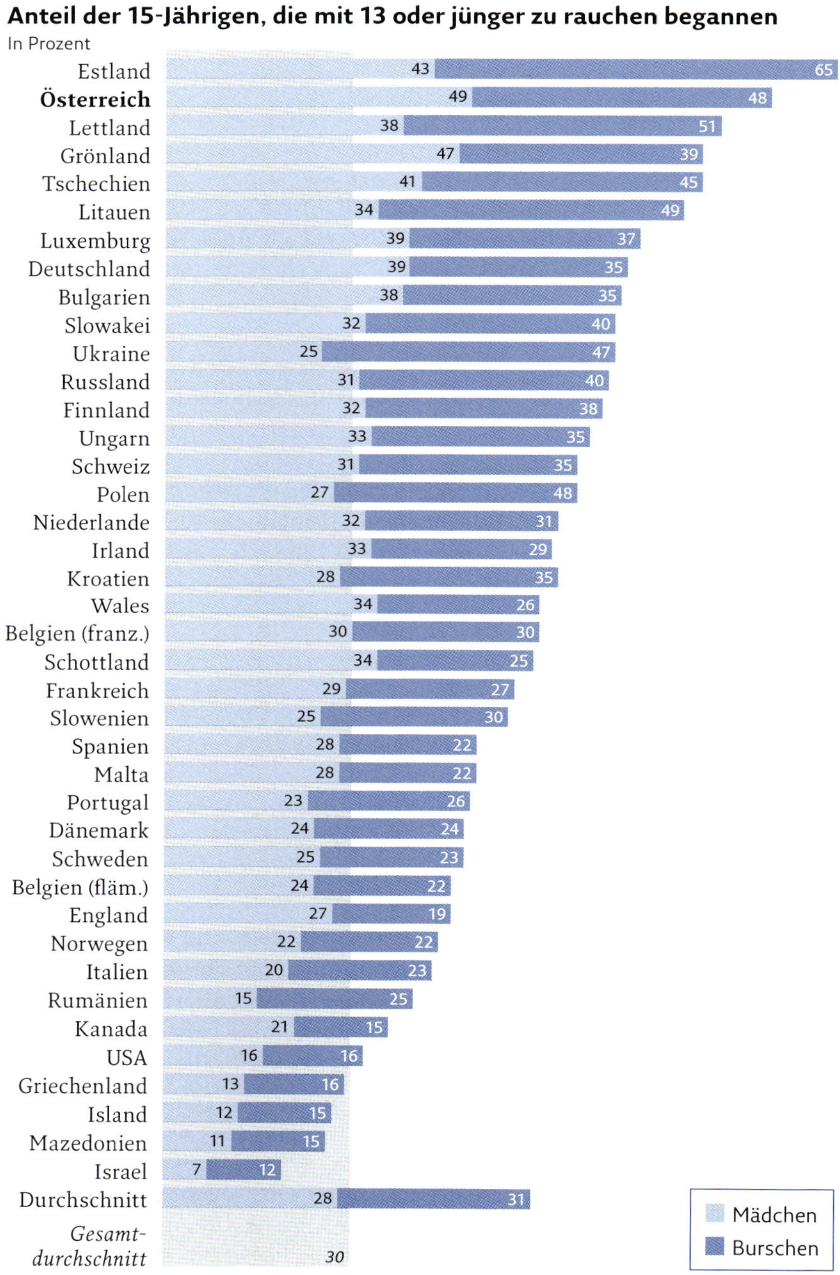

Anteil der 15-Jährigen, die mit 13 oder jünger zu rauchen begannen

In Prozent

Land	Mädchen	Burschen
Estland	43	65
Österreich	49	48
Lettland	38	51
Grönland	47	39
Tschechien	41	45
Litauen	34	49
Luxemburg	39	37
Deutschland	39	35
Bulgarien	38	35
Slowakei	32	40
Ukraine	25	47
Russland	31	40
Finnland	32	38
Ungarn	33	35
Schweiz	31	35
Polen	27	48
Niederlande	32	31
Irland	33	29
Kroatien	28	35
Wales	34	26
Belgien (franz.)	30	30
Schottland	34	25
Frankreich	29	27
Slowenien	25	30
Spanien	28	22
Malta	28	22
Portugal	23	26
Dänemark	24	24
Schweden	25	23
Belgien (fläm.)	24	22
England	27	19
Norwegen	22	22
Italien	20	23
Rumänien	15	25
Kanada	21	15
USA	16	16
Griechenland	13	16
Island	12	15
Mazedonien	11	15
Israel	7	12
Durchschnitt	28	31
Gesamt-durchschnitt	*30*	

Abb. 4. Probierkonsum mit 13 Jahren oder jünger. Quelle: HBSC, 2008

In Österreich ist der Anteil der Jugendlichen, die bereits mit 13 Jahren oder früher das erste Mal Tabak probieren, im internationalen Vergleich sehr hoch. 49 % der Mädchen und 48 % der Jungen geben an, in diesem Alter schon mehr als einen Zug an einer Zigarette gemacht zu haben [5].

Das bedeutet, der Probierkonsum beginnt bei Jugendlichen in Österreich schon sehr früh. Die direkte Folge ist der in Österreich hohe Anteil der regelmäßig Tabak konsumierenden Jugendlichen mit 15 Jahren. 30 % der Mädchen und 24 % der Jungen geben an, mindestens eine Zigarette in der Woche zu rauchen [5].

Jugendliche beginnen nicht zu rauchen, weil sie dabei Genuss verspüren, sondern aufgrund unterschiedlichster Gründe. Ein hoher Prozentsatz aller Heranwachsenden probiert zumindest einmal eine Zigarette. Dieses Probierverhalten passiert meist zusammen mit Freunden. Die Mehrheit verbindet dabei keine weiteren positiven Effekte, im Gegenteil, die erste Zigarette schmeckt meist überhaupt nicht und Husten, Benommenheit sowie Übelkeit sind die Begleitumstände. Ganz entscheidend für das weitere (Nicht-) RaucherInnenverhalten in dieser Phase ist die kognitive und emotionale Verarbeitung der ersten Zigaretten. In einer großen Zahl von Untersuchungen [6, 7, 8, 9, 10, 11, 12, 13, 14] wurden Einflussfaktoren für den Beginn des regelmäßigen Konsums erfasst:

- Soziale Normen
- Elterliche Einstellungen
- Werbung
- Filme
- Medien
- Einfluss der Peergroups
- Elterliches Rauchen
- Gewichtskontrolle
- Neugier

In der Stufenfolge des Tabakkonsums kommt es nach der Probierphase zur Experimentierphase. Die Jugendlichen rauchen zwar wiederholt, jedoch unregelmäßig. Ein wichtiger Einflussfaktor dabei ist das Verhalten von Gleichaltrigen und die Verfügbarkeit im sozialen Umfeld [15].

Die Abhängigkeit von Nikotin entwickelt sich bei Adoleszenten sehr schnell. Viele Jugendliche werden bereits nach Monaten von der Zigarette abhängig und entwickeln ein echtes Suchtverhalten [16]. Dabei ist zu beobachten, dass Jugendliche das Suchtpotenzial des Tabaks weitgehend unterschätzen. Junge RaucherInnen – GelegenheitsraucherInnen wie tägliche RaucherInnen – gehen in einem viel höheren Maße als NichtraucherInnen davon aus, jederzeit aufhören zu können [17]. Jugendliche RaucherInnen sind häufig auch wirklich sehr interessiert aufzuhören; 82 % der 11-

bis 19-jährigen RaucherInnen geben an, über das Aufhören nachzudenken. 28 % sind bereit sofort aufzuhören [18] und 77 % geben an, einen ernsthaften Aufhörversuch im letzten Jahr gestartet zu haben [19]. Die Erfolgsrate der Aufhörversuche von 12- bis 19-Jährigen liegt jedoch nur bei 4 % [20, 21]. Dieser geringe Erfolg hängt damit zusammen, dass Jugendliche Probleme damit haben, einen richtigen Plan für den Rauchstopp zu entwickeln und keine Informationen über erprobte Methoden einholen. Zusätzlich gibt die Hälfte der aufhörwilligen Jugendlichen an, wegen der Entzugserscheinungen ihr Ziel nicht erreicht zu haben [22].

Tabakprävention bei Kindern und Jugendlichen

Aufgrund der Wichtigkeit der Primärprävention werden alle Mediziner angehalten, pädiatrischen PatientInnen und deren Eltern Tabakprävention anzubieten und den Rauchstopp zu empfehlen. Gerade weil der Probierkonsum schon sehr früh in der Präadoleszenz beginnt, sollte in dieser Population routinemäßig interveniert werden [23]. Dabei ist zu beachten, dass die Argumentation über gesundheitliche Langzeitfolgen bei Adoleszenten nicht wirkt. Die Herausforderung besteht darin, Kindern und Jugendlichen zu helfen, dem sozialen Druck „jetzt zu rauchen“ standzuhalten.

Ergebnisse schulbasierter Präventionsprojekte zeigen Wege auf, die Adoleszenten helfen, diesem sozialen Druck zu rauchen zu widerstehen. Besonders Erfolg versprechend ist der Ansatz, bei dem gleichzeitig mehrere Social-Influence-Bestandteile aufgegriffen werden [24].

Auf diesen Erfahrungen aufbauend wurde von einem multidisziplinären Projektteam im Bundesland Salzburg in den Jahren 2003 bis 2005 ein Rauchpräventionsprojekt an Hauptschulen und Gymnasien umgesetzt. Die Anfangsteilnehmer des „Ich brauch's nicht – ich rauch nicht“-Programms waren Schüler der sechsten Schulstufe und zu einem hohen Prozentsatz noch NichtraucherInnen. Um diesen Status zu erhalten, wurden die SchülerInnen drei Jahre lang während der gesamten Unterstufe begleitet. Das Hauptziel dieses Projektes konnte mit der Verringerung der Anzahl der jährlichen Einsteiger in den Zigarettenkonsum erreicht werden. Im Vergleich zu einer gleichaltrigen Kontrollgruppe begannen in der Projektgruppe 23 % Prozent weniger mit dem Tabakgebrauch [25].

Das Projekt war fokussiert auf die Entwicklung und Bestärkung der NichtraucherInnen-Kompetenz durch:

- Information über wesentliche Aspekte des Rauchens und die Vorteile des Nichtrauchens
- Hebung des NichtraucherInnen-Images
- Stärkung des Selbstbewusstseins und der Eigenverantwortlichkeit
- Schaffung von Anreizen für das Nichtrauchen
- Bewusst machen des NichtraucherInnenschutzes an Schulen

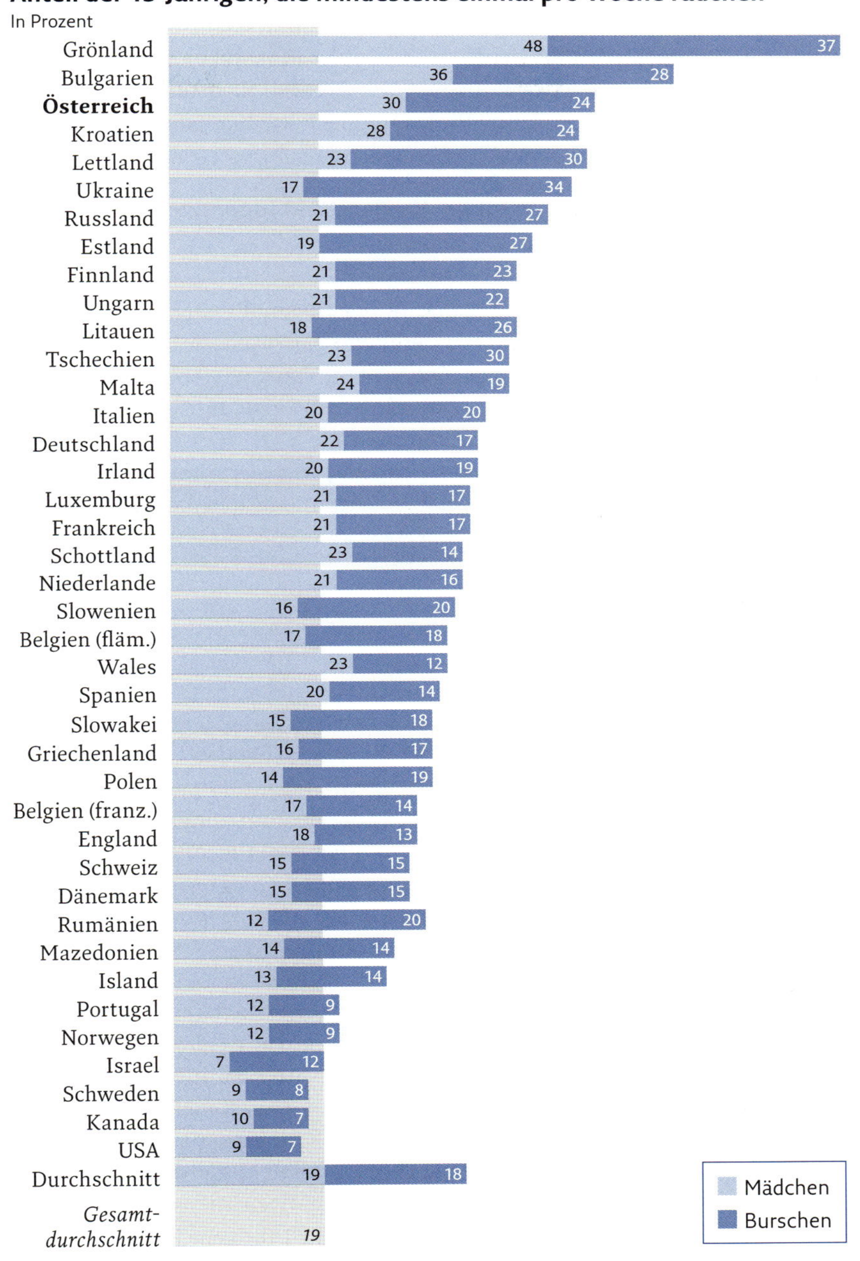

Abb. 5. 15-Jährige mit regelmäßigem Tabakkonsum. Quelle: HBSC, 2008

Um eine längere Nachhaltigkeit dieses erfolgreichen Projektes zu erzielen, wurden alle Projektinhalte für interessierte LehrerInnen, SchülerbetreuerInnen und ÄrztInnen übersichtlich und leicht umsetzbar auf CD zusammengefasst. Informationen dazu sowie die CD sind über das Kinder- und Jugendspital Schwarzach, Univ.-Prof. Dr. Josef Riedler, josef.riedler@kh-schwarzach.at, erhältlich.

Behandlung von Tabakkonsum bei Kindern und Jugendlichen

Beratung rauchender Kinder und Jugendlicher
Im Vergleich von sieben Studien zeigte sich eine Wirksamkeit von professioneller Beratung für Jugendliche. In der Gegenüberstellung mit einer gewöhnlichen Sorgfalt (usual care) erzielte die professionelle Beratung bei Jugendlichen eine doppelt so hohe Tabak-Langzeit-Abstinenz. Unter gewöhnlicher Sorgfalt wird ein kurzer Rat, Hinweise auf Selbsthilfeangebote, Infomaterial und Empfehlungen verstanden.

Adolescent Smokers	Number of arms	Estimated odds ratio (95 % C.I.)	Estimated abstinence rate (95 % C.I.)
Usual care	7	1	6,7 %
Counseling	7	1,8 (1,1–3,0)	11,6 % (7,5–17,5)

Quelle: US Dep. Of Health and Human Services, 2008

In den Studien wurde mit unterschiedlichen Beratungstechniken, -intensitäten und -inhalten verfahren. Es gibt zu wenige Studien, um einen Vergleich der verschiedenen Methoden (motivational interviewing, cognitive behavioral strategies, social influence strategies) anzustellen, doch die Ergebnisse zeigen signifikante Effekte. In einer Meta-Analyse von 48 Studien zum Thema Rauchstopp bei Jugendlichen [26] zeigt sich bei den Teilnehmern eine um 46 % höhere Wahrscheinlichkeit (9,14 % vs. 6,24 %) mit dem Rauchen aufzuhören als bei den Kontrollgruppen.

Beratung rauchender Eltern während eines Arztbesuches mit dem Kind
Neuere Untersuchungen schlagen vor, bei Eltern während eines Arztbesuches mit ihrem Kind bezüglich ihres Tabakkonsums zu intervenieren. Es hat sich gezeigt, dass dadurch das Interesse an einem Rauchstopp [27, 28], die Aufhörversuche [28, 29] und die geglückten Rauchstopps [30, 31, 32] der Eltern zunehmen. Nur eine Studie konnte diesen Effekt nicht bestätigen.

Auch die Aufklärung der Eltern über die negativen Auswirkungen von Passivrauch auf ihre Kinder zeigt positive Auswirkungen. In einigen Studien hat sich gezeigt, dass durch diese Aufklärung die Passivrauchbelastung der Kinder zurückgeht [28, 33].

Medikamentöse Behandlung des Tabakkonsums bei Jugendlichen

Bupropion:
Es finden sich wenige Studien zur Behandlung von Tabakabhängigkeit von Jugendlichen mit Bupropion. Bei der Behandlung mit Bupropion zeigt sich in einer großen Studie eine Kurzzeitwirkung, aber die Abstinenzraten nach Absetzen der Medikation sind geringer als bei der Behandlung von Erwachsenen [34].

Bei einer kleinen Pilotstudie mit 22 Teilnehmern wurden einige positive Anfangseffekte gefunden. In den 90 Tagen der Studie waren die Teilnehmer mit Bupropionbehandlung im Mittel länger abstinent als die Kontrollgruppe (78,4 ± 39,6 vs 30,2 ± 19,2 Tage) [35].

In der Fachinformation des Herstellers findet sich die Angabe, dass Bupropionhydrochlorid aufgrund ungenügender Daten zur Sicherheit und Wirksamkeit bei Kindern und Jugendlichen unter 18 Jahren nicht empfohlen werden kann.

Vareniclin:
Zur Behandlung von Jugendlichen mit Vareniclin konnten keine evaluierten Ergebnisse gefunden werden. In der Fachinformation des Herstellers findet sich die Angabe, dass Vareniclin aufgrund ungenügender Daten zur Sicherheit und Wirksamkeit bei Kindern und Jugendlichen unter 18 Jahren nicht empfohlen werden kann.

Nikotinersatztherapie:
Obwohl sich Nikotin-Ersatzmittel als sicher für die Anwendung bei Jugendlichen erwiesen haben, gibt es wenig Evidenz über die Wirkung zur Unterstützung einer Langzeit-Abstinenz [36].

In Studien mit Nikotinpflastern und Nikotin-Kaugummis haben diese Nikotin-Ersatzmittel keine über Placebo hinausgehende Wirkung entfaltet [37, 38, 39].

Literatur

1. Lamkin L, Houston TP. Nicotine dependency and adolescents: preventing and treating. Primary Care, 1998, 25: 123–135.
2. American Lung Association. Adolescent smoking statistics. 2003.
3. US Department of Health and Human Services, Centers for Disease Control, Center for Health Promotion, Office on Smoking and Health. Preventing tobacco use among young people: a report of the Surgeon General.Atlanta, GA. 1994.
4. Escobedo LG et al. Sports participation, age at smoking initiation and the risk of smoking among US high school students. Journal of the American Medical Association, 1993; 269: 1391–1395.

5. HBSC (Health behavior in school-aged children) international report from the 2005/2006 survey. Inequalities in young people's health, Chapter 2, Section 4, 2008. http://www.euro.who.int/Document/E91416_Ch2_4.pdf, 25.5.2009
6. Baker TB, Brandon TH, Chassin L. Motivational influences on cigarette smoking. Annu Rev Psychol 2004; 55: 463–91.
7. Jackson C, Brown JD, L'Engle KL. R-rated movies, bedroom televisions, and initiation of smoking by white and black adolescents. Arch Pediatr Adolesc Med 2007; 161: 260–8.
8. Lovato C, Linn G, Stead LF, et al. Impact of tobacco advertising and promotion on increasing adolescent smoking behaviours. Cochrane Database Syst Rev 2003: CD003439.
9. McCool JP, Cameron LD, Petrie KJ. The influence of smoking imagery on the smoking intentions of young people. Testing a media interpretation model. J Adolesc Health 2005; 36: 475–85.
10. Braverman MT, Aaro LE. Adolescent smoking and exposure to tobacco marketing under a tobacco advertising ban: findings from 2 Norwegian national samples. Am J Public Health 2004; 94: 1230–8.
11. Hill KG, Hawkins JD, Catalano RF, et al. Family influences on the risk of daily smoking initiation. J Adolesc Health 2005; 37: 202–10.
12. Weiss JW, Merrill V, Gritz ER. Ethnic variation in the association between weight concern and adolescent smoking. Addict Behav 2007; 32: 2311–6.
13. Cawley J, Markowitz S, Tauras J. Lighting up and slimming down: the effects of body weight and cigarette prices on adolescent smoking initiation. J Health Econ 2004; 23: 293–311.
14. Maggi S, Hertzman C, Vaillancourt T. Changes in smoking behaviors from late childhood to adolescence: insights from the Canadian National Longitudinal Survey of Children and Youth. Health Psychol 2007; 26: 232–40.
15. Kobus K. Peers and adolescent smoking. Addiction 2003; 98: 37–55.
16. DiFranza JR, Savageau JA, Fletcher K, et al. Symptoms of tobacco dependence after brief intermittent use: the Development and Assessment of Nicotine Dependence in Youth-2 study. Arch Pediatr Adolesc Med 2007; 161: 704–10.
17. Al-Delaimy WK, White MM, Pierce JP. Adolescents' perceptions about quitting and nicotine replacement therapy: findings from the California Tobacco Survey. J Adolesc Health 2006; 38: 465–8.
18. Health Research Inc: National Youth Smoking Cessation Survey. 2004. http://www.rwjf.org/programareas/resources/product.jsp?id=15433&pid=1141. 8.6.2009.

19. Hollis JF, Polen MR, Lichtenstein E, et al. Tobacco use patterns and attitudes among teens being seen for routine primary care. Am J Health Promot 2003; 17: 231–9.
20. Zhu SH, Sun J, Billings SC, et al. Predictors of smoking cessation in U.S. adolescents. Am J Prev Med 1999; 16: 202–7.
21. Engels RC, Knibbe RA, de Vries H, et al. Antecedents of smoking cessation among adolescents: who is motivated to change? Prev Med 1998; 27: 348–57.
22. Robinson LA, Vander Weg MW, Riedel BW, et al. „Start to Stop": results of a randomised controlled trial of a smoking cessation programme for teens. Tob Control 2003; 12 (Suppl IV): 26–33.
23. Kaufman NJ, Castrucci BC, Mowery PD, et al. Predictors of change on the smoking uptake continuum among adolescents. Arch Pediatr Adolesc Med 2002; 156: 581–8.
24. Sussman S, Dent C W, Stacy A W. Project towards no tobacco use: 1-year behavior outcomes. Am J Public Health 1993; 83: 1245–50.
25. Weiglhofer H. Ich brauch's nicht – ich rauch' nicht. Nichtrauchen – Die coole Alternative. NichtraucherInnenprojekt an den Schulen von Stadt und Land Salzburg. Abschlussbericht nach drittem Projektjahr. 2005. http://www.kissme smokefree.eu/uploads/media/Evaluation_Endbericht.doc. 9.6.2009
26. Sussman S, Sun P, Dent CW. A meta-analysis of teen cigarette smoking cessation. Health Psychol 2006; 25: 549–57.
27. Winickoff JP, Hibberd PL, Case B, et al. Child hospitalization: an opportunity for parental smoking intervention. Am J Prev Med 2001; 21: 218–20.
28. Winickoff JP, Buckley VJ, Palfrey JS, et al. Intervention with parental smokers in an outpatient pediatric clinic using counseling and nicotine replacement. Pediatrics 2003; 112: 1127–33.
29. Winickoff JP, Hillis VJ, Palfrey JS, et al. A smoking cessation intervention for parents of children who are hospitalized for respiratory illness: The Stop Tobacco Outreach Program. Pediatrics 2003a; 111: 140–5.
30. Curry SJ, Ludman EJ, Graham E, et al. Pediatric-based smoking cessation intervention for low-income women: a randomized trial. Arch Pediatr Adolesc Med 2003; 157: 295–302.
31. Wall MA, Severson HH, Andrews JA, et al. Pediatric office-based smoking intervention: impact on maternal smoking and relapse. Pediatrics 1995; 96: 622–8.
32. Severson HH, Andrews JA, Lichtenstein E, et al. Reducing maternal smoking and relapse: long-term evaluation of a pediatric intervention. Prev Med 1997; 26: 120–30.

33. Sharif I, Oruwariye T, Waldman G, et al. Smoking cessation counseling by pediatricians in an inner-city setting. J Natl Med Assoc 2002; 94: 841–5.
34. Muramoto ML, Leischow SJ, Sherrill D, et al. Randomized, double-blind, placebo-controlled trial of 2 dosages of sustained-release bupropion for adolescent smoking cessation. Arch Pediatr Adolesc Med 2007; 161: 1068–74.
35. Niederhofer H, Huber M. Bupropion may support psychosocial treatment of nicotine- dependent adolescents: preliminary results. Pharmacotherapy 2004; 24: 1524–8.
36. Houtsmuller EJ, Henningfield JE, Stitzer ML. Subjective effects of the nicotine lozenge: assessment of abuse liability. Psychopharmacology (Berl) 2003; 167: 20–7.
37. Hanson K, Allen S, Jensen S, et al. Treatment of adolescent smokers with the nicotine patch. Nicotine Tob Res 2003; 5: 515–26.
38. Moolchan ET, Robinson ML, Ernst M, et al. Safety and efficacy of the nicotine patch and gum for the treatment of adolescent tobacco addiction. Pediatrics 2005; 115: 407–14.
39. Roddy E, Romilly N, Challenger A, et al. Use of nicotine replacement therapy in socioeconomically deprived young smokers: a community-based pilot randomised controlled trial. Tob Control 2006; 15: 373–6.

2.5.2 Rauchende Schwangere

Tamas Fazekas, Karin Haar, Friedrich Horak, Alfred Lichtenschopf

Wegen der ernsten Risiken für schwangere Raucherinnen und für den Fötus sowie für Folgeerkrankungen im Kindes- und Jugendalter sollte schwangeren Raucherinnen, wann immer auch möglich, eine psychosoziale Intervention im Einzelsetting angeboten werden. Der Zeitaufwand sollte den kurzen Rat aufzuhören überschreiten. Evidenzstärke A.

Obwohl die frühe Abstinenz in der Schwangerschaft den größten Benefit für den Fötus und die werdende Mutter bringt, kann das Aufhören zu jedem Zeitpunkt in der Schwangerschaft Vorteile bringen. Daher sollte allen schwangeren Raucherinnen sowohl bei der ersten pränatalen Untersuchung als auch während der ganzen Schwangerschaft eine effektive Tabakabhängigkeitsintervention angeboten werden. Evidenzstärke B.

Für den folgenden Teil wurde die Meta-Analyse des US Department of Health and Human Services herangezogen.

Psychosoziale Interventionen

Die Selektionskriterien für die Schwangerschafts-Meta-Analysen wurden an die besondere Population der Schwangeren adaptiert. Abstinenzdaten wurden nur inkludiert, wenn sie biochemisch bestätigt wurden.

Zwei verschiedene Nachbeobachtungsperioden wurden analysiert: vorgeburtliche Abstinenz (> 24 Gestationswochen) und mehr als fünf Monate postpartale Abstinenz. Für die Meta-Analyse setzten entweder die minimale Intervention (weniger als drei Minuten) oder Interventionen, die als „übliche Behandlung" bezeichnet werden, die Referenzkonditionen fest [1–5].

Acht Studien erfüllten diese Kriterien und wurden in die Analyse inkludiert, die psychosoziale Tabakentwöhnungsintervention im Einzelsetting mit üblicher Behandlung bei schwangeren Frauen verglichen. Eine übliche Behandlungsintervention bei schwangeren Raucherinnen besteht typischerweise aus der Empfehlung, mit dem Rauchen aufzuhören, oft ergänzt durch Bereitstellung von Selbsthilfe-Material oder Verweis auf ein Rauchstopp-Programm oder eine Kurzberatung. Psychosoziale Interventionen im Einzelsetting beinhalten typischerweise diese Behandlungskomponenten und bieten zusätzlich eine intensivere Beratung an (über die drei Minuten der minimalen Intervention hinaus). Eine Studie inkludierte zwölf Telefonberatungen nach einer initialen Einzelberatung, und der Rest der Studien hatte zumindest zwei Einzelberatungssitzungen. Eine Studie benützte Gruppenintervention, alle anderen Studien boten individuelle Beratung an.

Sechs dieser Studien boten die Beratung nur während der Schwangerschaft an, eine Beratung im Krankenhaus, und eine Beratung nach der Entbindung. Wie die folgende Tabelle zeigt, sind psychosoziale Interventionen signifikant effektiver als eine übliche Behandlung. Diese Ergebnisse stehen im Einklang mit anderen unabhängigen Reviews [6].

Eine weitere Meta-Analyse wurde durchgeführt, um die Effekte der psychosozialen Intervention auf die postpartale Abstinenz zu untersuchen. Die Odds-Ratio für psychosoziale Intervention ergab einen positiven Effekt der Beratung auf die postpartale Abstinenz, jedoch waren die Ergebnisse statistisch nicht signifikant.

Studien, die Telefonberatung als alleinige Intervention einsetzten und mit minimalen Interventionen verglichen wurden, deuten auf einen möglicherweise unterschiedlichen Effekt auf leichte beziehungsweise schwere Raucherinnen hin und betonen den Bedarf für weitere Forschung für diese Fragestellung [7, 8].

Schwangere Raucherinnen	Arme	erwartete Odds-Ratio	erwartete Abstinenzrate
Übliche Behandlung	8	1,0	7,6
Psychosoziale Intervention	9	1,8 (1,4–2,3)	13,3 (9,0–19,4)

Beispiele von ausgewählten psychosozialen Interventionen im Einzelsetting sind im Folgenden aufgelistet. Diese Interventionen wurden ausgesucht aus Studien der Meta-Analyse aus obiger Tabelle und sollen ExpertInnen des Gesundheitssystems bei der Behandlung schwangerer Raucherinnen anleiten.

Beispiele von effektiven psychosozialen Interventionen mit schwangeren Patientinnen

- Ärztliche Beratung hinsichtlich tabakrauchassoziierter Risiken (zwei bis drei Minuten), Video mit Informationen über Risiken, Hemmschwellen und Tipps zum Aufhören, Hebammen-Beratung in einer Zehn-Minuten-Sitzung, Selbsthilfe-Manual, Follow-up-Schreiben [9]
- Schwangerschaftsspezifische Selbsthilfe-Materialien (Selbsthilfe-Guide für schwangere Raucherinnen zum Aufhören) und eine Zehn-Minuten-Sitzung mit einem Gesundheitserzieher [10]
- Eine 90-minütige Beratungssitzung plus zweimonatliche telefonische Follow-up-Anrufe während der Schwangerschaft und monatliche Anrufe nach der Entbindung [11]

Die gleichzeitige Behandlung des rauchenden Partners erhöht in mehreren Studien die Erfolgsrate der Raucherentwöhnung während der Schwangerschaft [62, 63, 64]. Der Partner scheint schließlich auch bei der Rückfallsprävention eine entscheidende Rolle zu spielen [65].

Rauchen in der Schwangerschaft bedeutet Risiken sowohl für die Mutter als auch den Fötus. Das Zigarettenrauchen von schwangeren Frauen verursacht ungünstige fetale sowie postpartale Outcomes wie Totgeburten, Spontanaborte, vermindertes fetales Wachstum, Frühgeburten, geringes Geburtsgewicht, Plazentalösung und plötzlicher Kindstod (SIDS); und es steht in Verbindung mit kognitiven, emotionalen und verhaltensassoziierten Problemen der Kinder und Jugendlichen [12, 60]. Viele Frauen sind motiviert, während der Schwangerschaft aufzuhören, ExpertInnen in Gesundheitsberufen können aus dieser Motivation Vorteile ziehen, indem sie das Wissen verstärken, dass Aufhören Gesundheitsrisiken für den Fötus reduziert und es postpartale Benefits für Mutter und Kind bringt. [13–15]

Der erste Schritt der Intervention ist das Feststellen der Raucherinnenanamnese sowie die Rauchanamnese des Partners. Das Rückfallrisiko ist nämlich deutlich höher, wenn nur die Schwangere mit dem Rauchen aufhört, aber der Partner weiterraucht.

Eine ausführliche Anamnese ist speziell wichtig in einer Bevölkerung, bei der eine stärkere Ablehnung gegen das Rauchen das Potenzial zum Aufhören erhöht [16, 17]. Studien haben gezeigt, dass der Einsatz von Multiple-Choice-Fragen gegenüber einfachen Ja/Nein-Fragen die Auskunftsbereitschaft unter schwangeren Frauen bis zu 40 % steigert. [18, 19]

Vorschläge für die klinische Praxis, schwangeren Frauen beim Beenden des Rauchens zu helfen	
Klinische Durchführung	*Begründung*
Feststellen des Raucherinnenstatus von Schwangeren durch Verwendung von Multiple-Choice-Fragen, um die Auskunftsbereitschaft zu erhöhen.	Viele schwangere Frauen verneinen zu rauchen, und die Verwendung von Multiple-Choice-Fragen erhöht die Auskunftsbereitschaft. Beispiel: Welche der folgenden Aussagen beschreibt den Zigarettenkonsum am besten? ■ Ich rauche jetzt regelmäßig; ungefähr gleich viel, bevor ich herausfand, dass ich schwanger bin. ■ Ich rauche jetzt regelmäßig, aber ich habe reduziert, seit ich herausgefunden habe, dass ich schwanger bin. ■ Ich rauche ab und zu ■ Ich habe zu Rauchen aufgehört, seit ich herausgefunden habe, dass ich schwanger bin. ■ Ich habe zu dem Zeitpunkt, als ich herausfand, dass ich schwanger bin, nicht geraucht und rauche auch gegenwärtig nicht.
Beglückwünschen Sie jene Raucherinnen, die von sich aus aufgehört haben zu rauchen.	Um die fortwährende Abstinenz zu unterstützen.
Unterstützen Sie Versuche aufzuhören, indem sie Schulungsunterlagen über die Wirkung des Rauchens auf mütterliche und fetale Gesundheit zur Verfügung stellen.	Dies ist assoziiert mit höheren Raten des Aufhörens.
Geben Sie den klaren und deutlichen Rat, schnellstmöglich aufzuhören.	Das ehest mögliche Aufhören in der Schwangerschaft bietet die größten Vorteile für den Fötus.

Vorschläge für die klinische Praxis, schwangeren Frauen beim Beenden des Rauchens zu helfen	
Klinische Durchführung	*Begründung*
Unterstützen Sie auch den Partner der Schwangeren beim Rauchstopp.	Dies ist assoziiert mit einer höheren Erfolgsrate und einer niedrigeren Rückfallsrate nach dem Rauchstopp.
Setzen Sie problemlösende Beratungsmethoden ein, vermitteln Sie soziale Unterstützung, stellen Sie schwangerschafts-spezifische Selbsthilfematerialien zur Verfügung.	Verstärkt schwangerschafts-spezifische Benefits und erhöht die Entwöhnungsraten.
Organisieren Sie Follow-up-Termine für die weitere Schwangerschaft und ermutigen Sie weiterhin zur Entwöhnung.	Die Frau und ihr Fötus werden davon profitieren, selbst wenn das Aufhören spät in der Schwangerschaft stattfindet.
In der frühen Postpartum-Periode: Stellen Sie Rückfälle fest und seien Sie vorbereitet darauf, weitere Entwöhnungsmaßnahmen durchzuführen; erkennen Sie, dass Patienten das Rauchen möglicherweise verneinen oder herabspielen.	Postpartale Rückfall-Raten sind hoch, selbst wenn eine Frau während der Schwangerschaft abstinent war.

Das Aufhören des Rauchens vor der Empfängnis oder in der frühen Schwangerschaft erweist sich als am günstigsten, jedoch profitiert die Gesundheit zu jeder Zeit vom Aufhören [20–23]. Es wird geschätzt, dass circa 20 % der Geburten mit niedrigem Geburtsgewicht durch das Aufhören des Rauchens während der Schwangerschaft verhindert werden könnten [24, 25]. Daher sollte eine schwangere Raucherin Ermutigung und Beistand zur Entwöhnung während der gesamten Schwangerschaft erhalten. Frauen, die beabsichtigen schwanger zu werden, sollen Möglichkeiten zur Tabakentwöhnung bereitgestellt erhalten, da Rauchen die Fruchtbarkeit verringert [26, 61] sowie weitere unerwünschte Wirkungen in der frühen Schwangerschaft senkt [25]. Zusätzlich bietet die Behandlung der Tabakabhängigkeit vor der Empfängnis dem Kliniker mehr Optionen, darunter medikamentöse Hilfsmittel, da Bedenken bezüglich der Gefährdung des Fötus keine Rolle spielen.

Auch Frauen, die eine totale Tabakabstinenz für einen Zeitraum von sechs Monaten oder mehr während der Schwangerschaft geschafft haben, weisen ein hohes Rückfallrisiko in der Postpartum-Periode auf [23, 27, 28]. Postpartale Rückfälle können vermindert werden durch kontinuierliche Vermittlung der Zusammenhänge zwischen mütterlichem Rauchen und nachteiligen Gesundheitsfolgen bei Kleinkindern, Kindern und Jugendlichen (z. B.: SIDS, resp. Infekte, Asthma und Mittelohrerkrankungen, Verhaltensauffälligkeiten) [29–34]. Eine Pilotstudie kam zu dem Ergebnis, dass Maßnahmen bezüglich der Rückfallprävention erfolgreich waren [35]; allerdings fanden zwei Reviews über Rückfallverhinderung (beide vor und nach Geburt) keine signifikante Reduktion der Rückfallraten [6, 36]. Es besteht großer Bedarf an Forschung zum Thema der Prävention von postpartalen Rückfällen.

Meta-Analysen unterstützen die Evidenz für die Effektivität von Selbsthilfematerialien verglichen mit Basisinformationsblättern oder dem Fehlen von Unterstützung zur Entwöhnung während der Schwangerschaft (siehe folgende Tabelle). Broschüren und Entwöhnungsguides wurden als Selbsthilfemaßnahmen eingesetzt und in beiden Studien analysiert. Andere Studien dokumentieren günstige Ergebnisse, wenn Selbsthilfematerialien mit oder ohne Kurzdiskussion/Beratung der Standardempfehlung zur Raucherentwöhnung hinzugefügt werden [10, 37].

Meta-Analyse (2008): Effektivität und geschätzte Raten der Entwöhnung vor der Entbindung für Selbsthilfemaßnahmen bei schwangeren Raucherinnen (n=2 Studien)

Schwangere Raucherinnen	*Gruppenanzahl*	*Geschätzte odds-ratio (95 % C.I.)*	*Geschätzte Abstinenzrate (95 % C.I.)*
Übliche Betreuung	2	1,0	8,6
Selbsthilfe-materialien (vor der Geburt)	2	1,9 (1,2–2,9)	15,0 (10,1–21,6)

Medikamentöse Hilfsmittel für die Raucherentwöhnung und schwangere Raucherinnen

Medikamentöse Interventionen für die Raucherentwöhnung erscheinen in der Schwangerschaft problematisch, weil gewisse Substanzen wie Bupropion die Plazentaschranke passieren [66]. Bei der aktuellen Datenlage kann weder Bupropion noch Vareniclin in der Schwangerschaft empfohlen werden [67, 68, 69], für die Nikotinersatztherapie hingegen fehlt zurzeit der Nachweis einer ausreichenden Wirksamkeit [70]. Zur Wirksamkeit und Sicherheit einer Nikotinersatztherapie (NRT) während der Schwangerschaft wurden in einer Meta-Analyse fünf randomisiert-kontrollierte Studien analysiert, in denen 695 rauchende Schwangere untersucht wurden. Die gepoolte risk-ratio für den Rauchstopp während der Schwangerschaft lag unter NRT bei 1.63 (Konfidenzintervall 0.85–3.14), was keine Empfehlung für oder wider NRT zulässt.

1. Effektivität

Die Daten bezüglich der Effektivität der Nikotinersatztherapie bei schwangeren Raucherinnen stammen von drei randomisiert-kontrollierten Nikotinpflasterstudien. Eine Studie randomisierte 250 Schwangere, die nach dem ersten Trimenon noch rauchten, zu einer Gruppe mit einem 15 mg, 16 h aktiven Pflaster für acht Wochen und einem 10 mg, 16-h-Pflaster für drei zusätzliche Wochen oder zu einer Gruppe mit Placebo. Es wurden keine signifikanten Unterschiede bei den Abstinenzraten, der Anzahl an gerauchten Zigaretten, dem Geburtsgewicht oder den Frühgeburten festgestellt [38]. Eine ähnliche Studie mit einem Nikotinpflaster bei 30 Schwangeren, die nach dem ersten Trimenon noch 15 oder mehr Zigaretten rauchten, stellte moderate, jedoch nicht signifikante Unterschiede in den Abstinenzraten fest (23 % bei aktivem Pflaster und Beratung im Gegensatz zu 0 % bei den Placebopflastern und Beratung) [39]. Eine aktuelle Studie randomisierte 181 Schwangere zu einer Gruppe mit einer kognitiven Verhaltenstherapie (CBT) und NRT oder CBT allein. Frauen in der CBT- und NRT-Gruppe hatten eine signifikant höhere Wahrscheinlichkeit, sieben Wochen nach der Randomisierung (29 % vs. 10 %) und in der 38. Schwangerschaftswoche (22 % vs. 7) noch abstinent zu sein [40]. Diese Studie wurde vor der Fertigstellung gestoppt (siehe Sicherheitssektion unten). Basierend auf diesen Daten kann keine Empfehlung bezüglich der zu verwendenden medikamentösen Hilfsmittel während der Schwangerschaft gegeben werden.

2. Sicherheit

Nikotin kann beim Zigarettenrauchen während der Schwangerschaft nachteilige Effekte haben und zur Schädigung des Fötus führen [55–57]. Es wird angenommen, dass Nikotin über eine Vasokonstriktion zur uteroplazentaren Insuffizienz führt. Einige Studien mit kurzer Anwendungszeit von Nikotinpflastern haben geringe hämodynamische Effekte auf Mutter und Fötus gezeigt, generell aber in einem geringeren Ausmaß als beim Zigarettenrauchen [58]. Die drei Studien mit Nikotinersatz bei Schwangeren haben uns Information über das Sicherheitsprofil gebracht.

Die Wisberg-Studie randomisierte 250 Frauen entweder zu einer Gruppe mit Nikotinpflaster (15 mg) oder zu Placebo für 11 Wochen. Sie fand keine

Evidenz für schwerwiegende Nebenwirkungen der Nikotinersatztherapie [38]. Das Geburtsgewicht war sogar signifikant höher in der Nikotinersatzgruppe, möglicherweise wegen reduzierten Zigarettenkonsums in der Ersatzgruppe.

Die Kapur-Studie randomisierte 30 Frauen zu Nikotinpflaster (15 mg) oder Placebo und beschrieb keine schwerwiegenden nachteiligen Effekte für Nikotinersatztherapie [39]. Eine Placebo-behandelte Patientin machte einen extremen Nikotinentzug durch, assoziiert mit vermehrten Kindsbewegungen, was die Unterbrechung des Versuches veranlasste.

Die Pollack-Studie inkludierte 181 Frauen, 122 wurden zu einer Gruppe mit kognitiver Verhaltenstherapie und Nikotinersatztherapie randomisiert und 59 zu kognitiver Verhaltenstherapie allein. Die Ersatztherapiegruppe konnte auswählen zwischen Pflaster, Kaugummi oder Lutschtabletten oder keine Nikotinersatztherapie. Mehr als die Hälfte der Frauen wählte Nikotinpflaster, die Dosis wurde angeglichen an die Anzahl der Zigaretten, die zu Beginn der Studie geraucht wurden [40]. Wie beschrieben im Effektivitäts-Abschnitt oben, hatten Frauen mit Nikotinersatztherapie signifikant höhere Aufhörraten während der Schwangerschaft als Frauen mit kognitiver Verhaltenstherapie allein.

Allerdings wurde die Studie frühzeitig beendet durch den Datensicherheitskontrollausschuss wegen einer höheren Inzidenz von ungünstigen Ereignissen. Schwerwiegende ungünstige Ereignisse traten in 30 % der Ersatztherapiegruppe auf, verglichen mit 17 % in der Nur-Kognitive-Therapie-Gruppe. Die häufigste Ursache für ernste Nebenwirkungen war die vorzeitige Wehentätigkeit. Es erwies sich, dass sich dieser Unterschied bei vorzeitiger Wehentätigkeit aus den unterschiedlichen Vorgeschichten der Gruppen von vorzeitiger Wehentätigkeit ergab, die zuvor in die Studie eingeschlossen wurden. Der Datensicherheitskontrollausschuss wies darauf hin, dass die Studie wegen nicht genau bewiesener Abbruchkriterien beendet werden musste.

Morales-Suarez-Varela et al. lieferten Daten aus einer retrospektiven Kohortenstudie, die darauf schließen ließ, dass bei Frauen, die mit dem Rauchen aufhörten, aber in den ersten 12 Wochen der Schwangerschaft Nikotinersatz verwendeten, ein geringer, aber doch signifikanter Anstieg an angeborenen Fehlbildungen zu verzeichnen war, verglichen mit Frauen, die während des 1. Trimenons rauchten [59]. Diese Studie ist gekennzeichnet durch eine Vielzahl an substanziellen, methodischen Problemen, die eine Interpretation der Ergebnisse schwierig machen. Auch war die Anzahl der Missbildungsfälle in der Nikotinersatzgruppe sehr klein und die relative Häufigkeitsrate für Missbildungen, verglichen mit Kontrollgruppen, war von grenzwertiger Signifikanz. Ferner gibt es Bedenken wegen möglicher unentdeckter Spontanaborte bei Raucherinnen. Abgesehen davon verwenden die meisten Frauen, die Nikotinersatz angewendet haben, diesen im zweiten und dritten Trimenon, und es wurden keine Daten über nachteilige Ereignisse berichtet.

Sicherheit ist nicht kategorisch. Die Bezeichnung „sicher" reflektiert die Schlussfolgerung, dass der Nutzen eines Medikamentes seine Risiken überwiegt. Nikotin hat höchstwahrscheinlich Nebenwirkungen auf den Fötus während der Schwangerschaft. Wenn schon Nikotinersatztherapie die Schwangere der Nikotinwirkung aussetzt, so gefährdet das Rauchen über das Nikotin hinaus die Schwangere und den Fötus mit einer Vielzahl von toxischen Rauchinhaltsstoffen. Diese Tatsache muss in Rechnung gestellt werden, wenn man von inkonklusiver Evidenzstärke bezüglich der Erfolgsraten beim Einsatz von medikamentösen Hilfsmitteln bei schwangeren Raucherinnen spricht.

Literatur

1. Heath AC, Knopik VS, Madden PA, et al. Accuracy of mothers' retrospective reports of smoking during pregnancy: comparison with twin sister informant ratings. Twin Res 2003; 6: 297–301.
2. Wong M, Koren G. Bias in maternal reports of smoking during pregnancy associated with fetal distress. Can J Public Health 2001; 92: 109–12.
3. Campbell E, Sanson-Fisher R, Walsh R. Smoking status in pregnant women assessment of self-report against carbon monoxide (CO). Addict Behav 2001; 26: 1–9.
4. Walsh RA, Redman S, Adamson L. The accuracy of self-report of smoking status in pregnant women. Addict Behav 1996; 21: 675–9.
5. Kendrick JS, Zahniser SC, Miller N, et al. Integrating smoking cessation into routine public prenatal care: the Smoking Cessation in Pregnancy project. Am J Public Health 1995; 85: 217–22.
6. Lumley J, Oliver SS, Chamberlain C, et al. Interventions for promoting smoking cessation during pregnancy. Cochrane Database Syst Rev 2004: CD001055.
7. Rigotti NA, Park ER, Regan S, et al. Efficacy of telephone counseling for pregnant smokers: a randomized controlled trial. Obstet Gynecol 2006; 108: 83–92.
8. Ershoff DH, Quinn VP, Boyd NR, et al. The Kaiser Permanente prenatal smoking-cessation trial: when more isn't better, what is enough? Am J Prev Med 1999; 17: 161–8.
9. Walsh RA, Redman S, Brinsmead MW, et al. A smoking cessation program at a public antenatal clinic. Am J Public Health 1997; 87: 1201–4.
10. Windsor RA, Cutter G, Morris J, et al. The effectiveness of smoking cessation methods for smokers in public health maternity clinics: a randomized trial. Am J Public Health 1985; 75: 1389–92.

11. Dornelas EA, Magnavita J, Beazoglou T, et al. Efficacy and cost-effectiveness of a clinic-based counseling intervention tested in an ethnically diverse sample of pregnant smokers. Patient Educ Couns 2006; 64: 342–9.
12. U.S. Department of Health and Human Services. The health consequences of involuntary exposure to tobacco smoke: a report of the Surgeon General, U.S. Department of Health and Human Services, Centers for Disease Control and Prevention, National Center for Chronic Disease Prevention and Health Promotion, Office on Smoking and Health, 2006.
13. Walsh RA, Lowe JB, Hopkins PJ. Quitting smoking in pregnancy. Med J Aust 2001; 175: 320–3.
14. Pletsch PK, Kratz AT. Why do women stop smoking during pregnancy? Cigarettes taste and smell bad. Health Care Women Int 2004; 25: 671–9.
15. Solomon L, Quinn V. Spontaneous quitting: self-initiated smoking cessation in early pregnancy. Nicotine Tob Res 2004; 6 Suppl 2: S203–16
16. England LJ, Grauman A, Qian C, et al. Misclassification of maternal smoking status and its effects on an epidemiologic study of pregnancy outcomes. Nicotine Tob Res 2007; 9: 1005–13.
17. Webb DA, Boyd NR, Messina D, et al. The discrepancy between self-reported smoking status and urine continine levels among women enrolled in prenatal care at four publicly funded clinical sites. J Public Health Manag Pract 2003; 9: 322–5.
18. Mullen PD, Carbonari JP, Tabak ER, et al. Improving disclosure of smoking by pregnant women. Am J Obstet Gynecol 1991; 165: 409–13
19. Lindqvist R, Lendahls L, Tollbom O, et al. Smoking during pregnancy: comparison of self-reports and cotinine levels in 496 women. Acta Obstet Gynecol Scand 2002; 81: 240–4.
20. Husten CG, Thorn SL. Tobacco: health effects and control. Public Health and Preventive Medicine, Appleton & Lange. In press.
21. England LJ, Kendrick JS, Wilson HG, et al. Effects of smoking reduction during pregnancy on the birth weight of term infants. Am J Epidemiol 2001; 154: 694–701.
22. Lieberman E, Gremy I, Lang JM, et al. Low birthweight at term and the timing of fetal exposure to maternal smoking. Am J Public Health 1994; 84: 1127–31.
23. DiClemente CC, Dolan-Mullen P, Windsor RA. The process of pregnancy smoking cessation: implications for interventions. Tob Control 2000; 9 Suppl 3: III16–21.
24. U.S. Department of Health and Human Services. The health benefits of smoking cessation: a report of the Surgeon General. Publication No.(CDC) 90–8416. Rockville, MD, U.S Department of Health and Human Services, 1990.

25. U.S. Department of Health and Human Services. Women and smoking: A Report of the Surgeon General. Atlanta, GA, U.S. Department of Health and Human Services, Centers for Disease Control and Prevention, National Center for Chronic Disease Prevention and Health Promotion, Office on Smoking and Health, 2001.
26. American Society for Reproductive Medicine. Smoking and infertility. Available at: http://www.asrm.org/Patients/FactSheets/smoking.pdf
27. Colman GJ, Joyce T. Trends in smoking before, during, and after pregnancy in ten states. Am J Prev Med 2003; 24: 29–35.
28. Lelong N, Kaminski M, Saurel-Cubizolles MJ, et al. Postpartum return to smoking among usual smokers who quit during pregnancy. Eur J Public Health 2001; 11: 334–9.
29. Matturri L, Ottaviani G, Lavezzi AM. Maternal smoking and sudden infant death syndrome: epidemiological study related to pathology. Virchows Arch 2006; 449: 697–706.
30. Lannero E, Wickman M, Pershagen G, et al. Maternal smoking during pregnancy increases the risk of recurrent wheezing during the first years of life (BAMSE). Respir Res 2006; 7: 3.
31. Billaud N. [What are the other long-term consequences of maternal smoking during pregnancy?]. J Gynecol Obstet Biol Reprod (Paris) 2005; 34 Spec No 1: 3S234–40.
32. Shenassa ED, Brown MJ. Maternal smoking and infantile gastrointestinal dysregulation: the case of colic. Pediatrics 2004; 114: e497–505.
33. Schmitz M, Denardin D, Laufer Silva T, et al. Smoking during pregnancy and attention-deficit/hyperactivity disorder, predominantly inattentive type: a case-control study. J Am Acad Child Adolesc Psychiatry 2006; 45: 1338–45.
34. Vielwerth SE, Jensen RB, Larsen T, et al. The impact of maternal smoking on fetal and infant growth. Early Hum Dev 2007; 83: 491–5.
35. French GM, Groner JA, Wewers ME, et al. Staying smoke free: an intervention to prevent postpartum relapse. Nicotine Tob Res 2007; 9: 663–70.
36. Hajek P, Stead LF, West R, et al. Relapse prevention interventions for smoking cessation. Cochrane Database Syst Rev 2005: CD003999
37. Windsor RA, Woodby LL, Miller TM, et al. Effectiveness of Agency for Health Care Policy and Research clinical practice guideline and patient education methods for pregnant smokers in Medicaid maternity care. Am J Obstet Gynecol 2000; 182: 68–75.
38. Wisborg K, Henriksen TB, Jespersen LB, et al. Nicotine patches for pregnant smokers: a randomized controlled study. Obstet Gynecol 2000; 96: 967–71.

39. Kapur B, Hackman R, Selby P, et al. Randomized, double-blind, placebo-controlled trial of nicotine replacement therapy in pregnancy. Curr Ther Res Clin Exp 2001; 62: 274-8.
40. Pollack KI, Oncken C, Lipkus IM, et al. Nicotine replacement and behavioral therapy for smoking cessation in pregnancy. Am J Prev Med. 2007 Oct; 33 (4): 297-305
41. Armour BS, Campbell VA, Crews JE, et al. State-level prevalence of cigarette smoking and treatment advice, by disability status, United States, 2004. Prev Chronic Dis 2007; 4: A86.
42. Nielsen A, Hannibal CG, Lindekilde BE. Maternal smoking predicts the risk of spontaneous abortion. Acta Obstet Gynecol Scand 2006; 85: 1057-65.
43. Kyrklund-Blomberg NB, Granath F, Cnattingius S. Maternal smoking and causes of very preterm birth. Acta Obstet Gynecol Scand 2005; 84: 572-7.
44. Ananth CV, Cnattingius S. Influence of maternal smoking on placental abruption in successive pregnancies: a population-based prospective cohort study in Sweden. Am J Epidemiol 2007; 166: 289-95.
45. Jaddoe VW, Verburg BO, de Ridder MA, et al. Maternal smoking and fetal growth characteristics in different periods of pregnancy: the generation R study. Am J Epidemiol 2007; 165: 1207-15.
46. Lampl M, Kuzawa CW, Jeanty P. Growth patterns of the heart and kidney suggest inter-organ collaboration in facultative fetal growth. Am J Hum Biol 2005; 17: 178-194.
47. Dejmek J, Solansky I, Podrazilova K, et al. The exposure of nonsmoking and smoking mothers to environmental tobacco smoke during different gestational phases and fetal growth. Environ Health Perspect 2002; 110: 601-6.
48. McMartin KI, Platt MS, Hackman R, et al. Lung tissue concentrations of nicotine in sudden infant death syndrome (SIDS). J Pediatr 2002; 140: 205-9.
49. Shah T, Sullivan K, Carter J. Sudden infant death syndrome and reported maternal smoking during pregnancy. Am J Public Health 2006; 96: 1757-9.
50. Chiolero A, Bovet P, Paccaud F. Association between maternal smoking and low birth weight in Switzerland: the EDEN study. Swiss Med Wkly 2005; 135: 525-30.
51. Woody RC, Brewster MA. Telencephalic dysgenesis associated with presumptive maternal carbon monoxide intoxication in the first trimester of pregnancy. J Toxicol Clin Toxicol 1990; 28: 467-75.

52. Okeda R, Matsuo T, Kuroiwa T, et al. Experimental study on pathogenesis of the fetal brain damage by acute carbon monoxide intoxication of the pregnant mother. Acta Neuropathol 1986; 69: 244-52.
53. Molinari C, Grossini E, Mary DA, et al. The role of nitric oxide in the peripheral vasoconstriction caused by human placental lactogen in anaesthetized pigs. Exp Physiol 2006; 91: 603-10.
54. Stennett AK, Khalil RA. Neurovascular mechanisms of hypertension in pregnancy. Curr Neurovasc Res 2006; 3: 131-48.
55. Jacobsen LK, Slotkin TA, Mencl WE, et al. Gender-specific effects of prenatal and adolescent exposure to tobacco smoke on auditory and visual attention. Neuropsychopharmacology 2007; 32: 2453-64.
56. Ginzel KH, Maritz GS, Marks DF, et al. Critical review: nicotine for the foetus, the infant and the adolescent? J Health Psychol 2007; 12: 215-24.
57. Slotkin TA, Ryde IT, Tate CA, et al. Lasting effects of nicotine treatment and withdrawal on serotonergic systems and cell signaling in rat brain regions: separate or sequential exposure during fetal development and adulthood. Brain Res Bull 2007; 73: 259-72.
58. Oncken CA, Kranzler HR. Pharmacotherapies to enhance smoking cessation during pregnancy. Drug Alcohol Rev 2003; 22: 191-202
59. Morales-Suarez-Varela MM, Bille C, Christensen K, et al. Smoking habits, nicotine use, and congenital malformations. Obstet Gynecol 2006; 107: 51-7.
60. American College of Obstetricians and Gynecologists. Smoking cessation during pregnancy. Obstet Gynecol 2005; 106: 883-8.
61. Smoking and infertility. Fertil Steril 2006; 86: S172-7.
62. Gage JD, Everett KD, Bullock L: A review of research literature addressing male partners and smoking during pregnancy. J Obstet Gynecol Neonatal Nurs. 2007 Nov-Dec; 36 (6): 574-80. Review
63. Bottorff JL, Kalaw C, Johnson JL, Stewart M, Greaves L, Carey J.: Couple dynamics during women's tobacco reduction in pregnancy and postpartum. Nicotine Tob Res. 2006 Aug; 8 (4): 499-509
64. Ma Y, Goins KV, Pbert L, Ockene JK.: Predictors of smoking cessation in pregnancy and maintenance postpartum in low-income women. Matern Child Health J. 2005 Dec; 9 (4): 393-402
65. Fang WL, Goldstein AO, Butzen AY, Hartsock SA, Hartmann KE, Helton M, Lohr JA.: Smoking cessation in pregnancy: a review of postpartum relapse prevention strategies. J Am Board Fam Pract. 2004 Jul-Aug; 17 (4): 264-75. Review
66. Earhart AD, Patrikeeva S, Wang X, Abdelrahman DR, Hankins GD, Ahmed MS, Nanovskaya T.: Transplacental transfer and metabolism of bupropion. J Matern Fetal Neonatal Med. 2010 May; 23 (5): 409-16.

67. Tschabitscher P, Homaier I, Lichtenschopf A, Groman E.: Varenicline – pharmacological therapy of tobacco dependence. Wien Med Wochenschr 2009; 159 (1-2): 17-23
68. Crawford JT, Tolosa JE, Goldenberg RL.: Smoking cessation in pregnancy: why, how, and what next ... Clin Obstet Gynecol. 2008 Jun; 51 (2): 419-35
69. Coleman T.: Recommendations for the use of pharmacological smoking cessation strategies in pregnant women. CNS Drugs. 2007; 21 (12): 983-93
70. Oncken CA, Kranzler HR.: What do we know about the role of pharmacotherapy for smoking cessation before or during pregnancy? Nicotine Tob Res. 2009 Nov; 11 (11): 1265-73
71. Coleman T, Chamberlain C, Cooper S, Leonardi-Bee J.: Efficacy and safety of nicotine replacement therapy for smoking cessation in pregnancy: systematic review and meta-analysis. Addiction. 2010 Nov 4. doi: 10.1111/j.1360-0443.2010.03179.x. [Epub ahead of print)

2.5.3 Spezielle Aspekte bei Lungenerkrankungen

Hartmut Zwick

Etwa 4000 Substanzen unterschiedlicher Zusammensetzung, Konzentration und Temperatur aus dem Zigarettenrauch verursachen einen komplexen Entzündungsprozess im respiratorischen System. In Abhängigkeit von einer Vielzahl genetischer Faktoren, welche das Ausmaß der Abwehrreaktion und der immunologischen Reaktion steuern, entstehen Bronchitiden, Bronchiolitiden, das Lungenemphysem, Karzinome von Bronchien und Lungenparenchym sowie interstitielle Lungenerkrankungen. Inhalierte gasförmige Substanzen und Aerosole sind antigen, mutagen und zytotoxisch. Metaplastische und dysplastische Epithelveränderungen führen zu Expression von Adhäsionsmolekülen und Zytokinen, welche den Influx immunkompetenter Zellen steuern. Makrophagen verändern ihre Funktion, was zu Destruktionen führt. Steigerung der Apoptose verschiedener Zellen des Lungenverbandes und deren Fragmentation führen zur Produktion von Autoantigenen. Das kann zur „Generalisation" der bronchopulmonalen Erkrankung führen, obwohl eine Vielzahl von Komorbiditäten schlicht durch dieselben Rauchinhaltsstoffe nach Diffusion in die Blutbahn hervorgerufen werden [1, 2, 3, 4].

2.5.3.1 COPD

Die Tabakentwöhnung ist die wichtigste Maßnahme im therapeutischen Konzept der COPD. Damit kann der natürliche Verlauf der Erkrankung nachhaltig gebessert, die Leistungsfähigkeit gesteigert, die Lebensqualität erhöht und vor allem die Mortalität gesenkt werden. Tabakentwöhnung ist die einzige kausale Therapie der tabakassoziierten COPD. Sie soll daher jedem/jeder rauchenden COPD-Patienten/Patientin angeboten werden = Evidenzstärke A.
Eine Kombination von psychosozialer und pharmakologischer Intervention (Nikotinersatztherapie) ist der Behandlung mit einer psychosozialen Intervention allein oder keiner Behandlung überlegen. Daher sollte sie jedem/jeder rauchenden COPD-Patienten/Patientin angeboten werden = Evidenzstärke A.

Zigarettenrauch und andere pathogene Partikel und Gase der Umwelt verursachen inflammatorische Veränderungen des Respirationstraktes, an sich eine normale Reaktion, die jedoch bei chronischer Exposition und entsprechender genetischer Voraussetzung verstärkt ist. Es kommt zur Destruktion des Lungengewebes und der Entwicklung eines **Emphysems.** Eine Verdickung der Bronchiolarwand sowie eine peribronchioläre Fibrose führen zur **obstruktiven Bronchiolitis.** In den größeren Atemwegen kommt es zur Vermehrung der Becherzellen und Schleim produzierender Drüsen, Dysplasie und Metaplasie des Bronchialepithels sind Vorläufer des Bronchuskarzinoms [5, 6]. Entzündliche Infiltrate und Umbau der Bronchialwand führen zur obstruktiven Bronchitis.

Zigarettenrauch induziert nach Aktivierung epithelialer Zellen ein charakteristisches Entzündungsmuster mit vermehrten Neutrophilen, Makrophagen und CD8-positiven Lymphozyten. Daneben kommt es innerhalb von Lymphfollikeln zu einer Vermehrung der B-Lymphozyten und abhängig vom Aktivitätszustand der COPD auch zu einer Ansammlung von eosinophilen Granulozyten. Durch diese Zellen werden in verschiedener Intensität proinflammatorische und inflammatorische Mediatoren produziert, die schließlich die Erkrankung auch aufrechterhalten, wenn die inhalative Noxe sistiert. Der entzündliche Prozess wird durch oxidativen Stress und eine Störung des Proteasen-Antiproteasen-Gleichgewichts in der Lunge weiter verstärkt.

Die Pathophysiologie, welche schließlich zu einer in der Routine messbaren **Einschränkung der Lungenfunktion** führt, entsteht durch Hypersekretion, bronchogene Atemstrombehinderung und Lungenüberblähung. Die COPD ist also durch RaucherInnenhusten (± Auswurf) und eine **progrediente obstruktive Ventilationsstörung** charakterisiert. Es kommt zu einer zunehmenden Einschränkung der ventilatorischen Leistungsfähigkeit. **Diffusionsstörung, Dekonditionierung** und kardiozirkulatorische sowie muskuläre Komorbiditäten reduzieren die globale körperliche Leistungsbreite.

Nach dem Rauchstopp kommt es zu einer Verbesserung der Lungenfunktion dadurch gestoppt werden.

Der Schweregrad der COPD wird in vier Stadien eingeteilt [5]. Die Zuordnung wird in internationaler Übereinkunft durch die spirometrischen Parameter FEV1/FVC% (wie viel Prozent der forcierten Vitalkapazität kann in einer Sekunde ausgeatmet werden?) und FEV1 (das Volumen, welches nach maximaler Inspiration in einer Sekunde forciert ausgeatmet werden kann) getroffen. Diese pragmatische Annäherung enthebt den Arzt nicht von der Notwendigkeit, auch das Ausmaß des Emphysems, die Reversibilität der Obstruktion, die Diffusionsstörung und vor allem auch die Begleiterkrankungen sowie die subjektive Dyspnoecharakteristik und die Einschränkung der globalen körperlichen Leistungsfähigkeit zu beachten [7].

Jenseits des 60. Lebensjahres, wenn der Leidensdruck der COPD steigt, sind bei etwa 25 % der PatientInnen zwei, bei etwa 17 % drei oder mehr relevante Begleiterkrankungen zu diagnostizieren. Neben der Belastungsdyspnoe durch die Grundkrankheit kommt es zu Gewichtsverlust, Dysfunktionen der peripheren Muskulatur, koronarer Herzkrankheit bis zum

Myokardinfarkt, Osteoporose, Diabetes, Anämie, Depressionen, Glaukom und Schlafstörungen. Eine Häufung von respiratorischen Infekten wird beobachtet [8, 9]. Wichtig ist vor allem die Assoziation zum bronchopulmonalen Karzinom, welches sehr häufig die Verkürzung der Lebensdauer bestimmt [10, 11, 12, 13].

2.5.3.1.1 Prävalenz

Die COPD ist nach Herz-Kreislauf-Erkrankungen eine der häufigsten Ursachen von Morbidität und Mortalität in unseren Breiten und direkt mit der Prävalenz des Zigarettenrauchens korreliert. Sie wird in etwa 20 % der erwachsenen Bevölkerung abhängig vom Lebensalter und von der Genauigkeit der Untersuchung gefunden [14].

Das Einsammeln von Fragebögen oder gar Telefoninterviews führen zur Unterdiagnose, weshalb standardisierte Lungenfunktionsuntersuchungen von repräsentativen Bevölkerungsquerschnitten initiiert wurden [15].

Für Österreich können die Daten aus Salzburg [16] herangezogen werden. Dort wurde **nach dem 40. Lebensjahr eine Prävalenz der COPD von 26,1 %** (Stadium I und höher) ermittelt. Bei RaucherInnen ist in Abhängigkeit vom Alter des Rauchbeginns, vom Ausmaß des Nikotinabusus (Packyears) und vom Lebensalter eine zunehmende Funktionseinschränkung zu diagnostizieren. Männer und Frauen unterscheiden sich diesbezüglich unwesentlich [17, 18].

2.5.3.1.2 Mortalität

1990 stand die COPD noch an sechster Stelle der globalen Todesursachenstatistik. Bis 2020 wird aber die dritte Stelle erreicht, weil die COPD im Gegensatz zu vielen anderen chronischen Erkrankungen sowohl in ihrer Prävalenz als auch bezüglich der Mortalität weltweit zunimmt [12].

Die WHO listet die **Mortalität der tabakassoziierten Erkrankungen mit 17,9 % aller Todesfälle** an erster Stelle auf [18, 19]. Dies trifft auch für die DALYs (disability adjusted life years) mit 10,7 % zu. Die Mortalitätstrends der COPD folgen generell nach ein bis zwei Jahrzehnten den Rauchgewohnheiten. Sie sinken daher in vielen Ländern Europas vor allem unter der männlichen Population ab.

2.5.3.1.3 COPD und Asthma

Das Asthma bronchiale unterscheidet sich grundsätzlich von der COPD. Der klinische Verlauf – häufiger Einfluss von Atopie, die fast immer vorhandene bronchiale Hyperreagibilität, die grundsätzlich andere Inflammation des Bronchialsystems ohne primäre Beteiligung des Parenchyms – definiert Asthma als reversible Erkrankung, die bei fehlenden inhalativen Noxen und richtiger Therapie prinzipiell ohne relevante Einschränkung der Lebensdauer und Lebensqualität verläuft.

Rauchende Asthmatiker jedoch gehen ein 12-mal höheres Risiko ein, an COPD zu erkranken, als Nichtasthmatiker [20]. Die bronchiale Hyperreagibilität – z. B. mittels inhalativer Provokation gemessen – prädisponiert zur COPD auch bei PassivraucherInnen [21]. Erhöhte Produktion von IgE wurde sowohl bei Aktiv- als auch bei PassivraucherInnen gefunden (22, 23), eine Reduktion der Kortikoidwirkung bzw. die Entwicklung einer **relativen Kortikoidresistenz bei rauchenden Asthmatikern** ist nachgewiesen [24].

2.5.3.1.4 Tabakentwöhnung bei COPD

Interventionen zur Verhaltensänderung sind umso effektiver, je länger und intensiver sie durchgeführt werden, vor allem auch, wenn mittels der bei COPD unverzichtbaren spirometrischen Untersuchung den PatientInnen ihr tatsächliches **„Lungenalter"** bekannt gegeben wird [26]. Es ist nachvollziehbar, dass z. B. 50-jährige PatientInnen die Information, ihre Lunge habe das Alter von 75 oder 80 Jahren, nachdenklich stimmt.

Studien über den Verlauf der Morbidität bei Ex-RaucherInnen mit COPD benützen den FEV1-Abfall über die Jahre als Leitparameter. Körperliche Leistungsfähigkeit, subjektive Beschwerden wie Dyspnoe etc. werden nicht so häufig herangezogen. Bei Ex-RaucherInnen mit gering- bis mittelgradiger COPD bessert sich der FEV1 nach dem Stoppdatum, um in den Folgejahren wie bei Niemals-RaucherInnen abzufallen. Auch bei PatientInnen mit schwerster COPD wird der FEV1-Verlust nach dem Rauchstopp abgebremst.

Die Reduktion des Exazerbationsrisikos hängt von den konsumierten Pack-years und von der Zeit ab, die nach dem Stoppdatum verstrichen ist [27, 28]. Je länger Ex-RaucherInnen, desto seltener Exazerbationen und stationäre Aufnahmen. Daten aus Europa und den USA zeigen, dass der Rauchstopp zwar zu relevanter Verringerung der Mortalität führt, dass aber in Abhängigkeit vom Alter des Rauchbeginns und der Anzahl an Pack-years permanent ein erhöhtes Risiko bestehen bleibt [29].

Der Cochrane-Report fand fünf Studien zum Thema „Smoking cessation for chronic obstructive pulmonary desease", zwei davon mit hoher Qualität [46]. Diese beiden Studien zeigten die Effektivität einer Kombination von psychosozialer mit einer pharmakologischen (Nikotinersatztherapie) Intervention gegenüber keiner therapeutischen Intervention. Die kombinierte Therapie von psychosozialer, Nikotinersatztherapie und einem Bronchodilatator versus keiner therapeutischen Intervention erbrachte im Fünf-Jahres-Follow-up eine RD (rate difference) = 0,16; 95 % (KI = 0,14 -0,18) und eine RR(rate ratio) = 4,0; (95 % KI = 3,25–4,93).

Die psychosoziale Intervention plus Nikotinersatztherapie plus Placebo versus keine therapeutische Intervention ergab eine RD = 0,17; 95 % (KI = 0,14–0,19) und eine RR = 4,19 (95 %KI = 3,41–5,15).

Weiters zeigten die Ergebnisse die Effektivität verschiedener Kombinationen von psychosozialer und pharmakologischer Intervention nach 6 Monaten. RD = 0.07 (95 %KI = 0,0–0,13) und RR = 1,74 (1,01–3,0).

Unglücklicherweise verglich keine dieser Studien eine psychosoziale Intervention mit keiner Behandlung. Daher konnte bezüglich der Effektivität der psychosozialen Intervention keine Aussage gemacht werden. Auf der Basis dieser Studien kommen die Autoren zur Schlussfolgerung, dass eine Kombination von psychosozialer und pharmakologischer Intervention (Nikotinersatztherapie) der Behandlung mit einer psychosozialen Intervention allein oder keiner Behandlung überlegen ist.

2.5.3.2 Interstitielle Lungenerkrankungen

Interstitielle Lungenerkrankungen (ILD – Interstitial Lung Diseases) sind eine komplexe und heterogene Gruppe diffuser Veränderungen des Lungenparenchyms großteils unbekannter Ursache. Belastungsdyspnoe bei restriktiver Lungenfunktion und Diffusionsstörung sowie diffuse Infiltrate im Thoraxröntgen (CT) führen zur Diagnose, die histologisch gesichert werden muss.

Diffuse interstitielle Lungenparenchym-Erkrankungen wurden im Laufe der Zeit unterschiedlichen Klassifikationen unterworfen. Weil bei einigen ILD epidemiologisch das Zigarettenrauchen zunehmend als verursachend bzw. auslösend erkannt wurde, konnte eine Gruppe von **„smoking related interstitial lung diseases“** (SRILD) von den ILD abgegrenzt werden, bei denen das Zigarettenrauchen keine Rolle zu spielen scheint [30, 31].

2.5.3.2.1 Respiratorische Bronchiolitis (assoziiert mit ILD)

Eine respiratorische Bronchiolitis findet sich bei fast allen RaucherInnen, bei etwa 50 % der Ex-RaucherInnen und selten bei Niemals-RaucherInnen. Meist ist sie Teil und Beginn der bronchialen Entzündung und mit der Entstehung des Emphysems verbunden. Mit der in den terminalen Bronchiolen beginnenden **„RaucherInnenbronchiolitis“** wird in bisher noch nicht geklärter Häufigkeit eine ILD assoziiert, die das pathologisch-anatomische und klinische Bild der Erkrankung dominieren kann. Der wichtigste Therapieschritt ist die Raucherentwöhnung. Bei der Mehrzahl der Ex-RaucherInnen verbessert sich die Leistungsfähigkeit, die Lungenfunktion und das röntgenologische Bild oder die Erkrankung schreitet wenigstens nicht fort. Bei einigen PatientInnen ist in Abhängigkeit vom Schweregrad zusätzlich eine Kortikoidtherapie angezeigt [32].

2.5.3.2.2 Desquamative interstitielle Pneumonie (DIP)

Die DIP, charakterisiert durch intraalveoläre Ansammlung von Makrophagen und Hyperplasie der Typ-II-Pneumozyten, tritt meist zwischen der 3. und 5. Lebensdekade auf und ist bei Männern deutlich häufiger als bei Frauen. Etwa 90 % der PatientInnen sind RaucherInnen oder Ex-RaucherInnen. Rauchstopp bringt bei manchen per se Besserung, meist werden aber zusätzlich Kortikosteroide benötigt. Komplette Remissionen sind möglich.

2.5.3.2.3 Langerhanszell-Histiozytose

Die Langerhanszell-Histiozytose variiert von lokalisierten selbst limitierenden Veränderungen bis zur fulminanten Multisystem-Erkrankung, ist durch Proliferation der Langerhans'schen dentritischen Histiozyten charakterisiert und kommt auch bei Kindern und Jugendlichen vor. Jedoch wird die Erkrankung meist zwischen der 3. und 4. Lebensdekade manifest, mehr als 90 % der PatientInnen sind RaucherInnen. 10 % der PatientInnen erleiden einen Pneumothorax. Assoziiert ist eine überdurchschnittliche Häufung von Karzinomen und Hodgkin-Lymphomen.

Raucherentwöhnung kann die Progression der Erkrankung verhindern, bei vielen führt sie jedoch unbeeinflussbar bis zur End-stage-Lunge. Rezidive in transplantierten Lungen von PatientInnen, die keine erfolgreiche Rauchertherapie schafften, wurden beschrieben [30].

Einfluss des Zigarettenrauchens auf die Pathogenese des **idiophatischen Spontanpneumothorax** wurde beschrieben. Auch ein Zusammenhang der interstitiellen Lungenerkrankungen UIP/IPF (usual interstitial pneumonia) sowie der akuten eosinophilen Pneumonie ist beschrieben, aber noch nicht endgültig gesichert. Interessant ist, dass sowohl bei der Sarkoidose als auch der **exogen-allergischen Alveolitis** ein gewisser protektiver Effekt des Zigarettenrauchens wahrscheinlich ist.

2.5.3.3 Lungenkarzinom

Die wichtigste und billigste Maßnahme zur Reduktion der Bronchuskarzinommortalität ist die primäre Prävention der Entstehung der Nikotinabhängigkeit = Evidenzstärke A
Sekundärpräventive Maßnahmen beeinflussen nach Diagnose und Therapie die Überlebenszeit und die Lebensqualität der PatientInnen = Evidenzstärke B

Der ungewöhnliche Anstieg der Lungenkrebssterblichkeit nach dem Ende des Ersten Weltkrieges führte um die Mitte des vorigen Jahrhunderts zu ersten Publikationen, die eine Korrelation mit dem Zigarettenrauchen nachwiesen [33]. Nachdem der ausschließliche Zusammenhang mit dem Alter unwahrscheinlich wurde, trat zuerst die Idee einer Verursachung durch die massive Luftverschmutzung großer Städte infolge Kohleverbrennung auf. Bald fiel jedoch auf, dass PatientInnen mit nachgewiesenen bronchopulmonalen Malignomen selten NichtraucherInnen waren. Weil damals noch mehr als 80 % der männlichen erwachsenen Population rauchte, benötigte diese Erkenntnis eine gewisse Zeit.

Durch die epidemiologische Untersuchung von 60.000 britischen Ärzten, von denen 40.000 auch nachkontrolliert werden konnten, wurde der Zusammenhang des Rauchens mit dem Bronchuskarzinom unzweifelhaft festgestellt [34]. Dem folgte bald die Erkenntnis, dass auch die chronische Bronchitis und der Myokardinfarkt Zigarettenrauch-assoziiert sind.

Der Nachweis des ursächlichen Zusammenhanges der Lungenkrebsmortalität mit der Prävalenz des Zigarettenrauchens hat in den letzten Dezennien dazu geführt, dass die primäre und sekundäre Prävention in Form des Kampfes gegen die Krankheit „Nikotinabusus" in reicheren Ländern dieser Erde schon Früchte trägt. Die Mortalitätsrate bei Frauen hat sich zwar der bei Männern angenähert, es scheint sich aber ein Plateau abzuzeichnen. Die Bronchuskarzinomtodesrate bei Männern sinkt seit den 1980er-Jahren in Ländern der „westlichen" Welt langsam ab.

2.5.3.3.1 Prävalenz und Morbidität

Das Lungenkrebsrisiko steigt nicht linear mit der Zahl der gerauchten Zigaretten an. Bei PatientInnen, die durchschnittlich weniger als 15 Zigaretten pro Tag rauchen, findet sich ein unverhältnismäßig hohes Risiko. Das Rauchbeginnalter ist wesentlich. Dies betont die wichtige Rolle der Primärprävention und der Reduktion der Passivrauchbelastung.

15 % aller RaucherInnen erleiden ein Lungenkarzinom, nur 10 % derselben sind NichtraucherInnen [35]. Unter den NichtraucherInnen finden sich mehr Frauen als Männer, was erhöhte Suszeptibilität oder andere Umweltbelastung vermuten lässt [36]. Das Risiko der Niemals-RaucherInnen steigt, wenn Passivrauchbelastung und positive Familienanamnese vorliegen.

Das Lungenkrebsrisiko wird auch durch andere Karzinogene wie Radon, Asbest, Arsen etc. und vor allem durch noch im Wesentlichen unbekannte genetische Faktoren modifiziert. Die Lungenkarzinommortalität ist positiv mit der Exposition gegen feine und ultrafeine Stäube außerhalb der Berufsbelastung korreliert, obwohl der Zusammenhang diesbezüglich nicht so eindeutig ist, wie der mit der kardiovaskulären Mortalität.

Die Bedeutung von Rasse, sozialem Status, familiärem Risiko und Geschlecht ist derzeit Gebiet aktiver Forschung. Es finden sich zunehmend Hinweise darauf, dass Frauen empfindlicher als Männer sind. Bei einer CT-Querschnittsuntersuchung Gesunder wurde eine Bronchuskarzinomprävalenz von 2,1 % bei Frauen und von 1,2 % bei Männern gefunden [36].

Das Lungenkarzinomrisiko ist auch unabhängig mit dem COPD-Risiko assoziiert. Die Lungenkrebsmortalität steigt mit dem Ausmaß der COPD, sodass die Durchführung einer spirometrischen Untersuchung bei RaucherInnen im Alter über 40 Jahre ein sehr gutes Screening-Instrument ist.

2.5.3.3.2 Mortalität

Smoking causes cancer. Das Prostata-Karzinom und das Mamma-Karzinom der Frauen treten häufiger auf als das Bronchuskarzinom, welches trotzdem die führende Todesursache ist. Die Gesamtmortalität des Bronchuskarzinoms ist höher als die der nächst häufigen Karzinome Mamma, Prostata und Colon. Die 5 Jahre Überlebenszeit derselben ist derzeit 98 %, 89 % und 64 %, während im Gegensatz dazu die Überlebenszeit an Bronchuskarzinom sich in den letzten Jahrzehnten nicht sehr verbessert hat und derzeit bei 20 % liegt. Daraus ergibt sich die überproportional hohe Mortalität am Bronchuskarzinom. Die Ursache dafür ist die mangelnde Früherkennung und die histologische Heterogenität. Etwa 75 % der neu diagnostizierten Bronchuskarzinome sind bereits metastasiert, während es für Mamma-, Prostata- und Colon-Karzinome sehr gut validierte Screening-Programme gibt.

2.5.3.3.3 Screening und Frühdiagnose

Die jahrzehntelange Suche nach praktikablen Screening-Programmen für das Bronchuskarzinom hat bisher keine relevante Änderung in der Mortalitätsstatistik gebracht [37, 38]. Während die Sputumzytologie als Screening-Methode auch in halb automatisierter Form wegen schlechter Kosten-Nutzen-Relation aufgegeben wurde, wird heftig an Sputum- und Blutuntersuchungen zu molekularer Testung und zur Suche nach krebsspezifischen Gensignaturen gearbeitet. In molekularepidemiologischen Studien fielen genetische Polymorphismen (high prevalence, low penetrance) auf, die als Modifizierer des Umweltrisikos angesehen werden. Genetische Läsionen und Krebs-assoziierte Genkombinationen wurden zwar gefunden, die Umsetzung in die tägliche Praxis steht noch aus [39].

Die Rolle des LD-CT-Sreenings (low dose CT) ist noch nicht endgültig geklärt. Erhöht man die Prätestwahrscheinlichkeit und untersucht PatientInnen mit hohem Risiko oder gar mit bronchopulmonalen Symptomen, liegt die Trefferquote hoch. 80 % aller nicht metastasierenden bronchopulmonalen Karzinome im Durchmesser bis 2 cm überleben5 Jahre und mehr.

Praktikable Screening-Programme der gesunden Population ohne Symptomatik stehen derzeit nicht zur Verfügung. Wohl aber muss der Frühdiagnostik in Risikogruppen (über 40 Jahre, früher Rauchbeginn, Symptomatik mit Husten und Dyspnoe, schlechte Lungenfunktion, Karzinome in der Familie etc.) **unter anderem auch mittels CT intensiv nachgegangen werden** [40, 41].

2.5.3.3.4 Tabakentwöhnung und Lungenkarzinom

Nach Diagnose und Therapie lokal begrenzter nicht kleinzelliger Bronchuskarzinome wurde eine 5-Jahre-Überlebensrate von 76 % bei Niemals-RaucherInnen gefunden. Ex-RaucherInnen haben eine Fünf-Jahre-Überlebensrate von 59 bzw. 54 % (Rauchstopp länger bzw. kürzer als 8 Jahre vor der Diagnose). Bei kontinuierlichen RaucherInnen wurde trotz Frühdiagnose eine 5-Jahre-Überlebenszeit von 50 % gefunden [45, 46].

Es ist nie zu spät, mit dem Zigarettenrauchen aufzuhören. Auch nach massiven therapeutischen Interventionen leben Ex-RaucherInnen länger und besser als kontinuierliche RaucherInnen.

Literatur

1. G. Lee et al. Chronic inflammation, chronic obstructive pulmonary disease, and lung cancer. Curr. Opinion in pulm. Med. 2009; 15: 303-307.
2. M.G. Cosio et al.: Immunologic aspects of chronic obstructive pulmonary disease. N.Engl.J.Med. 2009; 360: 2445-2454.
3. M. Saetta et al. Cellular and Structural Bases Of Chronic Obstructive Pulmonary Disease. AJRCCM 2001; 163: 1304-1309.
4. www.goldcopd.org
5. J.C. Hogg et al. Pathophysiology of air flow limitation in chronic obstructive pulmonary disease. Lancet 2004; 364: 709-721.
6. F.J. Martinez et al. Longitudinal Change in the BODE Index Predicts Mortality in Severe Emphysema. AJRCCM 2008; 178: 491-499.
7. J.B. Soriano et al. Patterns of comorbidity in newly diagnosed COPD and Asthma in primary care. CHEST 2005; 128: 2099-2107.
8. B.R. Celli. Update on the Management of COPD. CHEST 2008; 133: 1451-1462.
9. D.D. Sinn et al. Mortality in COPD: roll of comorbidities. Eur. Resp. J. 2006; 28: 1245-1257.
10. K. Stavem et al. Lung function, smoking and mortality in a 26-year follow up of healthy middle-aged males. Eur. Resp. J. 2005; 26: 618-625
11. D.M. Mannino. COPD and Lung Cancer Have Come a Long Way ... Baby. AJRCCM 2007; 176: 108-109.
12. C.J.L. Murray et al. Alternative projections of mortality and disability by cause 1990-2020: Global Burden of Disease Study. Lancet 1997; 349: 1498-1504.
13. S. Rennard et al. COPD: the dangerous underestimate of 15 %. Lancet 2006; 367: 1216-1219.
14. A.S. Buist et al. The burden of lung disease initiative (BOLD) Rationale und Design. J. COPD 2005; 2: 277-283.
15. L. Schirnhofer et al. COPD Prevalence in Salzburg, Austria. CHEST 2007; 131: 29-36.

16. R.J. Halbert et al. Global burden of COPD, systematic review and meta-analysis. Eur. Respir. J. 2006; 28: 924–928.
17. Eur. Respir. Society. Europ. Lung White Book 2003.
18. www. who.int/evidence
19. G.E. Silva et al. Asthma is a risk factor for COPD in a longitudinal study. Chest 2004; 126: 59–65.
20. M.W. Gerbase et al. Respiratory Effects of Environmental Tobacco Exposure Are Enhanced by Bronchial Hyperreactivity. AJRCCM 2006; 174: 1125–1131.
21. M.P. Oryszcyn et al. Relationship of Active and Passive Smoking to Total IgE in Adults. AJRCCM 2000; 161: 1241–1246.
22. Z.X. Wu et al. Airway Hyperresponsiveness to Cigarette Smoke in Ovalbumion-sensitized Guinea Pigs. AJRRCM 2000; 161: 73–80.
23. E.H. Bel. Smoking. A Neglected Cause of Glukocorticoid Resistence in Asthma. AJRCCM 2003; 168: 1265–1266.
24. R. Strassmann et al. Smoking cessation in interventions in COPD: a network meta-analysis of randomised trials. Eur. Resp. J. 2009; 34: 634–640.
25. D.P. Tashkin et al. Smoking cessation in chronic obstructive pulmonary disease. Resp Med 2009; 103: 963–974.
26. N.S. Godtfredsen et al. COPD-related morbidity and mortality after smoking cessation: status of evidence. Eur. Respir. J. 2008; 32: 844–853.
27. N.R. Anthonisen et al. The Effects of a smoking cessation intervention on 14, 5-year mortality. Ann. Int. Med. 2005; 142: 233–239.
28. D.M. Mannino et al. Global burden of COPD: risk factors, prevalence, and future trends. Lancet 2007; 370: 765–773.
29. A.U. Wells et al. Smoking-induced diffuse interstitial lung diseases. Thorax 2007; 62: 904–910.
30. R. Nagarjun Rao et al. Smoking-related interstitial lung disease. Ann. Diagn. Pathol. 2008; 12: 445–457.
31. M. Fraig et al. Respiratory bronchiolitis: a clinicopathological study in current smokers, ex-smokers and never smokers. Am. J. Surg. Pathol. 2002; 26: 647–653.
32. R. Doll et al. Smoking and carcinoma of the lung: a preliminary report. Brit. Med. J. 1950; 2: 739–748.
33. R. Doll et al. The british doctors study. Brit. Med. J. 1956; 2: 1451–1456.
34. A. Jemal et al. Cancer statistic 2007. Cancer J. Clin. 2007; 57: 43–66.
35. C.I. Henschke et al. Women's susceptibility to tobacco carcinogens and survival after diagnosis of lung cancer. JAMA 2006; 296: 180–184.
36. E.F. Patz et al. Lung cancer screening, overdiagnosis bias, and reevaluation of the Mayer Lung Project. J. Natl. Cancer Inst. 2006; 98: 724–725.

37. R. MacRedmont et al. Screening for lung cancer using low dose CT scanning: result for 2 year follow up. THORAX 2006; 61: 54-56.
38. A. Risch et al. Lung cancer epigenetics and genetics. Int. J. Cancer 2008; 123: 1-7.
39. S. Dubey et al. Update in Lung Cancer 2006. AJRCCM 2007; 175: 868-874.
40. S. Dubey et al. Update in Lung Cancer 2007. AJRCCM 2008; 177: 941-946.
41. L.F. Stead et al. Nicotine replacement therapy for smoking cessation. Cochrane Database of Systematic Reviews 2008.
42. G.R. Hughes et al. Antidepressants for smoking cessation. Cochrane Database of Systematic Reviews 2007.
43. K. Cahill et al. Nicotine receptor partial agonists for smoking cessation. Cochrane Database of Systematic Reviews 2008.
44. W. Zhau et al. Smoking cessation before diagnosis and survival in early non-small cell lung cancer patients. Lung Cancer 2006; 53: 375-380.
45. G.M. Videtic et al. Continued cigarette smoking by patients receiving concurrent chemoradiotherapy is associated with decreased survival. J. Clin. Oncol. 2003; 21: 1544-1549.
46. Van der Meer, E Wagema et al. Smoking cessation for chronic obstructive pulmonary disease. Cochrane Database of Systenatic Reviews 2009, Issue 4

2.5.4 Herz-Kreislauf-Erkrankungen

Christian Leithner

Die Tabakentwöhnung ist bei PatientInnen mit Herz-Kreislauf-Erkrankungen wie koronare Herzkrankheit, St.p. Herzinfarkt sowie PAVK ein wirksamer Teil der umfassenden Behandlung und daher Standard of Care = Evidenzstärke A
Nikotinersatztherapie führt auch bei kardiovaskulären RisikopatientInnen zu keiner Steigerung des Auftretens von Ereignissen wie akutem Myokardinfarkt, plötzlichem Herztod oder anderen Komplikationen der Atherosklerose = Evidenzstärke A
Unklar ist, wann nach einem akuten Koronarsyndrom mit der Nikotinersatztherapie begonnen werden kann. Bei internistischen IntensivpatientInnen könnte die Nikotinersatztherapie die Mortalität erhöhen = Evidenzstärke C
Bupropion und Vareniclin sind bei kardiovaskulären PatientInnen effektiv und sicher = Evidenzstärke A

Epidemiologie

Rauchen ist einer der wichtigsten unabhängigen Risikofaktoren für kardiovaskuläre Erkrankungen [1] wie Myokardinfarkt, plötzlichen Herztod, abdominelle Aortenaneurysmen und periphere arterielle Verschlusskrankheit (PAVK). Entsprechend der INTERHEART-Studie [2] ist das Rauchen weltweit für 36 % des Risikos eines ersten Myokardinfarktes verantwortlich. Diese Studie [2] beschreibt ein mit der Zahl der täglich gerauchten Zigaretten allmählich ansteigendes Risiko für Myokardinfarkt: 1–5 Zigaretten täglich erhöhten im Vergleich mit Niemalsrauchern das relative Risiko für Myokardinfarkt auf das 1,4-fache und 6–10 Zigaretten täglich auf das 2,1-fache u.s.w. Hingegen sprechen die Copenhagen City Heart [3] und andere skandinavische Studien für einen raschen Risikoanstieg schon bei wenigen Zigaretten täglich. So wurde bei Personen, die 1–4 Zigaretten täglich rauchten, ein Risikoanstieg für Tod durch koronare Herzkrankheit (KHK) auf das 2,74-fache für Männer und auf das 2,94-fache bei Frauen beobachtet [4]. Viele Studien sprechen dafür, dass das Risiko für einen Myokardinfarkt durch das Rauchen bei Frauen mehr als bei Männern ansteigt. So wurde im Vergleich zu Niemals-RaucherInnen ein Risikoanstieg auf das 6-fache bei Frauen und auf das 3-fache bei Männern beobachtet, die zumindest 20 Zigaretten täglich konsumierten [5]. Rauchen korreliert mit der Atherosklerose der Carotiden [6] und erhöht das Risiko für abdominelle Aortenaneurysmen auf das 2,63-fache [7], während dies für thorakale Aortenaneurysmen unterschiedlich beurteilt wird. Rauchen steigert das Risiko für PAVK auf das 6-fache, ist damit wichtigster Risikofaktor für diese Erkrankung und schädigt die peripheren Arterien der unteren Extremität offensichtlich noch mehr als die Koronararterien [8].

Risikoabfall durch Rauchstopp

Bei Herzgesunden und KHK-PatientInnen fällt das kardiovaskuläre Risiko nach Raucherentwöhnung innerhalb weniger Wochen deutlich ab [9], wahrscheinlich weil sich das Plasmafibrinogen und andere Parameter, die eine Plaquethrombose fördern, relativ rasch normalisieren. Critchley JA und Capewell S [10] untersuchten in einer Meta-Analyse PatientInnen mit koronarer Herzkrankheit, St.p. Myokardinfarkt, St.p. aortokoronarem Bypass oder St.p. perkutaner Koronarintervention.

Sie stellten fest, dass Nichtmehrraucher im Vergleich mit Weiterrauchern eine um 36 % reduzierte Gesamtmortalität aufwiesen, was den Vergleich mit Statinstudien nicht scheuen musste. Die Risikoreduktion wurde durch Alter und Geschlecht nicht beeinflusst. In der US Nurses Study [11] wurde der zeitliche Verlauf der Reduktion des Mortalitätsrisikos untersucht. Innerhalb der ersten 5 Jahre nach dem Rauchstopp manifestierten sich 61 % des gesamten Benefits an Mortalitätsreduktion. In der INTERHEART-Studie [12] erreichte das Risiko eines Myokardinfarktes bei „leichten“ Rauchern (weniger als zehn Zigaretten täglich) nach drei bis fünf Jahren das Niveau von Niemalsrauchern. Bei „mittelschweren“ (10–19 Zigaretten täglich) und bei „schweren“ Rauchern (20 Zigaretten und mehr täglich) bestand noch nach 20 Jahren ein signifikantes Restrisiko.

Aufschlussreich ist eine Publikation der Mayo Clinic [13], die PatientInnen nach erfolgreicher perkutaner Koronarintervention untersuchte. Im Vergleich mit Rauchstoppern, die nach der Intervention das Rauchen einstellten, hatten Weiterraucher eine um 44 % erhöhte Mortalität.

Tabakentwöhnung bei kardiovaskulären PatientInnen

Eine richtungweisende randomisierte Studie führten Mohiuddin SM et al. [14] bei 209 hospitalisierten PatientInnen mit akutem Koronarsyndrom (90 % der Fälle) oder dekompensierter Herzinsuffizienz durch. Eine Gruppe erhielt eine intensive Tabakentwöhnungstherapie, nämlich Beratung hinsichtlich Verhaltensmodifikation und Pharmakotherapie (Nikotinersatztherapie und/oder Buproprion). Die andere Gruppe erhielt Standardtherapie, nämlich Beratung im Krankenhaus und Informationsmaterialien.

Nach 2 Jahren hatte die Intensivgruppe eine signifikant höhere Rate an permanenter Abstinenz (33 % vs. 9 %) als die Standardgruppe. Die Hospitalisierungen waren reduziert (23 % vs. 41 %) und, besonders eindrucksvoll, die Gesamtmortalität war vermindert (2,8 % vs. 12 %).

Nikotinersatztherapie bei kardiovaskulären RisikopatientInnen

Eine Reihe von Studien bei kardiovaskulären RisikopatientInnen im ambulanten Bereich zeigt [15, 16], dass Nikotinersatztherapie im Vergleich zu Placebo das Risiko für Tod, plötzlichen Herztod, akuten Myokardinfarkt und Hospitalisierung aufgrund kardialer Ereignisse inklusive Herzinsuffizienz nicht erhöht. Die Datenlage zum Einsatz der Nikotinersatztherapie unmittelbar beim akuten Koronarsyndrom ist zu schmal, um eine Empfehlung abgeben zu können. An medizinischen Intensivstationen könnte Nikotinersatztherapie die Mortalität erhöhten [17], lässt eine Case-Control-Studie vermuten.

Bupropion und Vareniclin bei kardiovaskulären PatientInnen

In der Studie von Tonstad S et al. [18] bei kardiovaskulären RisikopatientInnen erwies sich Bupropion als effektiv, in dem es die kontinuierliche Abstinenzrate im Vergleich mit Placebo mehr als verdoppelte. Es kam zu keiner Änderung von Blutdruck und Herzfrequenz. Kardiovaskuläre Ereignisse wurden unter Bupropion nicht vermehrt beobachtet. Vareniclin verdreifachte gegenüber Placebo die kontinuierliche Abstinenzrate von kardiovaskulären PatientInnen nach 1 Jahr, ohne das Risiko von kardiovaskulären Ereignissen zu erhöhen [19].

Richtlinien von Fachgesellschaften

Die Tabakentwöhnung steht als essenzielle Maßnahme der Sekundärprävention in den Richtlinien aller namhaften Fachgesellschaften, die sich mit Herz-Kreislauf-Erkrankungen beschäftigen. Beispielhaft seien genannt: American Heart Association und American College of Cardiology [20]. Die Ziele sind der absolute Rauchstopp und die Vermeidung des Passivrauchens. Die Tabakentwöhnung ist demnach eine Standard of Care-Therapie, genauso wie die Blutdruckeinstellung oder das Lipidmanagement.

Als empfohlene Intervention wird die 5A-Strategie genannt: Ask, Advice, Assess und Assist, wie sie hinlänglich beschrieben wurden. Beim Punkt „Arrange of Follow-up" wurde eingefügt: „Überweisung zu speziellen Programmen oder Pharmakotherapie (inklusive Nikotinersatztherapie und Bupropion)". Nach den 5As wird als neuer, wichtiger Punkt genannt: „Vermeidung des Passivrauchens am Arbeitsplatz und zu Hause" [20].

Alle Empfehlungen erhielten die Evidence-Based-Medicine-Klasse I, also die höchste [20]. Der Level of Evidence war bei allen Punkten B, weil die für Evidenzstärke A erforderlichen randomisierten Studien, die eine Tabakentwöhnung mit „keiner Aktivität" verglichen hätten, unethisch gewesen wären und daher nicht gemacht werden konnten.

Rauchverbote

Das Rauchverbot in Gastronomie, am Arbeitsplatz und in öffentlichen Gebäuden, das in Italien verhängt und weitgehend durchgesetzt wurde, führte zu einem Rückgang von akuten koronaren Events, definiert als Koronartod außerhalb des Krankenhauses und stationäre Aufnahmen wegen akuten Koronarsyndroms [21]. Dieser signifikante Rückgang betrug bei den 35- bis 64-Jährigen 11,2 % und bei den 65- bis 74-Jährigen 7,9 %. Bei der noch älteren Population war kein Effekt zu erheben. Ähnliche und teilweise noch eindrucksvollere Berichte über den Effekt von Rauchverboten kommen aus den USA und Schottland. Es wird angenommen, dass öffentliche Rauchverbote Nichtraucher vor dem Passivrauchen schützt und Raucher motiviert, weniger zu rauchen oder einen Entzug zu versuchen. Insofern muss der Einfluss von effektiven Rauchverboten auf den psychosozialen Hintergrund, die Raucherentwöhnung von PatientInnen mit Herz-Kreislauf-Erkrankungen selbst und die Rezidivprophylaxe als sehr bedeutsam erachtet werden. Die Europäische Union und die Republik Österreich werden dringend ersucht, dem italienischen Beispiel zu folgen, strenge Rauchverbote zu erlassen und durchzusetzen.

Literatur

1. Jee SH, Suh I, Kim IS, Appel LJ. Smoking and atherosclerotic cardiovascular disease in men with low levels of serum cholesterol: the Korea Medical Insurance Corporation Study. JAMA, 282: 2149–2155, 1999.
2. Yusuf S, Hawken S, Ounpuu S, Dans T, Avezum A, Lanas F, McQueen M, Budaj A, Pais P, Varigos J, Lisheng L; INTERHEART Study Investigators. Effect of potentially modifiable risk factors associated with myocardial infarction in 52 countries (the INTERHEART study): case-control study. Lancet, 364: 937–952, 2004.
3. Prescott E, Scharling H, Osler M, Schnohr P. Importance of light smoking and inhalation habits on risk of myocardial infarction and all cause mortality. A 22 year follow up of 12 149 men and women in The Copenhagen City Heart Study. J Epidemiol. Community Health, 56: 702–706, 2002.
4. Bjartveit K and Tverdal A. Health consequences of smoking 1–4 cigarettes per day. Tob. Control, 14: 315–320, 2005.
5. Njolstad I, Arnesen E, Lund-Larsen PG. Smoking, serum lipids, blood pressure, and sex differences in myocardial infarction. A 12-year follow-up of the Finnmark Study. Circulation, 93: 450–456, 1996.
6. Howard G, Burke GL, Szklo M, Howard G, Burke GL, Szklo M, Tell GS, Eckfeldt J, Evans G, Heiss G. Active and passive smoking are associated with increased carotid wall thickness. The Atherosclerosis Risk in Communities Study. Arch Intern Med, 154: 1277–1282, 1994.

7. Lee AJ, Fowkes FG, Carson MN, Leng GC, Allan PL. Smoking, atherosclerosis and risk of abdominal aortic aneurysm. Eur Heart J, 18: 671-676, 1997.
8. Leng GC, Lee AJ, Fowkes FG, Lowe GD, Housley E. The relationship between cigarette smoking and cardiovascular risk factors in peripheral arterial disease compared with ischaemic heart disease. The Edinburgh Artery Study. Eur Heart J, 16: 1542-1548, 1995.
9. The health benefits of smoking cessation. A report of the Surgeon General, Washington, DC: U.S. Department of Health and Human Services. DHHS Publication (CDC) 90-8416, 1990.
10. Critchley JA, Capewell S. Mortality risk reduction associated with smoking cessation in patients with coronary heart disease: a systematic review. JAMA, 290: 86-97, 2003.
11. Kenfield SA, Stampfer MJ, Rosner BA, Colditz GA. Smoking and smoking cessation in relation to mortality in women. JAMA, 299: 2037-2047, 2008.
12. Teo KK, Ounpuu S, Hawken S, Pandey MR, Valentin V, Hunt D, Diaz R, Rashed W, Freeman R, Jiang L, Zhang X, Yusuf S; INTERHEART Study Investigators. Tobacco use and risk of myocardial infarction in 52 countries in the INTERHEART study: a case-control study. Lancet, 368: 647-658, 2006.
13. Hasdai D, Garratt KN, Grill DE, Lerman A, Holmes DR Jr. Effect of smoking status on the long-term outcome after successful percutaneous coronary revascularization. N Engl J Med, 336: 755-761, 1997.
14. Mohiuddin SM, Mooss AN, Hunter CB, Grollmes TL, Cloutier DA, Hilleman DE. Intensive smoking cessation intervention reduces mortality in high-risk smokers with cardiovascular disease. Chest, 131: 446-452, 2007.
15. Silagy C, Lancaster T, Stead L, Mant D, Fowler G. Nicotine replacement therapy for smoking cessation. Cochrane Database Syst Rev, CD000146, 2004.
16. Joseph AM, Norman SM, Ferry LH, Prochazka AV, Westman EC, Steele BG, Sherman SE, Cleveland M, Antonuccio DO, Hartman N, McGovern PG. The safety of transdermal nicotine as an aid to smoking cessation in patients with cardiac disease. N Engl J Med, 335: 1792-1798, 1996.
17. Lee, AH, Afessa, B. The association of nicotine replacement therapy with mortality in a medical intensive care unit. Crit Care Med, 35: 1517-1521, 2007.
18. Tonstad S, Farsang C, Klaene G, Lewis K, Manolis A, Perruchoud AP, Silagy C, van Spiegel PI, Astbury C, Hider A, Sweet R. Bupropion SR for smoking cessation in smokers with cardiovascular disease: a multicentre, randomised study. Eur Heart J, 24: 946-955, 2003.

19. Rigotti NA, Pipe AL, Benowitz NL, Arteaga C, Garza D, Tonstad S. Efficacy and safety of varenicline for smoking cessation in patients with cardiovascular disease: a randomized trial. Circulation, 121: 221–229, 2010.
20. Smith SC Jr, Allen J, Blair SN, Bonow RO, Brass LM, Fonarow GC, Grundy SM, Hiratzka L, Jones D, Krumholz HM, Mosca L, Pasternak RC, Pearson T, Pfeffer MA, Taubert KA; AHA/ACC; National Heart, Lung, and Blood Institute. AHA/ACC guidelines for secondary prevention for patients with coronary and other atherosclerotic vascular disease: 2006 update: endorsed by the National Heart, Lung, and Blood Institute. Circulation, 113: 2363–2372, 2006.
21. Cesaroni G, Forastiere F, Agabiti N, Valente P, Zuccaro P, Perucci CA. Effect of the Italian smoking ban on population rates of acute coronary events. Circulation, 117: 1183–1188, 2008.

2.5.5 Spezielle Aspekte der Tabakentwöhnung bei zerebrovaskulären Erkrankungen

Julia Ferrari

Nach Schlaganfall ist die absolute Tabakabstinenz eine entscheidende Maßnahme zur Vermeidung eines Rezidives. Daher soll jedem/jeder rauchenden Schlaganfallpatienten/in eine Tabakentwöhnung angeboten werden = Evidenzstärke B.
Passivrauchen verdoppelt das Schlaganfallrisiko und ist zu vermeiden = Evidenzstärke C.

Rauchen gehört zu den modifizierbaren Risikofaktoren und erhöht nach Korrektur für andere Risikofaktoren das Risiko für einen ischämischen Schlaganfall um circa das Doppelte (im Durchschnitt der Studien um den Faktor 1,8) [1, 2, 3, 4]. Dieser Effekt ist bei Frauen und Männern gleich [5, 6]. Das Risiko für einen hämorrhagischen Infarkt ist bei RaucherInnen sogar um das 2- bis 4-fache erhöht [7, 8]. Eine Meta-Analyse aus 32 Studien [9] zeigte eine Erhöhung des Schlaganfallrisikos um den Faktor 1,9 gegenüber NichtraucherInnen und eine Erhöhung des Risikos für eine Subarachnoidalblutung um den Faktor 2,9. Bereits 1989 wurde somit in einem Bericht des amerikanischen Gesundheitsministeriums der definitive Zusammenhang zwischen Rauchen und einerseits ischämischen, andererseits hämorrhagischen Infarkten festgelegt [10].

In Kombination mit der Einnahme von oralen Kontrazeptiva ist das Schlaganfallrisiko gegenüber NichtraucherInnen sogar um den Faktor 7,2 erhöht [11]. Das Risiko eines hämorrhagischen Infarktes ist bei Pilleneinnahme und Rauchen um den Faktor 3,7 erhöht [12].

Ein weiterer substanzieller Risikofaktor für einen Schlaganfall ist die Exposition von umgebungsbedingtem Tabakrauch (= Passivrauchen). Aufgrund der geringeren Dosis beim Passivrauchen gegenüber den AktivraucherInnen ist es erstaunlich, dass die Risikoerhöhung nicht wesentlich von der Verdopplung des Risikos bei aktiven RaucherInnen abzuweichen scheint [13]. Dies könnte mit einem „Schwellenwert" für die Tabakrauchexposition von PassivraucherInnen im Gegensatz zu einer linearen Dosis-Wirkungs-Beziehung zu erklären sein.

Da viele RaucherInnen auch einen erhöhten Alkoholkonsum haben und Alkohol pathologische Gefäßprozesse erhöht, steigt damit auch das Risiko für Schlaganfälle [14].

Nach einer Tabakentwöhnung und einem absoluten Rauchstopp über 5 Jahre ist das Schlaganfallrisiko in Bezug auf NichtraucherInnen nicht mehr erhöht [15]. Die Methodik dieser Studien ist jedoch für eine endgültige Aussage nicht geeignet (keine randomisierten Studien).

Therapie: siehe Kapitel Medikamentöse Therapie sowie Beratung und psychosoziale Behandlung in der Tabakentwöhnung.

Primäre Prävention

Es herrscht heute hohe Übereinstimmung, dass Tabakrauchen ein Risikofaktor für viele Krankheiten ist und dass das Rauchen von Tabak auch einen Risikofaktor für spätere Suchtentwicklungen darstellt und deshalb Maßnahmen zielführend sind, dass gar nicht zu rauchen begonnen wird und möglichst viele rauchfreie Räume geschaffen werden (z. B. Arbeitsplatz) [4].

Empfehlungen für die Prävention

Aufgrund der klaren Assoziation von Rauchen und Schlaganfall wird die primäre Abstinenz bzw. für RaucherInnen die absolute Tabakkarenz empfohlen. Weiters wird die Vermeidung von Passivrauchen zur Schlaganfallprophylaxe dringend nahe gelegt.

Sekundäre Prävention (Behandlung von Tabakabhängigkeit)

Aus neurologischer Sicht zeigen Beobachtungsstudien eine ausreichende Evidenz für eine Abnahme des Schlaganfallrisikos nach Tabakentwöhnung. Randomisierte, kontrollierte Studien wären notwendig, sind aber aus ethischen Gründen nur sehr schwierig durchführbar.

Für PatientInnen mit einem Schlaganfall oder einer transienten ischämischen Attacke, welche im letzten Jahr geraucht haben, werden eine absolute Tabakkarenz, eine Vermeidung von Passivrauchen und natürlich auch eine Raucherentwöhnungstherapie empfohlen [16].

Literatur

1. Wolf PA, D'Agostino RB, Belanger AJ, Kannel WB. Probability of stroke: a risk profile from the Framingham Study. Stroke. 1991; 22: 312-318
2. Manolio TA, Kronmal RA, Burke GL, O'Leary DH, Price TR. Short-term predictors of incident stroke in older adults: the Cardiovascular Health Study. Stroke. 1996; 27: 1479-1486
3. Rodriguez BL, D'Agostino R, Abbott RD, Kagan A, Burchfiel CM, Yano K, Ross GW, Silbershatz H, Higgins MW, Popper J, Wolf PA, Curb JD. Risk of hospitalized stroke in men enrolled in the Honolulu Heart Program and the Framingham Study: a comparison of incidence and risk factor effects. Stroke. 2002; 33: 230-236
4. Lesch OM, Raucherentwöhnung - Tipps zur Prävention und Therapie in der Praxis; 1. Auflage-Bremen: UNI-MED, 2007
5. Abbott RD, Yin Y, Reed DM, Yano K: risk of stroke in male cigarette smokers. N Engl J Med 1986; 315: 717-720.
6. Colditz DA, Bonita R, Stampfer MJ, Willett WC, Manson JE, Rosner B, Speizer FE, Hennekens CH: Cigarette smoking and risk of stroke in middle-aged women. N Engl J Med 1988; 318: 937-941.
7. Kurth T, Kase CS, Berger K, Schaeffner ES, Buring JE, Gaziano JM Smoking and the risk of hemorrhagic stroke in men. Stroke. 2003 May; 34 (5): 1151-5. Epub 2003 Mar 27
8. Broderick JP, Viscoli CM, Brott T, Kernan WN, Brass LM, Feldmann E, Morgenstern LB, Wilterdink JL, Horwitz RI; Hemorrhagic Stroke Project Investigators; Major risk factors for aneurysmal subarachnoid hemorrhage in the young are modifiable. Stroke. 2003 Jun; 34 (6): 1375-81. Epub 2003 May 22
9. Shinton R, Beevers G. Meta-analysis of relation between cigarette smoking and stroke. Br Med J. 1989; 298: 789-794
10. Goldstein LB, Adams R, Alberts MJ, Appel LJ, Brass LM, Bushnell CD, Culebras A, Degraba TJ, Gorelick PB, Guyton JR, Hart RG, Howard G, Kelly-Hayes M, Nixon JV, Sacco RL; American Heart Association/American Stroke Association Stroke Council; Atherosclerotic Peripheral Vascular Disease Interdisciplinary Working Group; Cardiovascular Nursing Council; Clinical Cardiology Council; Nutrition, Physical Activity, and Metabolism Council; Quality of Care and Outcomes Research Interdisciplinary Working Group; American Academy of Neurology. Primary prevention of ischemic stroke: a guideline from the American Heart Association/American Stroke Association Stroke Council Stroke. 2006 Jun; 37 (6): 1583-633. Epub 2006 May 4. Erratum in: Stroke. 2007 Jan; 38 (1): 207.
11. Ischemic Stroke and combined oral contraceptives: Results of an international, multicenter case control study; WHO Collaberative Study of

Cardiovascular Disease and Steroid Hormone Contraception. Lancet 1996; 138; 498-505
12. World Health Organization: Hemorrhagic stroke, overall stroke risk and combined oral contraceptives: Results of an international, multicenter case control study; WHO Collaborative Study of Cardiovascular Disease and Steroid Hormone Contraception. Lancet 1996; 138; 505-510
13. Qureshi AI, Suri MF, Kirmani JF, Divani AA: Cigarette smoking among spouses: nother risk factor for stroke in women. Stroke 2005; 36: e74-76.
14. Lesch OM, Walter H (2008) Alkohol und Tabak Medizinische und Soziologische Aspekte von Gebrauch, Missbrauch und Abhängigkeit. Mit einem Beitrag von Christian Wetschka. Springer Verlag.
15. Nicotine Tob Res. 2003 Apr; 5 (2): 141-4, Introduction: studies of tobacco dependence treatment and methodology ,Olov Fagerström K.
16. Circulation. 2006 Mar 14; 113 (10): e409-49. Guidelines for prevention of stroke in patients with ischemic stroke or transient ischemic attack: a statement for healthcare professionals from the American Heart Association/American Stroke Association Council on Stroke: Sacco RL, Adams R, Albers G, Alberts MJ, Benavente O, Furie K, Goldstein LB, Gorelick P, Halperin J, Harbaugh R, Johnston SC, Katzan I, Kelly-Hayes M, Kenton EJ, Marks M, Schwamm LH, Tomsick T; American Heart Association/American Stroke Association Council on Stroke; Council on Cardiovascular Radiology and Intervention; American Academy of Neurology.
17. Stead LF, Perera R, Bullen C, Mant D, Lancester T. Nicotin replacement therapy for smoking cessation.Cochrane Database Syst Rev. 2008; (1): CD000146.

2.5.6 Diabetes und Stoffwechselaspekte

Helmut Brath

2.5.6.1 Einleitung

Inhalatives Zigarettenrauchen wird laut Schätzungen der WHO in den nächsten 20 Jahren weltweit über 100 Millionen Menschenleben fordern und ist damit die wichtigste vermeidbare Todesursache überhaupt. Für Diabetiker sind die schädlichen Auswirkungen zumeist noch dramatischer als für Nicht-Diabetiker, Inzidenz und Prävalenz von diabetischen Spätschäden sowie Mortalität steigen stark. Zigarettenrauchen ist aber auch einer der pathogenetischen Faktoren von Metabolischem Syndrom und Typ-2-Diabetes (DM 2) und trägt somit zur massiven Zunahme der Prävalenz des

Typ-2-Diabetes bei. Raucherentwöhnung ist eine der effektivsten und kosteneffizientesten Behandlungsmaßnahmen für rauchende Diabetiker.

2.5.6.2 Rauchen als ätiologischer Co-Faktor von Metabolischem Syndrom und Typ-2-Diabetes

Rauchen ist einer der wichtigen ätiologischen Ko-Faktoren der weltweiten Diabetesepidemie = Evidenzstärke B
Geringere Rauchquoten in einer Population sind mit geringerer Diabetesinzidenz assoziiert = Evidenzstärke B
Besondere Gefährdung: Frauen, Jüngere, positive Familienanamnese für Diabetes = Evidenzstärke B
Tabakentwöhnung ist einer der Schlüsselfaktoren für Diabetespräventionsprogramme = Evidenzstärke B

Seit 1992 ist bekannt, dass Rauchen die Insulinresistenz und damit eine der Grundsäulen von Metabolischem Syndrom und DM 2 negativ beeinflusst [1]. Rauchen senkt akut und chronisch die Glukosetoleranz, rauchende Diabetiker weisen im Schnitt eine schlechtere glykämische Kontrolle auf als Nichtdiabetiker und haben öfter diabetische Komplikationen [2]. Rauchen erhöht die Wahrscheinlichkeit, ein Metabolisches Syndrom [3] und einen DM 2 zu entwickeln: aus den Daten der US Nurses' Health Study ergab sich eine um 42 % erhöhte Wahrscheinlichkeit für starke Raucherinnen, einen DM 2 zu entwickeln, in der US-amerikanischen Physicians Health Study fand sich nach multivariater Analyse eine 70%-ige Erhöhung [4] und Kawakami fand 1997 bei 2312 japanischen Männern sogar eine 3,27-fach erhöhte Wahrscheinlichkeit, die um so größer war, je früher mit dem Rauchen begonnen und je mehr geraucht wurde [5]. In einer neuen 4-jährigen, prospektiven Studie war Rauchen, nach multivariater Adjustierung, ein unabhängiger Risikofaktor für die Entwicklung eines DM 2: starke RaucherInnen (mehr als zwanzig Zigaretten pro Tag) erhöhten ihr Risiko um das 2,4-fache [6]. Die Autoren schließen, dass Rauchentwöhnung als einer der Schlüsselfaktoren der individuellen und gesellschaftlichen Diabetesprävention betrachtet werden sollte. Eine Meta-Analyse aus 25 prospektiven Kohortenstudien (mit insgesamt 1,2 Millionen Probanden) zeigte dasselbe Ergebnis in allen untersuchten Subgruppen [7]. Besonders gefährdet sind Frauen, jüngere RaucherInnen und familiär vorbelastete (DM 2 in der Verwandtschaft) RaucherInnen [8].

Ein Rauchstopp reduziert das erhöhte Risiko langsam, es dauert aber bis zu 20 Jahren, bis sich das erhöhte Risiko an das von Nie-RaucherInnen angleicht [9].

In prospektiven, kontrollierten Studien der allerjüngsten Zeit konnte gezeigt werden, dass sich diese Veränderungen schon bei Jugendlichen und jungen Erwachsenen abzuzeichnen beginnen: So vervierfachte (!) allein Passivrauchen bei 12- bis 19-jährigen Jugendlichen die Wahrscheinlichkeit für ein Metabolisches Syndrom [10], bei jungen Erwachsenen erhöhten sowohl Aktiv- als auch Passivrauchen die Wahrscheinlichkeit für gestörte Glukosetoleranz drastisch [11].

Inzidenz einer Glukoseintoleranz bei jungen Erwachsenen

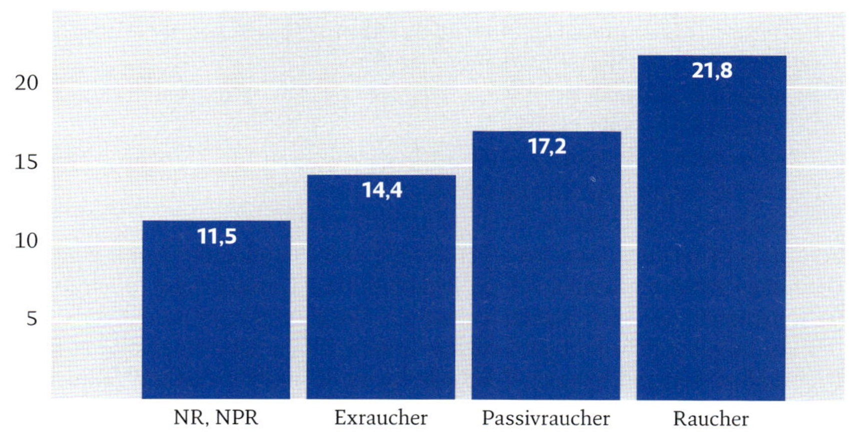

Abb. 6. Inzidenz einer Glukoseintoleranz bei jungen Erwachsenen (Alter bei Inklusion 18–30 Jahre) innerhalb von 15 Jahren, abhängig vom Raucherstatus. N = 4742, prospektives Studiendesign. Korrespondierende Hazard-Ratios (Konfidenzintervalle): Ex-RaucherInnen: nicht signifikant, PassivraucherInnen 1,35 (1,06–1,71), RaucherInnen 1,65 (1,27–2,13). NR: Nie-RaucherInnen, NPR: Nie-PassivraucherInnen [11]

2.5.6.3 Rauchen und diabetische Spätschäden

Rauchen erhöht bei Diabetikern die kardiovaskuläre Morbidität um das 2- bis 4-fache = Evidenzstärke A
Rauchen erhöht die Mortalität bei Diabetikern um das 1,5- bis 2-fache = Evidenzstärke B
Passivrauchen wirkt sich für Diabetiker noch ungünstiger als für Nichtdiabetiker aus = Evidenzstärke A
Rauchen führt zu einer erhöhten Inzidenz und rascheren Progression von diabetischen mikrovaskulären Komplikationen = Evidenzstärke A
Rauchstopp ist einer der wichtigsten therapeutischen Optionen bei rauchenden Diabetikern = Evidenzstärke C

Große prospektive epidemiologische Studien, wie die Wisconsin-, die Pitsburgh-, US Nurses' Health-, MRFIT, UKPDS oder eine neue schwedische Registerstudie [12] zeigen, dass rauchende Diabetiker ein 2- bis 4-fach erhöhtes Risiko haben, an sämtlichen Formen der Makroangiopathie (koronare Herzkrankheit, periphere arterielle Verschlusskrankheit und zerebrale Durchblutungsstörungen) zu erkranken, verglichen mit nicht rauchenden Diabetikern (siehe folgende Tabelle). Prospektive und Querschnittstudien zeigen gleiche Resultate: das Risiko für makro- und mikrovaskuläre Erkrankungen als auch für prämature Mortalität steigt durch die Kombination von Rauchen und Diabetes [13].

Relative Risikoerhöhung von rauchenden versus nichtrauchenden DiabetikerInnen	
Koronare Herzerkrankung	2–2,7
Periphere Verschlusserkrankung	2
zerebraler Insult	2–4
Nephropathie (Progression)	3–5
Nephropathie (Beginn)	2–2,5
Mortalität	1,5–2

Dies gilt auch für Passivrauchen: während dies bei Nichtdiabetikern die Zunahme der Intima Media Dicke der Arteria carotis innerhalb von drei Jahren um „nur" 20 % beschleunigte, kam es bei Diabetikern zu einer Beschleunigung um 65 % [14].

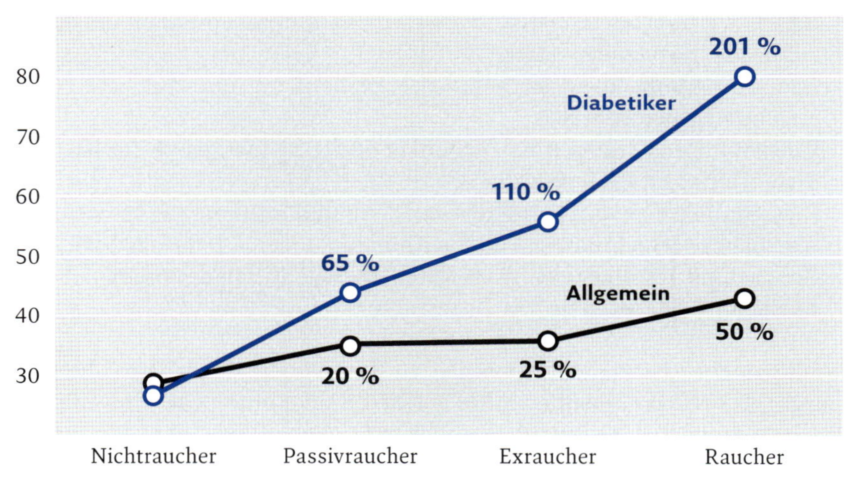

Abb. 7. Progression der Intima-Media-Stärke der A. carotis communis bei rauchenden und nichtrauchenden Diabetikern und Nichtdiabetikern über drei Jahre; Angaben in µm [14]

Anders formuliert: Rauchen, aber auch Passivrauchen sind bzgl. der Progression der Atherosklerose für Diabetiker toxischer als für Nichtdiabetiker.

Rauchen ist aber auch ein bedeutender Faktor für die mikroangiopathischen Komplikationen bei Diabetes: so ist z. B. die Progression der diabetischen Nephropathie bei RaucherInnen vs. NichtraucherInnen deutlich beschleunigt [15], Rauchen führt bei Diabetikern zu einer erhöhten Wahrscheinlichkeit für Hämodialyse und zu einer reduzierten Überlebenswahrscheinlichkeit bei der Dialyse [16]. Rauchen ist weiters Risikofaktor für Beginn und Progression der diabetischen Neuropathie. RaucherInnen haben eine zwei- bis dreifach erhöhte Wahrscheinlichkeit, eine Neuropathie zu entwickeln, der Verlauf wird beschleunigt [17, 18].

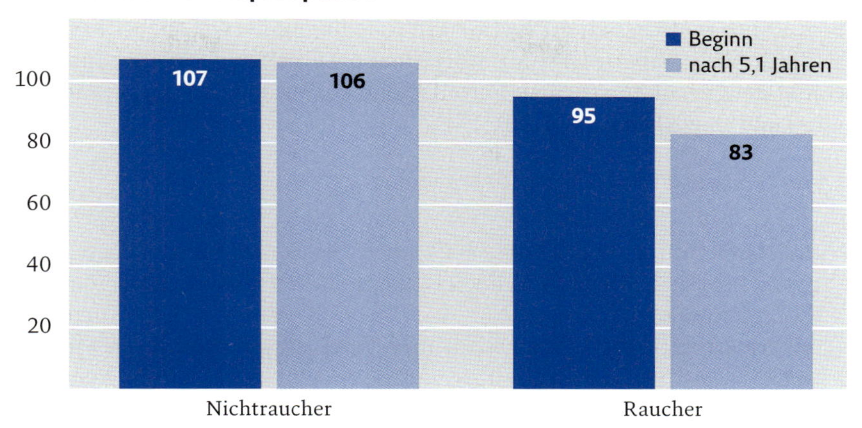

Abb. 8. Einfluss von Zigarettenrauchen auf die Progression der diabetischen Nephropathie. N = 185 (Typ 1 und Typ 2 Diabetiker), Beobachtungszeitraum im Schnitt 5,1 (3,0–6,8) Jahre. Zahlenangaben: Glomeruläre Filtrationsraten (ml/min), jeweils zu Beginn und am Ende der Beobachtungsperiode. RaucherInnen zu Beginn (trotz der schon schlechteren GFR) jünger als NichtraucherInnen (47 ± 14 vs. 54 ± 16 Jahre) [15].

2.5.6.4 Gewichtszunahme und Rauchen

RaucherInnen haben eine erhöhte viszerale Fettakkumulation = Evidenzstärke B
Rauchstopp bessert die viszerale/subkutane Fettverteilung trotz Gewichtszunahme = Evidenzstärke B
Ein Rauchstopp bietet Diabetikern, PatientInnen mit Metabolischen Syndrom trotz eventueller Gewichtszunahme einen gesundheitlichen Vorteil = Evidenzstärke C

Rauchen wird oft als Gewichtsmodulator verwendet, ein Rauchstopp scheitert an einer befürchteten oder wirklich eingetretenen Gewichtszunahme. Speziell bei Diabetikern spielt dieses Thema mit den dabei verbundenen Ängsten eine große Rolle. RaucherInnen wiegen zwar im Schnitt tatsächlich weniger als NichtraucherInnen, sie haben aber eine höhere viszerale Fettakkumulation als NichtraucherInnen [19]. Dies könnte, gemeinsam mit einer Überaktivierung des Sympathikus, das Verbindungsglied zwischen Rauchen und Metabolischem Syndrom sein. Rauchstopp geht zwar häufig mit einer Gewichtszunahme einher, die Insulinempfindlichkeit bessert sich aber trotzdem [20, 21]. Ursache ist vermutlich eine Verbesserung der viszeralen Fettspeicherung: so ist die Waist/Hip-Ratio bei aktuellen RaucherInnen am höchsten (assoziiert mit pack-years), am tiefsten bei Nie-RaucherInnen. Bei Rauchstopp kommt es zu einer Besserung, die mit der Zeit seit dem Rauchstopp assoziiert ist [19]. Ein Rauchstopp ist für Diabetiker (wie auch für Nichtdiabetiker) somit trotz einer eventuellen Gewichtszunahme von klarem gesundheitlichem Vorteil (Siehe auch Kapitel „Raucherentwöhnung und Gewichtszunahme").

2.5.6.5 Raucherentwöhnung für Diabetiker

Raucherberatung und Therapie ist auch bei Diabetikern erfolgreich und sollte daher allen rauchenden DiabetikerInnen angeboten werden = Evidenzstärke B
Nikotinersatztherapie, Bupropion und Varenicline erhöhen auch bei Diabetes mellitus die Erfolgsrate, auf eventuelle Nebenwirkungen ist zu achten = Evidenzstärke C
Rauchstopp bei Diabetikern reduziert kardiovaskuläre Morbidität und Gesamtmortalität = Evidenzstärke B

Mühlhauser bezeichnete bereits 1994 eine Tabakentwöhnung als die (kosten-)effektivste Risikofaktorenintervention für Diabetiker [22]. Diese Aussage wurde infolge von weiteren Untersuchungen unterstützt. So konnte bei Typ 2 Diabetikern gezeigt werden, dass der Risikofaktor Zigarettenrauchen für die spätere Entwicklung einer koronaren Herzkrankheit ein stärkerer Risikofaktor ist als der HbA1c-Wert [23]. Andere Daten zeigen, dass bei Diabetikern mit hohem kardiovaskulärem Ausgangsrisiko Weiterrauchen (vs. Nierauchen) das kardiovaskuläre Risiko um 70 % erhöht.

Trotz dieser klaren Datenlage gibt es keine Studien, die gezielt den Erfolg von Nikotinersatztherapie, Bupropion oder Varenicline bei Diabetes untersuchten. Wenige Diabetiker wissen über die genannten Medikamente Bescheid, noch weniger verwenden sie [24].

In der Praxis funktionieren diese Medikamente bei Diabetikern genauso wie bei Nichtdiabetikern. Potenzielle Nebenwirkungen wie Verstärkung des epileptogenen Potenzials von Bupropion durch eine gleichzeitige Hypoglykämie, Schwankungen des Blutzuckers durch Übelkeit und Veränderung der Nahrungsmengen sowie eine Aggravierung einer bei Typ-2-Diabetes gehäuft auftretenden (latenten) Depression müssen berücksichtigt werden. Systematische Beratung und Therapie von rauchenden Diabetikern ist erfolgreich und erhöht die Rauchabstinenzquote [25]. Eine intensivere Betreuung führt zu besseren Erfolgsquoten [26, 27]. Eine Studie aus dem schwedischen Diabetesregister schätzt, dass bei Rauchstopp vor dem 60. Lebensjahr 24 % der Herzinfarkte und 24 % der Todesfälle verhindert hätten werden können [12].

Vergleich der Erfolgsquoten zwischen einem klassischen ambulanten und einem intensivierten Entwöhnungsprogramm

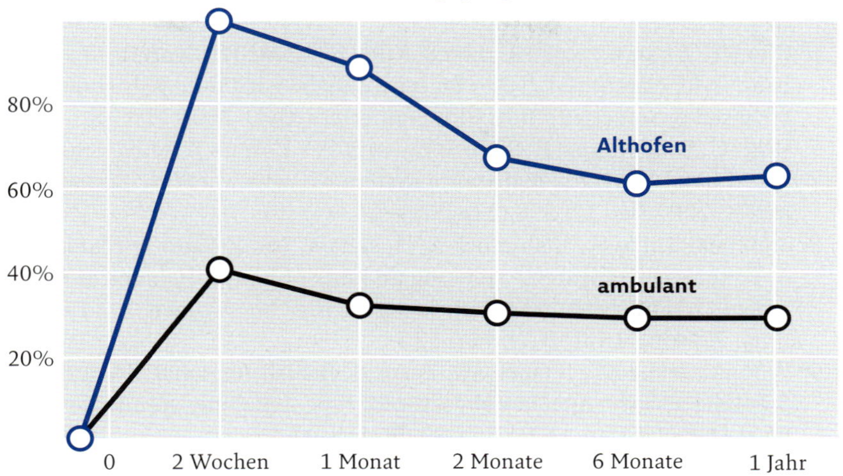

Abb. 9. Vergleich der Erfolgsquoten (Zigarettenkarenz, objektiviert durch einen exspiratorischen CO-Wert < 6 ppm) zwischen einem klassischen ambulanten RaucherInnenentwöhnungsprogramm und einem intensivierten Programm (erste drei Wochen unter stationären Bedingungen) [26]

2.5.6.6 Zusammenfassung

Rauchen und Diabetes ist eine gefährliche Kombination. Einerseits kann Zigarettenrauchen einen Typ-2-Diabetes mitverursachen, kann Rauchen insulinresistent machen, andererseits haben Rauchen und Diabetes die gemeinsame schädigende Endstrecke des kardiovaskulären Systems. Dies bedingt ein derart erhöhtes Risiko, dass ein Rauchstopp eine der effektivsten und kosteneffektivsten Risikofaktoreninterventionen für Diabetiker ist. Therapeutische Optionen sollten jedem Diabetiker angeboten werden.

Literatur

1 Facchini FS, Hollenbeck CB, Jeppesen J, Chen YD, Reaven GM. Insulin resistance and cigarette smoking. Lancet. 1992 May 9; 339 (8802): 1128-30.
2. Chaturvedi N, Stephenson JM, Fuller JH. The relationship between smoking and microvascular complications in the EURODIAB IDDM Complications Study. Diabetes Care. 1995 Jun; 18 (6): 785-92.
3. Tonstad S, Svendsen M. Am J Cardiol, 2005 Dec 15; 96 (12): 1681-5.
4. Manson JE, Ajani UA, Liu S, Nathan DM, Hennekens CH. A prospective study of cigarette smoking and the incidence of diabetes mellitus among US male physicians. Am J Med. 2000 Nov; 109 (7): 538-42.

5. Kawakami N, Takatsuka N, Shimizu H, Ishibashi H: Effects of smoking on the incidence of non-insulin-dependent diabetes mellitus. Am J Epidemiol 1997; 145: 103–109.
6. Cho NH, Chan JC, Jang HC, Lim S, Kim HL, Choi SH: Cigarette smoking is an independent risk factor for type 2 diabetes: a four-year community-based prospective study. Clin Endocrinol (Oxf). 2009 Mar 28.
7. Willi C, Bodenmann P, Ghali WA, Faris PD, Cornuz J: Active smoking and the risk of type 2 diabetes: a systematic review and meta-analysis. JAMA. 2007 Dec 12; 298 (22): 2654–64.
8. Sairenchi T, Iso H, Nishimura A, Hosoda T, Irie F, Saito Y, Murakami A, Fukutomi H. Cigarette smoking and risk of type 2 diabetes mellitus among middle-aged and elderly Japanese men and women. Am J Epidemiol. 2004 Jul 15; 160 (2): 158–62.
9. Wannamethee SG, Shaper AG, Perry IJ; British Regional Heart Study. Smoking as a modifiable risk factor for type 2 diabetes in middle-aged men. Diabetes Care. 2001 Sep; 24 (9): 1590–5.
10. Weitzman M, Cook S, Auinger P, Florin TA, Daniels S, Nguyen M, Winickoff JP. Tobacco Smoke Exposure Is Associated With the Metabolic Syndrome in Adolescents. Circulation 2005; 112: 862–869.
11. Houston TK, Person SD, Pletcher MJ, Liu K, Iribarren C, Kiefe CI. Active and passive smoking and development of glucose intolerance among young adults in a prospective cohort: CARDIA study. Br Med J 2006; 332: 1064–1069.
12. Nilsson PM, Cederholm J, Eeg-Olofsson K, Eliasson B, Zethelius B, Fagard R, Gudbjörnsdóttir S; Swedish National Diabetes Register. Eur J Cardiovasc Prev Rehabil. 2009 Aug; 16 (4): 506–12
13. Haire-Joshu D, Glasgow RE, Tibbs TL. Smoking and diabetes. Diabetes Care. 1999 Nov; 22 (11): 1887–98.
14. Howard G, Wagenknecht LE, Burke GL, Diez-Rouz A, Evans GW, McGovern P, Nieto FJ, Tell GS: Smoking and Progression of Atherosclerosis: The ARIC Study. JAMA 1998; 279: 119–24.
15. Orth SR, Schroeder T, Ritz E, Ferrari P. Effects of smoking on renal function in patients with type 1 and type 2 diabetes mellitus. Nephrol Dial Transplant. 2005 Nov; 20 (11): 2414–9.
16. Biesenbach G, Grafinger P, Janko O, Zazgornik J. Influence of cigarette-smoking on the progression of clinical diabetic nephropathy in type 2 diabetic patients. Clin Nephrol. 1997 Sep; 48 (3): 146–50.
17. Anan F, Takahashi N, Shinohara T, Nakagawa M, Masaki T, Katsuragi I, Tanaka K, Kakuma T, Yonemochi H, Eshima N, Saikawa T, Yoshimatsu H. Smoking is associated with insulin resistance and cardiovascular autonomic dysfunction in type 2 diabetic patients. Eur J Clin Invest. 2006 Jul; 36 (7): 459–65.

18. Tesfaye S, Chaturvedi N, Eaton SE, Ward JD, Manes C, Ionescu-Tirgoviste C, Witte DR, Fuller JH; EURODIAB Prospective Complications Study Group. Vascular risk factors and diabetic neuropathy. N Engl J Med. 2005 Jan 27; 352 (4): 341–50.
19. Canoy D, Canoy D, Wareham N, Luben R, Welch A, Bingham S, Day N, Khaw KT. Cigarette smoking and fat distribution in 21,828 British men and women: a population-based study. Obes Res. 2005; 13: 1466–75.
20. Assali AR, Beigel Y, Schreibman R, Shafer Z, Fainaru M. Weight gain and insulin resistance during nicotine replacement therapy. Clin Cardiol. 1999 May; 22 (5): 357–60.
21. Filozof C, Fernández Pinilla MC, Fernández-Cruz A. Smoking cessation and weight gain. Obes Rev. 2004 May; 5 (2): 95–103.
22. Mühlhauser I: Cigarette smoking and diabetes: An update. Diabetic Medicine, 1994; 11: 336–43.
23. Turner RC, Turner RC, Millns H, Neil HA, Stratton IM, Manley SE, Matthews DR, Holman RR. Risk factors for coronary artery disease in non-insulin dependent diabetes mellitus: United Kingdom Prospective Diabetes Study (UKPDS: 23) Br Med J 1998; 316: 823–8.
24. Gill GV, Morgan C, MacFarlane IA. Diabet Med. 2005 May; 22 (5): 658–60.
25. Albareda M, Sánchez L, González J, Viguera J, Mestrón A, Vernet A, Vila L. Metabolism. 2009 Sep; 58 (9): 1234–8.
26. Brath H, Lasar D, Buchhäusl I, Kästenbauer T, Binter E. Acta Med Austriaca. 1999; 26 (5): 163–7
27. Canga N, De Irala J, Vara E, Duaso MJ, Ferrer A, Martínez-González MA. Intervention study for smoking cessation in diabetic patients: a randomized controlled trial in both clinical and primary care settings. Diabetes Care. 2000 Oct; 23 (10): 1455–60.

2.5.7 Tabakentwöhnung in der Allgemeinmedizinischen Praxis Aus dem ÖGAM-Konsensus-Statement

Marianne Brodmann

Die ÖGAM hat 2005 in Zusammenarbeit mit dem Nikotininstitut Wien ein Konsensus-Statement zur Raucherentwöhnung in der Allgemeinpraxis erarbeitet, in dem Allgemeinmedizinern eine zentrale Rolle in der Motivation zum Rauchstopp zugeordnet wird.

Schon ein kurzer Rat des Arztes erhöht die Bereitschaft zu einem Raucherentwöhnungsversuch signifikant. In Zusammenarbeit mit dem Nikotininstitut Wien wurde ein praktikabler Leitfaden für eine Kurzintervention durch den Allgemeinmediziner entwickelt, wobei sich der Zeitaufwand auf wenige Minuten beschränkt. Die Beratung wird auf die Bereitschaft des Rauchers/der Raucherin zur Entwöhnung abgestimmt, womit auch das Vertrauensverhältnis zwischen Arzt und RaucherIn weiter aufgebaut wird. Außerdem finden sich eine Übersicht zur Raucherentwöhnungstherapie sowie der zur Verfügung stehenden therapeutischen Möglichkeiten.

Schlüsselrolle des Allgemeinmediziners: Kurzer Rat bewirkt bei 40 % der RaucherInnen einen Entwöhnungsversuch!

EU-weite und globale Kampagnen gegen das Zigarettenrauchen tragen dazu bei, am Image des Rauchens als selbstverständlicher Teil eines selbstbestimmten und „coolen" Erwachsenenlebens zu kratzen. Auch in Österreich werden zunehmend von öffentlicher Seite Schritte gesetzt, das Rauchen einzudämmen.

Der einzelne Raucher aber braucht einen vertrauenswürdigen, zuverlässigen Partner, um sich von seiner Abhängigkeit befreien zu können. Allgemeinmediziner verfügen in der Regel über einen guten und kontinuierlichen PatientInnenkontakt und nehmen damit eine zentrale Nahtstellen-Funktion im Gesundheitssystem ein. Über 70 % aller RaucherInnen gehen zumindest einmal pro Jahr zum Allgemeinmediziner [1].

Der Einfluss, den Allgemeinmediziner auf das Rauchverhalten ihrer PatientInnen ausüben können, wurde bislang eklatant unterschätzt. Die Erfolgsraten einer Raucherentwöhnung ohne Hilfe sind gering. Eine Untersuchung zeigt, dass nur etwa ein Fünftel der RaucherInnen, die einen Entwöhnversuch unternehmen, sich in irgendeiner Form Unterstützung holen [2]. West et al. [3] konnten belegen, dass ein kurzer Rat durch den Arzt bei einer passenden Gelegenheit in 40 % der Fälle die RaucherInnen zu einem Entwöhnversuch motiviert!

Kunze und Mitarbeiter haben bereits vor einigen Jahren gefordert, dass der Raucherberatung und Therapie der gleiche Stellenwert beigemessen werden müsse, wie der Behandlung eines erhöhten Blutdrucks oder Cholesterinspiegels [4]. Untersuchungen zeigen, dass Ärzte 3-mal häufiger beim Rauchverhalten intervenieren, wenn sie davon Kenntnis haben, dass der Patient/die Patientin raucht [5].

Rauchen ist eine Suchterkrankung

Zigarettenrauchen erfüllt alle Kriterien einer Sucht und wurde in die zehnte Auflage der International Classification of Diseases (ICD-10) erstmals als eigenständige Kategorie unter der Bezeichnung „Störungen durch Tabak" (F17) aufgenommen. Auch in der 2. Version der International Classification of Primary Care (ICPC-2) wird Tabakmissbrauch als eigenständige Diagnose angeführt (P17).

Das Lösen aus dieser Abhängigkeit mit der damit einhergehenden Entzugssymptomatik ist, wie bei allen Suchterkrankungen, ein langer Weg. Zu den häufigsten Entzugssymptomen zählen Unruhe, Gereiztheit, Ungeduld, Schläfrigkeit, Durchschlafstörungen, Verwirrtheit, Konzentrationsminderung und Steigerung des Appetits [6].

Kurzintervention als allgemeinärztliche Routinemaßnahme: „Nur drei Minuten Beratung erhöhen die Motivation zum Rauchstopp!"

Der Allgemeinmediziner hat die wichtige Rolle, den PatientInnen in der Erhaltung seiner Gesundheit zu unterstützen und ihm bei wichtigen Veränderungen, die für die Verbesserung seiner Gesundheit entscheidend sind, zu helfen.

Die verschiedenen Phasen bis zur tatsächlichen Verhaltensveränderung

Solange ein Raucher nichts an seinem Rauchverhalten ändern möchte, wird er als sogenannter konsonanter Raucher eingestuft; will er seinen Tabakkonsum reduzieren oder ganz aufhören, zählt er zu den dissonanten Rauchern. In Österreich sind 55 % der RaucherInnen als dissonant einzustufen und wollen etwas an ihrem Verhalten ändern [7].

Prochaska und DiClemente haben ein differenziertes, validiertes Modell entwickelt, das einen hilfreichen Rahmen bietet, die verschiedenen Stadien im Prozess bis zu einer tatsächlichen Verhaltensänderung besser zu verstehen [8].

Der **„Rauchersatellit"** zeigt eindrucksvoll, dass eine Verhaltensänderung im Regelfall schrittweise vonstatten geht:

Zuerst ist der Patient nicht interessiert und nicht willens, eine Veränderung vorzunehmen **(Präkontemplation)**, dann beginnt er über eine Veränderung nachzudenken, alle Vor- und Nachteile abzuwägen **(Kontemplation)**, bis er nach entsprechender Vorbereitung auch tatsächlich diese Veränderung vornimmt und versucht, diese aufrechtzuerhalten (Präparation, Aktion, Aufrechterhaltung). **Rückfälle** sind Teil des Prozesses und

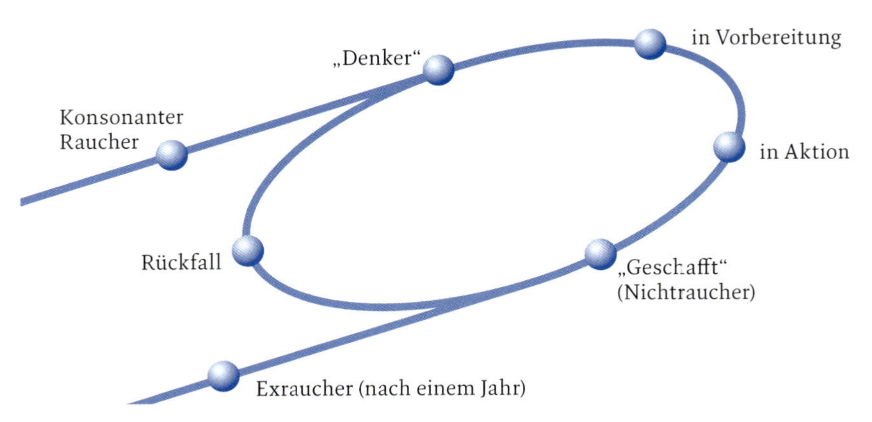

Abb. 10. „Rauchersatellit“: Phasen der Entwöhnung (R. Schoberberger modifiziert nach [9])

werden als Entwicklungsschritt in Richtung erfolgreicher Veränderung gesehen. **Spontane, dauerhafte Verhaltensänderungen hingegen sind die Ausnahme.**

Viele Ärzte haben das Gefühl, dass Ratschläge kaum unmittelbare Erfolgserlebnisse bringen. Gerade die Phasen der Präkontemplation und Kontemplation stellen eine große Herausforderung für den Arzt dar. Es kommt vor, dass RaucherInnen über Jahre hinweg im Stadium der Kontemplation „stecken bleiben“.

Inhalt der Kurzintervention hängt von der Bereitschaft der RaucherInnen zum Rauchstopp ab!

Der Rat des Arztes, das Rauchen aufzugeben, erhöht die Chancen für eine erfolgreiche Raucherentwöhnung [10].

Die Literatur zeigt, dass eine Kurzintervention von drei Minuten reicht, um die Entwöhnungsversuche und Abstinenzrate zu steigern [11]. Diese drei Minuten sollte sich der Allgemeinmediziner für seine rauchenden PatientInnen Zeit nehmen, um ihre Motivation zum Rauchstopp zu erhöhen.

Realistisches Ziel einer Kurzintervention durch den Allgemeinmediziner:

- Evaluation der Bereitschaft der PatientInnen, das Rauchen aufzugeben.
- Mit der Intervention einen Impuls geben, der einen Nachdenkprozess einleitet oder vorantreibt und die Motivation erhöht, bis der Patient selbst zu der Verhaltensänderung (= Rauchstopp) bereit ist.

Sogenannte motivationale Interviewtechniken [12] haben sich als besonders zielführend erwiesen. Ein konfrontativer Stil löst nur Widerstand bei den PatientInnen aus, gut gemeinte Argumente werden abgeblockt. Das Stellen von offenen Fragen, Einfühlungsvermögen, aktives Zuhören und das Stellen einiger Schlüsselfragen regen eher zum Nachdenken an, als der Versuch, mit allen Mitteln zu überzeugen. Die Frage nach persönlichen Gründen hilft den PatientInnen, seine ganz individuelle Motivation für den Rauchstopp herauszufinden.

Zusammenarbeit suchen

Das routinemäßige Erfassen der Rauchgewohnheiten der PatientInnen bei einem geeigneten Anlass und die Evaluation der Bereitschaft, mit dem Rauchen aufzuhören (mit entsprechender Kurzintervention), sollen fixe Bestandteile in der Arzt-PatientInnen-Kommunikation in der Allgemeinarztpraxis sein!

Die Raucherentwöhnungstherapie selbst ist ein komplexes und zeitintensives Aufgabengebiet. Besonders die Betreuung stark abhängiger RaucherInnen und schwieriger Fälle ist in der Regel im täglichen Ablauf des Ordinationsbetriebes nicht möglich.

Allgemeinmediziner sollen sich ein entsprechendes Netzwerk mit anderen Allgemeinmedizinern, Fachärzten, Spitälern, sonstigen Einrichtungen und Apotheken aufbauen, um regional eine Anlaufstelle für Raucherentwöhnung definieren zu können.

Von der Beratung zum RaucherInnen-Entwöhnungsspezialisten

Für Ärzte, die spezielles Interesse haben, sich verstärkt in der Raucherentwöhnung zu engagieren, werden Fortbildungsmöglichkeiten angeboten. Die Österreichische Gesellschaft für Pneumologie (ÖGP) veranstaltet immer wieder Seminare in diesem Bereich.

Spezialeinrichtungen

Es gibt in der Zwischenzeit aber auch schon eine Reihe von spezialisierten Zentren, die sich intensiv und umfassend um entwöhnungswillige RaucherInnen kümmern. Zu nennen wären hier beispielsweise folgende Einrichtungen:

- Nikotininstitut Wien (NIVIE), Tel. (01) 585 85 44 oder www.nicotine-institute.com oder per E-Mail: nicotineinstitute@chello.at
- Niederösterreichisches Nikotininstitut, Tel. 05/0899-6216 (Patricia Schagerl) oder per E-Mail: rauchfrei@noegkk.sozvers.at
- Zusammenarbeit mit den Gebietskrankenkassen und der VADÖB beim Projekt Josefhof (Stmk.), Linzerheim (OÖ).

Als Anlaufstellen für NichtraucherInnenprogramme in allen Bundesländern dienen auch die örtlichen Stellen der Gebietskrankenkassen.

Auch Lungenabteilungen in verschiedenen Krankenhäusern, Diabetesambulanzen, HNO-Abteilungen, kardiologische Abteilungen, einige niedergelassene Fachärzte z. B. Pulmologen und Internisten sowie einzelne Allgemeinmediziner bieten Raucherentwöhnungstherapien an.

RaucherInnen-Entwöhnung in der allgemeinmedizinischen Praxis

Schritt 1: Erfragen des Rauchverhaltens

Günstige Anlässe, um den Patienten/die Patientin auf sein/ihr Rauchverhalten anzusprechen, sind bei einem Erstgespräch oder im Rahmen einer Vorsorgeuntersuchung. Auch akute Erkrankungen, eventuell sogar durch das Rauchen verursacht, bieten eine gute Gelegenheit. PatientInnen mit erhöhtem Risiko, Schwangere und Eltern von Kleinkindern sollten auf alle Fälle nach ihren Rauchgewohnheiten befragt werden. Grundsätzlich kann jeder PatientInnenkontakt dafür genützt werden.

Schritt 2: Dokumentation des Rauchverhaltens

Der aktuelle Status (RaucherIn, Ex-RaucherIn oder NichtraucherIn) wird in der PatientInnenkartei vermerkt.

Schritt 3: Erfragen der Bereitschaft, mit dem Rauchen aufzuhören (Kurzinterview)

In Form der Kurzintervention wird die Bereitschaft des Patienten/der Patientin, das Rauchen aufzugeben, evaluiert. Man sollte aber vermeiden, die PatientInnen zu bedrängen. (Siehe Punkt „Kurzintervention als allgemeinärztliche Routinemaßnahme").

Schritt 4: Kurzberatung

Ist die Bereitschaft, mit dem Rauchen in nächster Zukunft aufzuhören, vorhanden, so wird zusätzlich zur üblichen Anamnese der Fagerström-Test durchgeführt, um den Grad der Abhängigkeit vom Nikotin zu bestimmen. Dieser Test kann rasch und ohne großen Aufwand vom Patienten/von der Patientin alleine ausgefüllt werden.

Als sehr hilfreich hat sich das **Messen des Kohlenmonoxidgehalts** in der Ausatemluft mittels Smokerlyzer erwiesen.

Die Anschaffung eines solchen Gerätes ist empfehlenswert, die Messung erfolgt unkompliziert und sehr rasch und muss nicht zwingend vom Arzt durchgeführt werden (Bezugsadressen im Anhang). Der Vorteil der Kohlenmonoxidmessung besteht darin, dass man dem Patienten/der Patientin neben dem Grad der Abhängigkeit noch einen spezifischen Wert nennen kann, ähnlich den Blutdruck- oder Cholesterinwerten, der direkt beeinflussbar ist.

Man kann noch zusätzliche Befunde erheben, das Institut für Sozialmedizin hat hierfür den „Wiener Standard Raucher-Inventar“ (WSR) entwickelt, der als Grundlage für eine umfassende Erstdiagnostik bzw. Begleitdiagnostik in Zusammenhang mit der Raucherentwöhnung dient [13].

Das Befundblatt mit den Werten aus Fagerström-Test und Kohlenmonoxidmessung kann, unmittelbar oder bei einem nächsten Kontakt, die Entscheidung zum tatsächlichen Rauchstopp beschleunigen oder einleiten.

Auswertung des Fagerström-Test und Kohlenmonoxidwert gibt man dem Patienten/der Patientin idealerweise auf seinem persönlichen Befundblatt in die Hand (Muster im Anhang).

Schritt 5: Erstellen eines Therapieplanes

Das individuelle Rauchverhalten beachten. Um die RaucherInnen besser in der Raucherentwöhnung zu unterstützen, ist es empfehlenswert, das individuelle RaucherInnenverhalten zu erfragen.

Eine grobe Einteilung in Spiegel- und SpitzenraucherInnen hilft, eine gezielte Therapieentscheidung zu treffen. Unter einem **Spiegelraucher** versteht man einen nikotinabhängigen regelmäßigen Raucher, der seinen Nikotinspiegel durch konstantes gleichmäßiges Zigarettenrauchen auf einem gewissen Level hält. Der **Spitzenraucher** verstärkt seinen Tabakkonsum in bestimmten Situationen (in Gesellschaft, unter Stress, etc.).

Wichtig ist es, die auslösenden Situationen für das Zigarettenrauchen bewusst zu machen.

Eine bewährte Methode ist das Führen eines **RaucherInnenprotokolls,** in dem Zeit, Ort und vor allem Anlass zum Zigarettenkonsum, aufgezeichnet über einen bestimmten Zeitraum, eingetragen werden.

Auch **geschlechtsspezifische Unterschiede** dürfen nicht außer Acht gelassen werden. Eine jüngst präsentierte Arbeit von Kössler zeigt, dass Frauen signifikant häufiger zur Bewältigung von Ärger und Stress zur Zigarette greifen, ebenso hat die Gewichtskontrolle einen hohen Stellenwert. Frauen rauchen öfter in Gesellschaft von anderen RaucherInnen, beim Ausgehen und beim Telefonieren. Männer greifen deutlich häufiger zur Zigarette beim Genuss alkoholischer Getränke und beim Autofahren [14].

Ein Symptom, das auf eine sehr hohe Nikotinabhängigkeit hinweist, ist das sogenannte **Nocturnal Sleep Disturbing Nicotine Craving (NSDNC).** Dies beschreibt das nächtliche Aufwachen aufgrund eines großen Verlangens nach einer Zigarette.

Erst nach dem Rauchen von einer oder mehreren Zigaretten ist das Weiterschlafen möglich [15].

Gemeinsam mit dem Patienten/der Patientin legt man nun das **Stoppdatum** fest. Man stellt **Informationsmaterial** zur Verfügung und weist den/die Patient/in darauf hin, seine **Umgebung entsprechend vorzube-**

reiten: Aschenbecher und sonstige Rauchutensilien wegräumen, Familie, Freunde und Arbeitskollegen informieren und eventuell um Unterstützung bitten, usw.

Als **Methoden** stehen den PatientInnen verschiedene Optionen zur Verfügung, die man auch kombinieren kann.

Zu einer effektiven Raucherentwöhnung zählen eine individuelle Beratung und Motivation, Verhaltenstherapie und eventuell eine medikamentöse Therapie.

Eine Beratung kann einzeln oder in Gruppen durchgeführt werden und sollte in regelmäßigen Abständen erfolgen. Für viele angehende Ex-RaucherInnen bietet der Kontakt in einer Gruppe zusätzliche Motivation.

Verhaltenstherapeutische Maßnahmen dienen dazu, neue Strategien zur Bewältigung von Stress, Entzugssymptomatik und Maßnahmen zur Rückfallprophylaxe zu entwickeln. Auch sollen die auslösenden Situationen für das Rauchen erkannt und „verlernt" werden.

Medikamentöse Therapie: Die medikamentöse Therapie unterscheidet sich nicht von der Therapie, die im Kapitel Medikamentöse Therapie behandelt wird. Wir verweisen dorthin.

Schritt 6: Folgekontakte vereinbaren
Idealerweise vereinbart man in der Woche nach dem Stoppdatum den ersten Folgetermin. Besonders in den ersten Wochen ist es wichtig, die PatientInnen ausreichend zu motivieren und Entzugssymptome zu besprechen. Eventuell sollte man überprüfen, ob bei einer Nikotinersatztherapie eine Dosisanpassung nötig ist.

Mittels Kohlenmonoxidmessung kann dem Patienten/der Patientin als zusätzliche Motivation vor Augen geführt werden, wie schlagartig sich sein/ihr Wert gebessert hat. Dieser Wert dient dem Arzt auch als Kontrolle, ob der Patient/die Patientin den Rauchausstieg tatsächlich geschafft hat.

Hat der Patient/die Patientin die Raucherentwöhnung erfolgreich absolviert, verdient er/sie vom Arzt viel Lob und Anerkennung. Es reicht dann, im Rahmen der üblichen Betreuung gelegentlich nachzufragen, ob das Nichtrauchen problemlos beibehalten werden kann.

Rückfallbetreuung

Die meisten Rückfälle passieren innerhalb von 12 Monaten nach dem Entwöhnversuch. Beide, sowohl der Patient als auch der begleitende Arzt, müssen sich vor Augen halten, dass ein oder auch mehrere Rückfälle einen normalen Teil des Veränderungsprozesses darstellen.

Vorsicht ist geboten vor übertriebenen Erwartungen vonseiten Arzt und PatientIn. Der/die PatientIn braucht vor allem Verständnis und Ermunterung, um einen weiteren Versuch in Angriff zu nehmen, von seiner/ihrer Sucht loszukommen. Arzt und RaucherIn sollen gemeinsam nochmals den Behandlungsplan durchgehen und analysieren, welche Faktoren hilfreich und welche weniger hilfreich waren.

Jeder Rückfall ist ein weiterer Lernschritt zum endgültigen Erfolg!

Literatur

1. Kunze M, Schoberberger R, Abelin Th, Gutzwiller F, Keil U, Kruse W, Matthys H. Smoking cessation: consensus in the German speaking countries. Int J Smoking Cessation 1992; 1: 6–9
2. Zhu S, Melcer T, Sun J et al. Smoking cessation with and without assistance: a population based analysis. Am J Prev Med 2000; 18 (4): 305–11
3. West R, McNeill A and Raw M. Smoking Cessation Guidelines for Health Professionals. Thorax 2000; 55: 987–999
4. Kunze M, Schoberberger R, Groman E. Diagnose- und Therapieempfehlung zur Behandlung von Rauchern. Onkologisch spezial. Informationsreihe der Österreichischen Krebshilfe – Krebsgesellschaft, 7. Jahrgang, Nr.4/1999
5. Fiore MC. Smoking cessation. Rockville, Md.: U.S. Dept. of Health and Human Services, Public health Service, Agency for Health Care Policy and Research, Centers for Disease Control and Prevention, 1996. Clinical Practice guideline no. 18; AHCPR publication no. 96–0692
6. Benowitz NL. Drug therapy. Pharmacologic aspects of cigarette smoking and nicotine addiction. N Engl J med 1988; 319 (29): 1318–30
7. Groman E, Bayer P, Kunze U, Schmeiser-Rieder A, Schoberberger R. Diagnostik und Therapie der Tabakabhängigkeit – eine Analyse des Bedarfs in Österreich. Wien med Wschr 2000; 150: 109–114
8. Prochaska JO, Di Clemente CC, Norcross JC. In search of how people change. Applications to addictive behaviors. Am Psychol 1992; 47 (9): 1102–14
9. Raw M, McNeill A and West R. Smoking Cessation Guidelines for Health Professionals – A guide to effective smoking cessation interventions for the health care system. Thorax 1998; 53 (Suppl 5): 1–18
10. Silagy C, Lancaster T, Stead L et al. Nicotine replacement therapy for smoking cessation. The Cochrane Library, Issue 3, 2004
11. Silagy C, Stead LF. Physician advice for smoking cessation. The Cochrane Library, Issue 3, 2004. The Smoking Cessation Clinical Practice Guideline Panel and Staff. The Agency for Health Care Policy and Research smoking cessation clinical practice guideline. JAMA 1996; 275: 1270–1280
12. Miller WR. Motivational interviewing: research, practice and puzzles. Addict Behav 1996; 21 (6): 835–42

13. Schoberberger R, Kunze U, Schmeiser-Rieder A. et al. Wiener Standard zur Diagnostik der Nikotinabhängigkeit: Wiener Standard Raucher-Inventar (WSR). Wiener Med.Wochenschr 1998; 148: 52-64
14. Kössler W, 13th Annual Congress of the European Respiratory Society, Sept. 2003; Vienna, Austria
15. Rieder A, Kunze U, Groman E et al. Nocturnal sleep-disturbing nicotine craving: a newly described symptom of extreme nicotine dependence. Acta Med Austriaca 2001; 28 (1): 21-22

2.5.8 Genderspezifische Aspekte

Gerda Kaiser, Gabriele Fischer

Alle in den zehn Hauptempfehlungen abgegebenen Empfehlungen gelten auch für Raucherinnen, insbesondere die Empfehlung zur Beratung, die in diesem Standard abgegeben wird.

Präambel:
Da für Österreich keine evidenzbasierten epidemiologischen Daten vorliegen, beziehen wir uns auf Publikationen im benachbarten Deutschland bzw. auf internationale Werke.

Tabakabhängigkeit im Lebenszyklus der Frau

Frauen in der Adoleszenz
Bei Jugendlichen zeigt sich bezüglich des Einstiegsalters im täglichen Tabakkonsums eine zunehmende Vorverlagerung. Daten aus Deutschland zeigen auf, dass im städtischen Bereich bis zur Vollendung des 13. Lebensjahres bereits 14,7 % der 15- bis 17-jährigen Mädchen täglich Zigaretten rauchten, bei den 18- bis 24-jährigen Frauen waren es 7,3 %. Bei jungen Männern ist ähnlich wie beim Alter des ersten Tabakkonsums ein vergleichsweise hoher Anteil mit täglichem Nikotinkonsum vor Vollendung des 15. Lebensjahres in der Altersgruppe der 18- bis 24-Jährigen (23,6 %) zu beobachten [1]. In anderen europäischen Ländern gibt es vergleichbare Beobachtungen. Galanti et al. [2] berichten im Rahmen einer in Stockholm durchgeführten prospektiven Untersuchung (N=3019), dass Burschen zwar häufiger und früher rauchen als Mädchen, Mädchen aber eher dazu neigen regelmäßig Zigaretten zu konsumieren und daher abhängig werden.

Die vulnerable Zeit der Adoleszenz bedingt durch physiologische Veränderungen, potenzielle Schwierigkeiten etwa in der Schule und auch im sozialen Umfeld, führt mitunter zu einer erhöhten Prävalenz psychiatrischer Erkrankungen, die mit einem frühen Suchteinstieg verbunden sind (3-5). Angsterkrankungen, Depressionen, ADHS (Attention Deficit Hyperactivtiy Syndrome), Teilleistungsschwächen und Verhaltensauffälligkeiten können in diesem Alter die soziale Entwicklung stark beeinträchtigen und gehen häufig mit dem Beginn einer Tabakabhängigkeit einher. Beispielsweise rauchen Kinder, die an ADHS erkranken, früher und intensiver als andere. Die biologischen Erklärungsansätze bei ADHS weisen auf eine Dysregulation im zentralen Dopaminhaushalt hin [6, 7]. Die Anwendung von Nikotin scheint möglicherweise eine Form der Selbstmedikation zu sein, indem Nikotin zu einer Dopaminausschüttung führt, was für ADHS-PatientInnen meist klinisch „beruhigend" sowie aufmerksamkeits- und konzentrationssteigernd wirkt.

Studienergebnisse weisen aber auch darauf hin, dass Rauchen in der Adoleszenz ein Prädiktor für die Entwicklung von ADHS und anderer psychiatrischer Erkrankungen ist [8]. ADHS wird in den letzten Jahren zunehmend häufiger vor allem bei hyperaktiven Buben diagnostiziert; bei betroffenen Mädchen hingegen imponiert häufig ein anderes klinisches Bild, indem sie eher tagträumerisch vertieft erscheinen und daher im sozialen Kontext seltener auffällig, sodass sie häufiger unerkannt und hypothetisch unterdiagnostiziert bleiben [9, 10].

Frauen im Erwachsenenalter

Rauchen ist in den Industrieländern die häufigste Ursache von Krankheit, Invalidität und vorzeitigem Tod bei beiden Geschlechtern. Obwohl die Folgeerkrankungen wie Arteriosklerose, koronare Herzerkrankungen, chronische obstruktive Lungenerkrankungen, maligne Veränderungen wie Larynx-, Pharynx-, Ösophagus-, Lungen-, Bauchspeicheldrüsen-, Blasen- und Nierenkarzinome bei Männern immer noch häufiger als bei Frauen auftreten, erkranken in den letzten Jahren immer mehr Frauen an den Folgen der Tabakabhängigkeit [11].

Geschlechtsspezifische Unterschiede in der Verstoffwechslung und der Sensitivität zu Nikotin bedingen unterschiedliche Ausprägungen der Folgeerkrankungen bei Tabakabhängigkeit.

Die Entwicklung von „Light"-Zigaretten (geringerer Nikotingehalt), auf die vor allem Frauen ansprechen, haben dazu geführt, dass Frauen tiefere Lungenzüge machen und daher die Schadstoffe viel weiter in die Peripherie der Lunge ziehen, was in einer höheren Inzidenz von kleinzelligen Adenokarzinomen bei Frauen deutlich wird. Frauen, die schon während der Adoleszenz mit dem Rauchen beginnen, entwickeln zudem rascher Lungenerkrankungen, wie COPD [12, 13, 11]. Neben der tieferen Inhalation führt auch die weibliche Hormonausstattung durch Östrogen zu einer rascheren Verstoffwechslung von Nikotin, was ein rascheres Wiederholen des Rauchverhaltens nach sich zieht.

Genderspezifische Lebensbereiche wie Schwangerschaft, die Anwendung von Kontrazeptiva, die Menopause und psychosoziale Belastungsfaktoren sowie auch eine erhöhte psychiatrische Komorbidität mit vor allem affektiven Erkrankungen verkomplizieren häufig die Konsequenzen einer Tabakabhängigkeit bei Frauen. Zahlreiche Studien weisen darauf hin, dass Raucherinnen, die Kontrazeptiva einnehmen, ein deutlich höheres Risiko als Nichtraucherinnen haben, kardiovaskuläre Folgeschäden zu erleiden [14].

Rauchen gilt auch als Risikofaktor für die Entwicklung von Brustkrebs und Cervixkarzinomen [11]. Reynolds et al. [15] berichten, dass bei Frauen, die vor Erreichen des 20. Lebensjahres mit dem Rauchen begonnen hatten, das Risiko an einem Mammakarzinom zu erkranken höher war als bei Nichtraucherinnen. Die Mortalität von an Mammakarzinom erkrankten rauchenden Frauen ist höher als bei nicht rauchenden an Mammakarzinom erkrankten Frauen [16].

Bedingt durch eine Beeinträchtigung der Oozytenreifung und der Spermatogenese ist die Fertilität von rauchenden Frauen und rauchenden Männern im Vergleich zu Nicht-RaucherInnen niedriger [11].

Frauen in der perimenopausalen und postmenopausalen Phase

Das hormonelle Gleichgewicht der Frau wird durch Nikotinkonsum beeinflusst. Untersuchungen zeigten prämenopausal geringere Östrogenkonzentrationen im Harn von Raucherinnen als bei Gesunden [17]. Auch postmenopausal konnten im Vergleich höhere Androgenwerte bei Raucherinnen gefunden werden [18]. Das könnte ein möglicher Erklärungsansatz für die Tatsache sein, dass bei Raucherinnen, die Menopause im Durchschnitt zwei bis drei Jahre früher beginnt und das Risiko, an Osteoporose zu erkranken, deutlich erhöht ist [11].

Spezielle Risikogruppen: Psychiatrische Komorbiditäten

Frauen mit einer psychiatrischen Erkrankung rauchen mehr als psychiatrisch Gesunde [19] – mögliche Erklärungsansätze hierfür sind genetische Faktoren, Rauchen als Selbstmedikationsversuch im Rahmen der psychiatrischen Symptomatik oder Umweltfaktoren, wie Stress, der sowohl Rauchverhalten als auch psychiatrische Symptomatik beeinflussen kann [20, 21]. Tobias et al. [22] berichten, dass es auch deutliche geschlechtsbezogene Unterschiede im Rauchverhalten bei PatientInnen mit psychiatrischen Komorbiditäten gibt, nämlich dass psychiatrisch erkrankte Raucherinnen bei Nikotinkarenz eher mit einer Exazerbation der Symptomatik reagieren als psychiatrisch erkrankte Raucher.

Angststörungen

Angst ist eine der häufigsten psychiatrischen Erkrankungen, wobei Frauen 2-mal so häufig betroffen sind wie Männer. So leiden etwa 10 % der Allgemeinbevölkerung unter Angst in einem behandlungsbedürftigen Ausmaß [23]. Vor allem PatientInnen mit Angststörungen und Panikattacken leiden häufig gleichzeitig an einer Nikotinabhängigkeit. Die Prävalenz der Tabakabhängigkeit bei AngstpatientInnen reicht laut Studien von 19,2 % bis hin zu 56 %, wobei bei der Häufigkeit und Streuung nicht auf Geschlechterunterschiede eingegangen wurde [24, 25]). Replizierte Studienergebnisse haben gezeigt, dass Rauchen ein Prädiktor für den Beginn einer Panikstörung ist, aber nicht umgekehrt [26, 22].

Durch die Nikotinkarenz verursachte Entzugssymptome, wie Angst, Unruhe, depressive Verstimmung, Schlafstörungen und Konzentrationsschwierigkeiten sind auf eine Reduktion des Dopaminspiegels im mesolimbischen System zurückzuführen [27]. Deswegen gehen Entwöhnungsversuche bei psychiatrisch erkrankten Raucherinnen auch häufig mit einer Verschlechterung der Grunderkrankung einher, sodass für diese spezielle Zielgruppe eine andere Herangehensweise zur Raucherentwöhnung erforderlich ist. In einem Review von Aubin [28] wird diskutiert, dass der Entwöhnungszeitpunkt vorsichtig gewählt werden sollte, um Rückfällen vorzubeugen und eine Exazerbation der psychiatrischen Symptomatik zu verhindern und zunächst eher eine Reduktion angestrebt werden sollte. Zeitgleich sollte natürlich die Behandlung der affektiven Erkrankung beginnen.

Depression

Die Depression stellt mit einer Lebenszeitprävalenz von 2–15 % eine sehr häufige Erkrankung dar [29, 30]. Frauen erkranken insgesamt häufiger an affektiven Störungen als Männer, an Depressionen doppelt so häufig. Bei beiden Geschlechtern geht eine Depression in 40–60 % der Fälle mit einer Tabakabhängigkeit einher [31].

Es bestehen deutliche Hinweise, dass das gemeinsame Auftreten von Tabakabhängigkeit und Depression bei Frauen häufiger ist als bei Männern. Beispielsweise erfüllten täglich rauchende Frauen in einer Studie von Husky et al. [32] signifikant häufiger die Kriterien für eine Major Depression als Männer (odds ratio, 2,52 vs. 1,95). Frauen neigen dazu, das Rauchen als eine Methode zur Stressreduktion bei negativen Gefühlen, wie Ärger, Angst, Traurigkeit, Energielosigkeit oder Einsamkeit einzusetzen [33]. Brandon und Baker [34] berichteten, dass Frauen größere Erwartungen haben, dass Rauchen negative Gefühle lindert, und verwenden das Rauchen als Copingstrategie und zur Affektregulation. Raucherentwöhnungsprogramme sollten eine mögliche Rolle der Depression bei der Raucherentwöhnung und beim Rückfallverhalten berücksichtigen [35, 36, 32].

Substanzabhängigkeit
Die Tabakabhängigkeit wird mit einem leichteren Einstieg in den Konsum anderer illegaler Substanzen, vor allem Stimulantien in Verbindung gebracht [37].

Weibliche und männliche RaucherInnen haben eine erhöhte Wahrscheinlichkeit, an einer Alkoholabhängigkeit oder an einer Abhängigkeit von illegalen Substanzen zu erkranken [26]. Zudem belegen sämtliche Untersuchungen im Bereich der substanzgebundenen und ungebundenen Suchterkrankungen (etwa Alkohol, Opiatabhängigkeit, Glücksspiel etc.) die schwere gleichzeitig bestehende und geschlechtsunabhängige Tabakabhängigkeit.

Schizophrenie
Die Lebenszeitprävalenz von Erkrankungen aus dem schizophrenen Formenkreis beträgt 1 %. Frauen und Männer erkranken gleich häufig, jedoch liegt das Ersterkrankungsalter bei Männern (zwischen 15. und 20. Lebensjahr) deutlich vor jenem der Frauen (zwischen 25. und 30. Lebensjahr), was eventuell durch die postulierte neuroprotektive Wirkung der Östrogene erklärbar sein könnte [38]. Nahezu 90 % der PatientInnen, die an dieser Erkrankung leiden, rauchen [39] und das um vieles intensiver als nicht erkrankte Raucher, vermutlich durch verstärkte Inhalation. Offenbar wird die Wirkung von Nikotin als Form der Selbstmedikation genutzt, einerseits um mit Negativsymptomen wie geringem Antrieb und sozialem Rückzug umzugehen, andererseits wird auch diskutiert, dass der Nikotinkonsum unerwünschte Wirkungen von Antipsychotika, wie z. B. extrapyramidaler Symptomatik (EPS) mildert, in dem die antidopaminerge Wirkung der Neuroleptika durch die durch Nikotin herbeigeführte Dopaminausschüttung gemildert wird [20, 21, 40].

Nikotinabstinenz verschlechtert bei Schizophrenie-Patienten wesentliche kognitive Funktionen. Dies gilt speziell für die Daueraufmerksamkeit, die gerichtete Aufmerksamkeit, das Arbeitsgedächtnis, das Kurzzeitgedächtnis und die Wiedergabe aus dem Gedächtnis [41]. Geschlechtsunterschiede wurden bei den an Schizophrenie erkrankten RaucherInnen nicht gefunden, interessant ist jedoch, dass es bei der gesunden Kontrollgruppe vor allem bei Frauen zu kognitiven Verbesserungen aufgrund der Nikotinabstinenz kam.

Im Speichel von an Schizophrenie erkrankten RaucherInnen finden sich höhere Konzentrationen des Nikotinmetaboliten Kotinin als bei psychisch gesunden Rauchern. Hohe Kotinin-Konzentrationen gehen signifikant gehäuft mit den Negativsymptomen Rückzug und soziales Vermeiden einher [42]. Die Vergesellschaftung von Substanzabhängigkeit und der Entwicklung einer Psychose wird durch die hohe Prävalenz von Substanzmissbrauch bei an Schizophrenie Erkrankten unterlegt [43].

Bezüglich des Krebsrisikos an Schizophrenie erkrankten RaucherInnen, herrscht eine widersprüchliche Datenlage. Einige Studien berichten, dass trotz intensiverem Nikotinkonsum das Risiko an Lungenkrebs zu erkranken bei SchizophreniepatientInnen niedriger ist als bei der Allgemeinbevölkerung [44]. Rezentere Ergebnisse weisen allerdings auf ein erhöhtes Karzinomrisiko hin [45].

Essstörungen

Die Prävalenz von Essstörungen wie der Anorexia Nervosa und der Bulimie ist bei Frauen deutlich höher als bei Männern. In der Adoleszenz sind Essstörungen im Sinne der Körperschemastörungen im Lichte der Idealisierung des Schlankseins bei Mädchen ein Risikofaktor für den Beginn des Nikotinkonsums [46]. Nikotin erhöht die Stoffwechselaktivität, damit kommt es zu einem höheren Energieverbrauch, sodass Rauchen zur Gewichtsregulation eingesetzt wird. Zusätzlich dürfte auch eine Appetithemmung durch Noradrenalin und Serotoninfreisetzung im Zentralnervensystem eine Rolle spielen [47]. Eine Nikotinkarenz führt durch Veränderung des Grundumsatzes grundsätzlich zu leichter Gewichtszunahme – erwiesenermaßen ist das ein Grund, der Frauen davon abhält, mit dem Rauchen aufzuhören und ein Hauptauslöser für einen Rückfall nach erfolgter Entwöhnung [48].

Ein besonderes Augenmerk sollte der Adipositas zukommen, welche ebenfalls mit dem Rauchen vergesellschaftet ist. Eine bei rund 4600 Frauen in den USA durchgeführte Studie berichtet von einer starken Assoziation zwischen Depression und Adipositas bei Frauen im Alter zwischen 40 und 65. Verhaltensmuster wie zu wenig körperliche Bewegung und die Zufuhr hochkalorischer Nahrung wurden durch die depressive Symptomatik verstärkt [49]. Somit finden sich bei depressiven Frauen mehrere Risikofaktoren für andere gesundheitliche Probleme, die einander negativ beeinflussen können. Maßnahmen zur Behandlung von Tabakabhängigkeit und Depressionen sollten auch die Adipositas berücksichtigen.

Therapie der Tabakabhängigkeit

Alle in den zehn Hauptempfehlungen abgegebenen Empfehlungen gelten auch für Raucherinnen, insbesondere die Empfehlung zur Beratung, die in diesem Standard abgegeben wird.

Trotz bekannter genderspezifischer Unterschiede z. B. im Rauchverhalten und in der Metabolisierung von Nikotin [50], besteht ein Mangel an Studien zur Raucherentwöhnung, die genderspezifische Ergebnisse beinhalten [51].

Nikotinersatztherapie

Nikotinersatztherapie gilt als eine effektive Behandlungsform der Tabakabhängigkeit und sollte den Patientinnen empfohlen werden = Evidenzstärke A

Der Bereich der Nikotinersatztherapie umfasst verschiedene Darreichungsformen wie Nikotinpflaster, Nikotinkaugummi, Nikotininhalator, Nikotinspray und Nikotinmicrotabs [52]. Nikotinersatztherapie ist bei Männern erfolgreicher als bei Frauen [48]. Frauen benötigen aufgrund des rascheren Abbaus von Nikotin höhere Dosierungen als Männer, um den gleichen Nutzen der Nikotinersatztherapie zu gewährleisten, was aber aufgrund von mangelndem Wissen häufig nicht berücksichtigt wird [50]. Vor allem wenn sie orale Kontrazeptiva einnehmen, metabolisieren Frauen Nikotin rascher als Männer. Als mögliche weitere Ursache für die Schwierigkeiten bei der Nikotinersatztherapie von Frauen werden stärkere Entzugsbeschwerden und geringere Compliance im Vergleich zu Männern angegeben. Eine verhaltenstherapeutisch orientierte Therapie als Ergänzung wird unter anderem zur Vorbeugung einer Gewichtszunahme oder zur Unterstützung beim Umgang mit negativen Gefühlen von Frauen als hilfreich erlebt. Vor allem während der Stabilisierungsphase können Frauen davon profitieren und nehmen solche Maßnahmen bereitwilliger an als Männer. [48].

Bjornson et al. [53] untersuchten genderspezifischen Unterschiede der Nikotinabstinenz bei 3923 TeilnehmerInnen (1475 davon waren Frauen). Sowohl die männlichen wie auch die weiblichen PatientInnen erhielten eine 12-wöchige verhaltenstherapeutisch orientierte Gruppentherapie und Nikotinersatztherapie (Nikotinkaugummi). Die Abstinenz wurde mit CO-Messung, Speichelkotininmessung und durch Selbstbeobachtung des Rauchverhaltens der TeilnehmerInnen verifiziert. Es konnte nachgewiesen werden, dass Frauen eine signifikant höhere Rückfallsrate aufwiesen. Prädiktoren für das Gelingen einer Dauerabstinenz waren unter anderem ein niedriger Speichelkotininwert, ein höheres Ausbildungsniveau und längere

Abstinenzzeiten in der Vergangenheit. Ein möglicher Zusammenhang von Dauerabstinenz und Ausbildung wurde auch von Pierce at al. [54] beschrieben.

Psychopharmakatherapie
Ein weiterer pharmakologischer Therapieansatz ist die Raucherentwöhnung mithilfe von trizyklischen Antidepressiva wie Bupropion oder speziell entwickelten Arzneimitteln wie Vareniclin.

Bupropion ist eine effektive Behandlungsform der Tabakabhängigkeit und soll den Raucherinnen empfohlen werden = Evidenzstärke A

Bupropion stimuliert als selektiver Dopamin-Noradrenalin-Wiederaufnahmehemmer durch Erhöhung des Dopaminspiegels Belohnungseffekte und reduziert damit auch die Entzugsproblematik. Bupropion erhöht die Abstinenzrate deutlich gegenüber Placebo [55]. Ein methodisch differenziertes Studiendesign, das geschlechtsspezifische Beurteilungen erlauben würde, liegt nicht vor. Da Frauen im Nikotinentzug häufig an depressiver Stimmung leiden, könnte sich die antidepressive Wirkung von Bupropion als potenzieller Vorteil erweisen [56].

Vareniclin ist ebenfalls eine effektive Behandlungsform der Tabakabhängigkeit und soll den Raucherinnen empfohlen werden = Evidenzstärke A

Jüngste Fallberichte befassen sich mit dem Auftreten von Suizidgedanken und Depressionen im Rahmen der Nikotinentzugsbehandlung mit Vareniclin [57]. Aufgrund der zwei Variablen Depressivität und Tabakabhängigkeit ist durch Wegfallen des Dopamin-Releases bei Nikotinkarenz eine eventuell vorhandene Depression nicht mehr maskiert; der Rückschluss, dass Vareniclin bis zum Suizid führen kann, ist in diesem Zusammenhang nicht berechtigt, denn vielmehr gilt die Notwendigkeit begleitende affektive Symptome zu berücksichtigen und entsprechende Maßnahmen zu setzen – Frauen sind signifikant häufiger an affektiven Störungen erkrankt als Männer und bedürfen in diesem Zusammenhang besonderer Aufmerksamkeit. Diese Beobachtungen unterstreichen den dringenden Bedarf an weiteren Untersuchungen, vor allem mit psychiatrisch erkrankten Nikotinabhängigen, da ja gerade diese PatientInnengruppe eine Hochrisikopopulation für Suizide darstellt [58].

Andere in der Literatur diskutierte Interventionen zur Therapie der Tabakabhängigkeit
Einzelne Studien beschäftigen sich auch mit materiellen bzw. finanziellen Anreizen im Rahmen der Therapie der Tabakabhängigkeit. Ein Cochrane Review [59] beschreibt 17 randomisiert-kontrollierte Studien zu diesem Thema. Als Belohnung für den Rauchstopp wurden Gutscheine, Lose oder Bargeld eingesetzt. In manchen Studien wurden auch die Teilnahme und Compliance belohnt.

Die Angaben zur Nikotinabstinenz wurden mithilfe biochemischer Methoden verifiziert. Fünf Studien boten Nikotinersatztherapie an, in acht Studien kam ein multimodales Therapieprogramm zum Einsatz. Der Behandlungserfolg der Interventionsgruppen unterschied sich nicht signifikant von den Kontrollgruppen. Langzeitabstinenzraten verbesserten sich durch die materiellen Anreize ebenfalls nicht. Genderspezifische Aspekte wurden nicht näher erläutert, eine Erklärung dafür könnte unter anderem die kleinen Fallzahlen sein. Zusammenfassend wird diskutiert, dass die gute Rekrutierungsquote mit einer Erhöhung der Zahl der langfristig Nikotinabstinenten einhergehen könnte.

Ausblick

Die Tabakentwöhnungstherapie gewinnt zunehmend an Bedeutung und ist eine Herausforderung für viele medizinische Disziplinen - ein multiprofessioneller Zugang zu Diagnostik und Therapie mit Remunerierung durch die Kostenträger wäre ein optimierter Behandlungsansatz. Eine moderne State-of-the-art-Therapie inkludiert auch den geschlechtssensiblen und geschlechtsspezifischen Behandlungsaspekt [60].

Angefangen mit der Oozytenreifung über die Entwicklung des Feten im Mutterleib, dem Schwangerschaftsverlauf, der neuropsychologischen Entwicklung der Kinder, Menopause und postpartal sind sämtliche Lebensphasen der Frau mit Tabakabhängigkeit beeinflusst. Vor allem junge Raucherinnen im gebärfähigen Alter, die Kontrazeptiva einnehmen, müssen über die assoziierten Risikofaktoren des Nikotinkonsums aufgeklärt werden (z. B. juveniler Insult).

Allen voran muss den affektiven Störungen im Lebenszyklus der Frau Augenmerk zukommen. Vor dem Nikotinentzug sollte das Vorliegen einer depressiven Begleitsymptomatik untersucht und im Rahmen der Behandlung der Tabakabhängigkeit berücksichtigt werden. Frauen haben eine höhere Lebenszeitprävalenz an affektiven Erkrankungen und Untersuchungen belegen, dass depressive Episoden eher in Phasen der Mehrfachbelastung auftreten. Haushalt, Beruf und Kindererziehung, die Frauen oft als Alleinerzieherinnen bewerkstelligen, schaffen solche Voraussetzungen. Beratung im Rahmen der Raucherentwöhnungstherapie zu genderspezifischen Themen beeinflusst das Therapie-Outcome positiv und sollte berücksichtigt werden [61]. So sollten zum Beispiel prämenstruell und während der Menstruation auftretende stärkere Nikotin-Cravings und Entzugsbeschwerden, wie Hunger, Beeinträchtigung der Konzentration etc. [62], Beachtung geschenkt werden, um Rückfällen vorzubeugen. Im Rahmen der Therapie ist eine Erarbeitung von Copingstrategien diesbezüglich sinnvoll.

Wie sehr eine Tabakabhängigkeit während der Gravidität zum nachteiligen postpartalen Outcome des Neugeborenen führt, ist zahlreich belegt. Selbst die Dauer des neonatalen Entzugssyndroms (fetal tabacco syndrome) wird negativ beeinflusst [63]. Das optimale Management der Tabakabhängigkeit in der Schwangerschaft würde das Zusammenwirken eines multidisziplinären Teams von Allgemeinmedizinern, Gynäkologen, Pädiatern und Psychiatern erfordern, sodass Informationen zu möglichen Gesundheitsschäden, die durch Rauchen bei Schwangeren und beim Fötus auftreten können, integraler Bestandteil der Schwangerschaftsvorsorge werden, denn ca. 20 % der starken Raucherinnen bleiben dies auch während der Gravidität [64].

Mit der zunehmenden Überalterung unserer Gesellschaft verbringen zunehmend mehr Frauen einen wesentlichen Lebensabschnitt in der Menopause – ein verfrühtes Eintreten dieser durch Nikotinkonsum führt zu einer Reihe frühzeitig einsetzender Altersmerkmale (von Falten bis hin zu Osteoporose), sodass ein genereller Public-Health-Aspekt als integraler Bestandteil der Medizin im Sinne der Prävention hier betont werden soll.

Informationsdefizite bestehen jedoch bei beiden Geschlechtern bezüglich Infertilität und Folgeerkrankungen [11].

Ein weiterer zentraler Aspekt der genderspezifischen Therapie der Tabakabhängigkeit sollte die Diagnose der psychiatrischen Komorbiditäten und deren Behandlung sein. Besonders wichtig erscheint daher eine aktive Einbindung von FachärztInnen für Psychiatrie und natürlich auch hinsichtlich der jüngeren Erkrankten von FachärztInnen der Kinder- und Jugendpsychiatrie. Die Erhebung somatischer und psychiatrischer Symptome sollte am Beginn, während und nach erfolgreicher Therapie Teil der Behandlung sein, dies im Sinne des bio-psychsozialen Krankheitsmodells [62, 32].

Literatur

1. Kraus L, Rösner S, Baumeister SE, Pabst A, Steiner S. Epidemiologischer Suchtsurvey 2006. Repräsentativerhebung zum Gebrauch und Missbrauch psychoaktiver Substanzen bei Jugendlichen und Erwachsenen in Berlin. München, 2008 (IFT-Berichte Bd. 167).
2. Galanti MR, Rosendahl I, Post A, Gilljam H. Early gender differences in adolescent tobacco use- The experience of a Swedish cohort Scandinavian. Journal of Public Health, 2001; 29 (4): 314–317.
3. Franke A, Winkler K. (2001). Störungen durch psychotrope Substanzen. In: Franke A, Kämmerer A. Klinische Psychologie der Frau. Göttingen: Hogrefe, S. 93–142.
4. Costello EJ, Mustillo S, Erkanli A, Keeler G, Angold A. Prevalence and Development of Psychiatric Disorders in Childhood and Adolescence. Arch Gen Psychiatry. 2003; 60: 837–844.
5. Marshall J. Alcohol and drug misuse in women. In Kohen D. Women and Mental Health: Routledge, London 2000.
6. Wilens TE, Biederman J, Spencer TJ, et al. A pilot controlled clinical trial of ABT-418, a cholinergic agonist, in the treatment of adults with attention deficit hyperactivity disorder. Am J Psychiatry. 1999; 156: 1931-1937.
7. Biederman J. Attention-deficit/hyperactivity disorder: a selective overview. Biol Psychiatry. 2005; 57 (11): 1215–20.
8. Upadhyaya HP, Deas D, Brady KT, Kruesi M. Cigarette smoking and psychiatric comorbidity in children and adolescents. J Am Acad Child Adolesc Psychiatry. 2002 Nov; 41 (11): 1294–305.
9. Biederman J, Mick E, Faraone SV, Braaten E, Doyle A, Spencer T, Wilens TE, Frazier E, Johnson MA. Influence of gender on attention deficit hyperactivity disorder in children referred to a psychiatric clinic Am J Psychiatry. 2002; 159 (1): 36–42.
10. Döpfner M, Breuer D, Wille N, Erhart M, Ravens-Sieberer U and the BELLA study group. How often do children meet ICD-10/DSM-IV criteria of attention deficit-/hyperactivity disorder and hyperkinetic disorder? Parent-based prevalence rates in a national sample – results of the BELLA study. European Child & Adolescent Psychiatry, 2008; 17 (1): 59–70.Farley TM, Meirik O, Chang CL, Poulter NR. Combined oral contraceptives, smoking, and cardiovascular risk. J Epidemiol Community Health, 1998; 52 (12): 775–85.
11. Mackay J, Amos A. Women and Tobacco. Respirology, 2003; 8 (2): 123-30.
12. Payne S. "Smoke like a man, die like a man"?: a review of the relationship between gender, sex and lung cancer. Social Science & Medicine, 2001; 53: 1067–80.

13. Samet JM, Yoon S, editors. Women and the Tobacco Epidemic: Challenges for the 21st Century [monograph on the Internet]. Canada: WHO, 2001 [cited 22 June 2007]. Available from: http://www.who.int/tobacco/media/en/WomenMonograph.pdf. WHO. Women and the tobacco Epidemic-challenges for the 21st Century, 2001 http://www.who.int/tobacco/health_impact/women/en/
14. Farley TM, Meirik O, Chang CL, Poulter NR. Combined oral contraceptives, smoking, and cardiovascular risk. J Epidemiol Community Health, 1998; 52 (12): 775–85.
15. Reynolds P, Hurley S, Goldberg DE, Anton-Culver H, Bernstein L, Deapen D, Horn-Ross PL, Peel D, Pinder P, Ross RK, West D, Wright WE, Ziogas A. Active Smoking, Household Passive Smoking, and Breast Cancer: Evidence From the California Teachers Study. JNCI Journal of the National Cancer Institute, 2004; 96 (1): 29–37.
16. Fentiman IS, Allen DS, Hamed H. Smoking and prognosis in women with breast cancer. International Journal of Clinical Practice, 2005; 59 (9): 1051–54.
17. MacMahon BE, Trichopoulos D, Cole P et al. Cigarette smoking and urinary estrogens. N Engl J Med, 1982; 307: 1062–5.
18. Khaw K-T, Tazuke S, Barrett-Connor E. Cigarette smoking and levels of adrenal androgens in postmenopausal women. N Engl J Med, 1988; 318: 1705–9.
19. Lasser K, Boyd JW, Woolhandler S, Himmelstein DU, McCormick D, Bor DH. Smoking and Mental Illness. A Population-based Prevalence Study. JAMA, 2000; 284 (20): 2606–10.
20. Dalack GW, Healy DJ, Meador-Woodruff JH. Nicotine dependence and schizophrenia: clinical phenomenon and laboratory findings. Am J Psychiatry, 1998; 155: 1490–1501.
21. Ziedonis DM, George TP. Schizophrenia and nicotine use: report of a pilot smoking cessation program and review of neurobiological and clinical issues. Schizophr Bull. 1997; 23: 247–254.
22. Tobias M, Templeton R, Collings S. How much do mental disorders contribute to New Zealand's tobacco epidemic? Tobacco Control, 2008; 17: 347–350.
23. Perkonigg A, Wittchen HU. (1995): Epidemiologie von Angststörungen. In: Kasper, S.; Möller H.-J. (Hrsg.): Angst- und Panikerkrankungen. Fischer, Jena Stuttgart, 137–156.
24. Breslau N, Klein DF. Smoking and panic attacks: an epidemiological investigation. Arch Gen Psychiatry, 1999; 56: 1141–7.
25. Kalman D, Baker Morissette S, George TP. Co-Morbidity of Smoking in Patients with Psychiatric and Substance Use Disorders. The American Journal on Addictions, 2005; 14: 106–123.

26. Breslau N. Psychiatric comorbidity of smoking and nicotine dependence. Behav Genet, 1995; 25: 95–101.
27. Hughes JR, Stead LF, Lancaster T. Antidepressants for smoking cessation. Cochrane Database of Systematic Reviews 2007; 1. Art. No.: CD000031. DOI: 10.1002/14651858.CD000031.pub3.
28. Aubin HJ. Management of emergent psychiatric symptoms during smoking cessation. Curr Med Res Opin. 2009; 25 (2): 519–25.
29. Ustun TB, Ayuso-Mateos JL, Chatterji S, Mathers C, Murray CJ. Global burden of depressive disorders in the year 2000. Br J Psychiatry. 2004; 184: 386–92.
30. Ustun TB. Cross-national epidemiology of depression and gender. J Gend Specif Med. 2000; 3 (2): 54–58.
31. Kessler RC, Chiu WT, Demler O, Walters EE. Prevalence, Severity, and Comorbidity of 12-Month DsM-IV Disorders in the National Comorbidity Survey Replication. Archives of General Psychiatry, 2005; 62: 617–627.
32. Husky MM, Mazure CM, Paliwal P, McKee SA. Gender differences in the comorbidity of smoking behavior and major depression. Drug Alcohol Depend, 2008; 93 (1–2): 176–179.
33. Carmody TP. Affect regulation, nicotine addiction, and smoking cessation. J Psychoactive Drugs, 1989; 21 (3): 331–42.
34. Brandon TH, Baker TB. The Smoking Consequences Questionnaire: The Subjective Expected Utility of Smoking in College Students Psychological Assessment. A Journal of Consulting and Clinical Psychology, 1991; 3: 484–491.
35. Glassman AH, Helzer JE, Covey LS, Cottler LB, Stetner F, Tipp JE, Johnson J.Smoking, smoking cessation, and major depression. JAMA, 1990; 264: 1546–9.
36. Kendler KS, Neale MC, Maclean Cj, Heath AC,Eaves LJ, Kessler RC. Smoking and major depression: a causal analysis. Arch Gen Psychiatry, 1993; 50 (1): 36–43.
37. Weinberger AH, Sofuoglu M. The impact of cigarette smoking on stimulant addiction. Am J Drug Alcohol Abuse, 2009; 35 (1): 12–7.
38. Canuso CM, Pandina G. Gender and schizophrenia. Psychopharmacol Bull, 2007; 40 (4): 178–90.
39. Lohr JB, Flynn K. Smoking and schizophrenia. Schizophrenia Research, 1992; 8 (2): 93–102.
40. Salokangas RK, Honkonen T, Stengård E, Koivisto AM, Hietala J. Cigarette smoking in long term schizophrenia. Eur Psychiatry, 2006; 21 (4): 219–223.
41. George TP, Vessicchio JC, Termine A, Sahady DM, Head CA, Pepper WT, Kosten TR, Wexler BE. Effects of Smoking Abstinence on Visuospatial

Working Memory Function in Schizophrenia. Neuropsychopharmacology, 2002; 26 (1): 75–85.
42. Strand JE, Nybäck H.Tobacco use in schizophrenia: a study of cotinine concentrations in the saliva of patients and controls. European Psychiatry, 2005:(20): 50–54.
43. Winklbaur B, Ebner N, Sachs G, Thau K, Fischer G. Substance abuse in patients with schizophrenia. Dialogues Clin Neurosci, 2006; 8 (1): 37–43.
44. Dervaux A, Laqueille X. Smoking and schizophrenia: epidemiological and clinical features. Encephale, 2008; 34 (3): 299–305.
45. Levav I, Kohn R, Barchana M, Lipshitz I, Pugachova I, Weizman A, Grinshpoon A. The risk for cancer among patients with schizoaffective disorders. J Affect Disord. 2009114 (1–3): 316–20.
46. Stice E, Shaw H. Prospective Relations of Body Image, Eating, and Affective Disturbances to Smoking Onset in Adolescent Girls: How Virginia Slims. Journal of Consulting and Clinical Psychology, 2003; 71 (1): 129–135.
47. Uchtenhagen A, Zieglgänsberger W. Suchtmedizin, Konzept, Strategien und therapeutisches Management. Urban & Fischer, München, Jena 2000.
48. WHO. Women and the tobacco Epidemic-challenges for the 21st Century, 2001 http://www.who.int/tobacco/health_impact/women/en/ (download 2. Feber 2009)
49. Simon GE, Ludman EJ, Linde JA, Operskalski BH, Ichikawa L, Rohde P, Finch EA, Jeffery RW. Association between obesity and depression in middle-aged women. Gen Hosp Psychiatry. 2008; 30 (1): 32–39.
50. Benowitz NL, Hatsukami D. Gender differences in the pharmacology of nicotine addiction. Addiction Biology, 1998; 3 (4),383–404.
51. Piper ME, Fox BJ, Welsch SK, Fiore MC, Baker TB. Gender and racial/ethnic differences in tobacco-dependence treatment: a commentary and research recommendations. Nicotine & Tobacco Research, 2001; 3 (4): 291–297.
52. Stead LF, Perera R, Bullen C, Mant D, Lancaster T. Nicotine replacement therapy for smoking cessation. Cochrane Database of Systematic Reviews 2008; 1. Art. No.: CD000146. DOI: 10.1002/14651858.CD000146.pub3.
53. Bjornson W, Rand C, Connett J E, Lindgren P, Nides M, Pope F, Buist A S, Hoppe-Ryan C, O'Hara P. Gender differences in smoking cessation after 3 years in the Lung Health Study. American Journal of Public Health, 1995; 2: 223–230.

54. Pierce JP, Fiore MC, Novotny TE, Hatziandreu EJ, Davis RM. Trends in cigarette smoking in the United States: educational differences are increasing. JAMA, 1989; 261: 56-60.
55. Hurt RD, Sachs DP, Glover ED, Offord KP, Johnston JA, Dale LC, Khayrallah MA, Schroeder DR, Glover PN, Sullivan CR, Croghan IT, Sullivan PM. A comparison of sustained-release bupropion and placebo for smoking cessation. N Engl J Med, 1997; 337 (17): 1195-202.
56. Dale LC, Glover ED, Sachs DP, Schroeder DR, Offord KP, Croghan IT, Hurt RD. Buproprion for smoking cessation: predictors of successful outcome. Chest, 2001; 119: 1357-1364.
57. Lasser KE, Boyd JW. Varenicline and smokers with mental illnesses. Lancet. 2008; 372 (9645): 1218-9.
58. Lasser K, Boyd JW, Woolhandler S, Himmelstein DU, McCormick D, Bor DH. Smoking and Mental Illness. A Population-based Prevalence Study. JAMA, 2000; 284 (20): 2606-10.
59. Cahill K, Perera R Competitions and incentives for smoking cessation. Cochrane Database of Systematic Reviews, Issue 3. Art. No.: CD004307. DOI: 10.1002/14651858. CD00 4307.pub3. 2008
60. Metz V., Radler D., Fischer G.: Geschlechtsunterschiede in der Psychopharmakologie – Gendermedizin in der Psychiatrie. Psychiatrie & Psychotherapie, 2009; 2/4: 64-69
61. Perkins, Kenneth A. Smoking Cessation in Women: Special Considerations, Review Article. CNS Drugs, 2001; 15 (5): 391-411.
62. Gritz ER, Nielsen IR, Brooks LA. Smoking cessation and gender: The influence of physiological, psychological and behavioral factors. J Am Med Womens Assoc, 1996; 51 (1): 35-42.
63. Winklbaur B., Baewert A., Jagsch R., Rohrmeister K., Aeschbach Jachman C., Thau K., Fischer G.: Association between prenatal tobacco exposure and neonatal outcomes of opioid maintained pregnant women and how to handle it. European Addiction Research, 2009; 15: 150-156
64. Metz V, Fischer G (2009) Sex and gender in addiction research and therapy. In: I. Klinge, C. Wiesemann (eds) Sex and Gender in Biomedicine, Theories, Methodologies, Results. Göttinger Universitätsverlag. In press

2.5.9 Tabakentwöhnung bei Adipositas und Metabolischem Syndrom

Hermann Toplak, Barbara Angela Schmid, Helmut Brath

Derzeit reichen die Daten nicht aus, um eine strikte klinische Empfehlung für ein effektives Programm auszusprechen. Trotzdem ist es wichtig, die eventuelle Gewichtszunahme bei Rauchstopp ins therapeutische Kalkül zu ziehen, da eine befürchtete Zunahme oft der Grund für einen fehlenden Rauchstoppversuch ist und eine reelle Gewichtszunahme oft der Grund für das Scheitern eines sonst erfolgreichen Rauchstopps ist.

Hintergründe

Gewichtszunahme und zunehmende Körperverfettung sind an sich Begleiterscheinungen des „natürlichen Alterns". Jeder Gewichtszunahme und Fettspeicherung folgt eine Aktivierung metabolischer Vorgänge. Dabei ist heute bekannt, dass das viszerale Fett eine weit höhere metabolische Aktivität entfacht als das subkutane, das damit weniger Beitrag zum „Fettfluss" leistet. Dieser vermehrte Fettfluss führt aber wiederum zu dem Risiko-Cluster Metabolisches Syndrom. An sich ist eine geschätzte moderate Gewichtszunahme von 0,3 bis 0,5 kg/Jahr in unseren Breiten als durchschnittlich zu betrachten. Die Langzeit-Problematik besteht darin, dass in einer ständig älter werdenden Bevölkerung massive Auswirkungen auf die Gesundheit zu erwarten sind.

Hinter der Gewichtszunahme steckt das Nahrungsüberangebot, sowohl was die Menge als auch die 24-Stunden-Verfügbarkeit von Nahrung betrifft. Dahinter stecken aber auch andere Determinanten wie Stressfaktoren, die auf unterschiedliche Menschen mit ihren psychischen Grundgegebenheiten treffen und kompensatorische Mechanismen wie „gesteigerten Appetit", „Lust auf Essen", „Belohnung", „binge eating" und andere Varianten der Suchtphänomene auslösen.

Gemeinsam ist all diesen Faktoren, dass sie umso mehr auftreten, je mehr wir unter Druck stehen, vor allem wenn wir das Gefühl haben, nicht ganz standhalten zu können. Interessanterweise treten die verschiedenen Süchte oft beim gleichen Menschen, in verschiedenen Lebensphasen unterschiedlich ausgeprägt auf.

Arten der Gewichtszunahme und die Ursachen

Menschen mit stabilem Gemüt neigen dazu kontinuierlich zuzunehmen, selten viel in kurzer Zeit und so sammelt sich das Gewicht einfach immer mehr an, häufig erst vom Partner oder Bekannten bemerkt und kommentiert.

Demgegenüber nehmen Menschen mit emotionalerer, eventuell auch labilerer Gemütslage als Reaktion häufig „stufenartig" zu. Sie haben Phasen der Gewichtsstabilität, die oft Jahre dauern, abgelöst von Phasen der akuten Gewichtszunahme, die ihnen dann meist auch selbst dramatisch vorkommt und häufig schnell mit Schuldgefühlen kombiniert wird.

Suchtpotenziale kommen in beiden Formen vor, vor allem, wenn ein Mehrfaches der zu erwartenden Gewichtszunahme in einem Beobachtungszeitraum von einigen Monaten oder Jahren zu erkennen ist.

Ernährung, Fettspeicherung und Suchtmittel, Depression

Es ist weitgehend unbekannt, ob Suchtmittelgenuss und gesteigertes Essen einfach parallel vorkommen und eventuell vergleichbare Ursachen haben oder direkt voneinander anhängig sind.

Viele Menschen mit Übergewicht und Adipositas, besonders aber jene mit den erwähnten Heißhungerattacken aller Art, zeigen zumindest milde bis mäßige Symptome „larvierter" (nicht aufs erste erkennbarer) Depressionsformen bzw. Übergänge zu manifester Depression. Interessant ist, dass die in Stoffwechselambulanzen beobachteten Depressionsformen gerade bei PatientInnen mit Adipositas oder Diabetes mellitus mit Non-Compliance ohne vordergründige Depression gefunden werden, was sich vom klassischen Depressiven, der einen Psychiater aufsucht, unterscheidet.

Alle latent vorhandenen und manifesten Depressionen sind im Winter, insbesondere bei Mangel an Licht und z. B. nebeligen, „bedrückenden" Wetterlagen stärker ausgeprägt und führen wiederum zu anfallsartigen Ess-Attacken, aber auch das basale Einkaufsmuster des Sommers (mehr Obst und Gemüse, „leichtere Speisen") wird durch ein Winter-Muster abgelöst (höher kalorisch, süßere und fettere Speisen), und das bei den meisten Menschen.

Begleitende Depressionen bedingen Adipositas und erschweren Therapie

Sind Menschen depressiv, so steigert sich der natürliche Trend zur Gewichtszunahme besonders bei jenen, die an sich schon zur Zunahme neigen. Schlanke nehmen in der Depression häufig ab, wie auch sonst in Stresszuständen.

Eine Studie an Adoleszenten zeigte, dass eine basale Depression die Wahrscheinlichkeit der Entstehung einer Adipositas im Beobachtungszeitraum verdoppelt [1], was wohl auch in diesem Alter bereits mit einem Rückzug aus dem Alltagsleben zu tun hat.

Aus unserer Erfahrung ist aber auch gerade jede Therapie einer Adipositas fast unmöglich, wenn eine manifeste Depression vorliegt, auch wenn sie als solche nicht erkannt wird. Die Fähigkeit „aktiv" an Probleme heranzugehen wird gemindert, zu viel erfolgt unbewusst, wird nicht wahrgenommen, hat vielleicht einfach auch keine Priorität.

Stellenwert von Rauchen in Gewicht und Adipositas

Vor allem für Frauen ist Rauchen oft ein Versuch, ihr Gewicht zu kontrollieren. Frauen rauchen vor allem in Situationen, die von ihnen als Stress erlebt werden und oft ist ihre Motivation zu rauchen durch den Faktor Gewichtskontrolle bedingt, wobei vor allem auch Frauen, nachdem sie aufgehört haben zu rauchen, deutlich mehr Gewicht zunehmen als Männer [2–4].

Jedenfalls greift Rauchen über die nikotinbedingte Ausschüttung von Neurotransmittern und Endorphinen in die Steuerung des Dopaminstoffwechsels ein und sorgt unter anderem für eine belohnende Wirkung. Bei der Nikotinentwöhnung kann dann der Appetit auf Serotoninspiegel erhöhende Lebensmittel gesteigert sein (z. B. leicht resorbierbare Zucker und Schokolade). Nikotin dämpft den Appetit, sodass nach Tabakentwöhnung der Appetit und die Nahrungsaufnahme erhöht sein können [5, 6].

Darüber hinaus vermindert Nikotin auch die Lipoproteinlipaseaktivität und erhöht die Lipolyse, sodass Tabakentwöhnung und gleichbleibende Energiezufuhr leichter zu einer Ansammlung von Körperfett beitragen können [7, 8]. Gleichzeitig verursacht Nikotin über die Erhöhung des Grundumsatzes einen Mehrverbrauch an Energie – konsequenterweise senkt Tabakentwöhnung den Energieumsatz [9].

Der Erfolg einer Rauchabstinenz kann schließlich jedenfalls durch Ausbleiben einer Gewichtszunahme günstig beeinflusst werden [10–12].

Da auch in dieser Fragestellung die „Basisstörung Depression“ ein wesentlicher ätiologischer Faktor ist, ist auch die Interaktion mit Alkohol immer zu bedenken. Dopaminerge Mechanismen, aber auch der CB1-Rezeptor scheinen in dieser Fragestellung wichtig zu sein. Leider ist durch den Wegfall der CB1-Antagonisten wie Rimonabant dieser Wirkmechanismus nicht mehr Teil unseres therapeutischen Arsenals.

Interventionen zur Gewichtskontrolle bei der Tabakentwöhnung

Im Review der Cochrane Library „Interventions for preventing weight gain after smoking cessation“ [13] kommen die Autoren auf der Basis von 49 randomisiert-kontrollierten Studien zu folgenden Ergebnissen:

In den vorliegenden Studien mit pharmakologischen Interventionen zur Gewichtskontrolle bei Raucherentwöhnung fand sich eine signifikante Reduktion der Gewichtszunahme bei Dexfenfluramin von -2,50 kg (-2,98 kg bis -2,02 kg), bei Fluoxetin von -0.80 kg (-1,27 kg bis -0,33 kg), bei Phenylpropanolamin von -0,50 kg (-0,80 bis -0,20 kg) und bei Naltrexon von -0,76 (-1,51 kg bis -0,01 kg). Nach 6 und 12 Monaten zeigte sich nur mehr eine tendenzielle, aber keine signifikante Reduktion der Gewichtszunahme, im Vergleich zu Placebo.

Bei den verhaltenstherapeutischen Interventionen war der alleinige Rat zur Gewichtskontrolle ohne Effekt auf die Gewichtskontrolle.

Individuell zugeschnittene Programme waren assoziiert mit einer verminderten Gewichtszunahme am Ende der Behandlung und nach 12 Monaten von -2,58 kg (-5,11 kg bis -0,05 kg) und ohne Effekt auf die Abstinenz (RR 0,74 [0,39 bis 1,43]). Programme mit starker Kalorienbeschränkung (-1,30 kg [-3,49 kg bis 0,89 kg] nach 12 Monaten) und kognitive Verhaltenstherapie (-5,20 kg [-9,28 kg bis -1,12 kg] nach 12 Monaten) waren beide mit einer Verbesserung der Abstinenz und einer reduzierten Gewichtszunahme am Ende der Behandlung und nach 12 Monaten assoziiert.

Sowohl Bupropion (300 mg/Tag) als auch Fluoxetin (30 mg und 60 mg/Tag kombiniert) konnten ihren Effekt auf die Gewichtskontrolle zeigen (-0,76 kg [-1,17 kg bis -0,35 kg] $I^2 = 48\ \%$) und -1,30 kg [-1,91 kg bis -0,69 kg]). Es fand sich keine Evidenz für eine Dosisabhängigkeit der Wirkung von Bupropion. Der Effekt von Bupropion nach einem Jahr war deutlich geringer und das Kofidenzintervall mit einem Spektrum von -2,001 kg bis +1,24 kg zeigte keinen signifikanten Effekt.

Körperliche Bewegung (Training) zeigte keinen kurzfristigen signifikanten Effekt auf die Gewichtskontrolle am Ende der Behandlung, jedoch in jenen drei Studien, die länger beobachteten, einen positiven langfristigen Effekt (nach 12 Monaten -2,07 kg [-3,78 kg bis -0,36 kg]).

Die Behandlung mit Nikotinersatz ergab einen Effekt von -0,45 kg [-0,70 kg bis -0,20 kg] am Ende der Behandlung ohne signifikanten Unterschied zwischen den einzelnen Formen der Nikotinersatztherapie. Die Gewichtsreduktion nach 12 Monaten betrug -0,4 kg [-0,92 kg bis + 0,08 kg]. Das Konfidenzintervall lässt aber darauf schließen, dass kein signifikanter Effekt zu erzielen war.

Vareniclin zeigte keinen signifikanten Effekt auf die Gewichtskontrolle am Ende der Behandlung. Es sind derzeit keine Daten nach 12 Monaten vorhanden.

Die Autoren kommen zu folgendem Schluss:
Verhaltenstherapeutische Anweisungen genereller Art ohne zusätzliche Intervention sind nicht effektiv bezüglich Gewichtskontrolle.

Individualisierte verhaltenstherapeutische Interventionen, stark kalorienbeschränkte Diäten und kognitive Verhaltenstherapie sind effektiv.

Bewegungsprogramme sind zwar mit keiner kurzfristigen reduzierten Gewichtszunahme assoziiert, könnten jedoch einen lang anhaltenden Effekt (12 Monate) ausüben.

Bupropion, Fluoxetin, Nikotinersatz und vielleicht Vareniclin haben einen Einfluss auf die Gewichtskontrolle während der Einnahme. Wenn auch der Effekt nach einem Jahr nicht mehr nachweisbar ist, kann doch derzeit ein bescheidener Effekt auf die Gewichtskontrolle nicht ausgeschlossen werden.

Die ernährungstherapeutische Behandlung, im engeren Sinn der diätologische Prozess ist von ÄrztInnen und DiätologInnen durchzuführen.

Das Ziel der ernährungsmedizinischen Betreuung bei Raucherentwöhnung ist, den negativen Effekten des Rauchens entgegenzuwirken; weiters die Ernährung auf die neue körperliche Situation des „Nichtrauchens" anzupassen und kompensatorische Verhaltensweisen (Ersatzhandlungen) zu erkennen und aufzulösen.

Folgende diätetische Ziele bei Raucherentwöhnung sind daher abzuleiten:

- Anpassung der Energiezufuhr an den reduzierten Energieverbrauch
- Erreichen und Erhalten eines „gesunden" BMIs, Reduktion bestehender Adipositas (Evidenzbasierte Leitlinie zur Behandlung der Adipositas
- Behandlung von möglichen Komorbiditäten (z. B. Metabolisches Syndrom und Typ-2-Diabetes) (Evidenzbasierte Ernährungsempfehlungen zur Behandlung und Prävention des Diabetes Mellitus)
- Ausgleich von Nährstoffdefiziten
- Berücksichtigung eines erhöhten Bedarfs mithilfe von antioxidativ wirksamen Nährstoffen, Vitaminen, Mineralstoffen und Spurenelementen zur Reduktion des oxidativen Stresses
- Erkennen und Auflösen von kompensatorischem Essverhalten

Literatur

1. Goodman E, Whitaker RC. A prospective study of the role of depression in the development and persistence of adolescent obesity. Pediatrics 2002; 110 (3): 497–504.
2. Hertling I, Ramskogler K, Dvorak A, Klinger A, Saletu-Zyhlarz G, Schoberberger R, Walter H, Kunze M, Lesch OM. Craving and other characteristics of the comorbidity of alcohol and nicotine dependence, European Psychiatry 2005; 20 (5/6): 442–450.
3. Gritz ER, Nielsen IR, Brooks LA. Smoking cessation and gender: the influence of phsysiological. Psychological and behavioural factors. J Am Med Womens Assoc 1996; 51 (1-2): 35–42.
4. Lesch OM, Dvorak A, Hertling I, Klingler A, Kunze M, Ramskogler K, Saletu-Zyhlarz G, Schoberberger R, Walter H. The Austrian Multicentre Study on Smoking: Subgroups of Nicotine Dependence and their Craving. In Neuropsychobiology 2004; 50: 78–88.

5. Moffatt RJ, Owens SG: Cessation from cigarette smoking: changes in body weight, body composition, resting metabolism, and energy consumption. Metabolism 1991; 40: 465–470.
6. Jo YH, Talmage DA, Role LW. Nicotinic Receptor-Mediated Effects on Appetite and Food Intake. J Neurobiol 2002; 53 (4): 618–632.
7. Jensen, Fusch, Jaeger et al.: Impact of chronic cigarette smoking on fuel metabolism. J Clin Endocrinol Metab 1995; 80 (7): 2181–2185.
8. Ferrara CM, Kumar M, Nicklas B, McCrone S, Goldberg AP. Weight gain and adipose tissue metabolism after smoking cessation in women. Int J Obes Relat Metab Disord. 2001; 25 (9): 1322–1326.
9. Pomerleau CS, Zucker AN, Stewart AJ: Characterizing concerns about post-cessation weight gain: results from a national survey of women smokers. Nicotine Tob Res. 2001; 3 (1): 51–60.
10. Ussher, West, Taylor, Mcewen A: Exercise interventions for smoking cessation (Cochrane Methodology Review). In: The Cochrane Library, Issue 4. John Wiley & Sons, Ltd: Chichester, UK, 2003.
11. Jonsdottir D, Jonsdottir H. Does physical exercise in addition to a multicomponent smoking cessation program increase abstinence rate and suppress weight gain? An intervention study. Scand J Caring Sci; 2001; 15 (4); 275–282.
12. Marcus BH, Albrecht AE, Niaura RS, Abrams DB, Thompson BD. Usefulness of physical exercise for maintaining smoking cessation in women. Am J Cardiol 1991; 68 (4): 406–407.
13. Parsons AC, Shraim M, Inglis J, Aveyard P, Hajek P. Interventions for preventing weight gain after smoking cessation. Cochrane Database of Systematic Reviews 2009 (1) Art.No.: CD006219.: CD006219. DOI: 10.1002/14651858.CD006219.pub2.

2.5.10 Alkohol und Tabak

Ali Zoghlami, Andrea Hofstätter, Birgit Oitzinger

Die gleichzeitige Behandlung von Tabak und Alkohol hat sich in mehreren Studien bewährt. Die gleichzeitige Tabakentwöhnung von Alkoholabhängigen führt zu einer länger andauernden Alkoholabstinenz = Evidenzstärke B
Die Tabakentwöhnung bei entwöhnten Alkoholabhängigen führt zu keiner Erhöhung der Rückfallrate bezüglich Alkohols = Evidenzstärke C

2.5.10.1 Einleitung

Nikotin und Alkohol werden häufig gemeinsam konsumiert, das heißt, dass RaucherInnen mehr trinken als NichtraucherInnen [1]. Etwa 90 % der RaucherInnen trinken regelmäßig Alkohol, verglichen mit 60 % der NichtraucherInnen [2]. 35 % der starken RaucherInnen weisen auch eine Alkoholabhängigkeit auf, verglichen mit 10 % der Personen, die nie geraucht haben [3]. Etwa 70 % bis 95 % der Personen, die eine Alkoholabhängigkeit aufweisen, sind RaucherInnen (4; 74). Aufgrund dieser Zahlen ist es unbedingt notwendig, dieser Gruppe besondere Aufmerksamkeit zu schenken.

Weiters konnte eine positive Korrelation zwischen der Menge des konsumierten Alkohols und der Menge der gerauchten Zigaretten nachgewiesen werden [5–7]. Auch die Alkoholmengen und die Trinkhäufigkeiten sind bei alkoholabhängigen RaucherInnen deutlich höher als bei nicht rauchenden Alkoholabhängigen [8].

Obwohl der Anteil der RaucherInnen in der Allgemeinbevölkerung in einigen Ländern wie in den USA sinkt, bleibt der Anteil der RaucherInnen unter den Alkoholabhängigen gleich hoch [9]. Nikotinabhängige haben ein 2,7-mal größeres Risiko alkoholabhängig zu werden als NichtraucherInnen [10].

Positive Korrelation zwischen Alkohol- und Tabakkonsum = Evidenzstärke A

Die Abhängigkeit ist bei gemeinsamem Auftreten von Alkohol und Tabak im Verlauf ungünstiger als bei einer isolierten Abhängigkeit von nur einer Substanz. Der erhöhte Konsum beider Substanzen wirkt sich auch negativ auf die Gesundheit bzw. auf die Mortalität aus. Die Sterblichkeitsrate ist bei Personen, die Alkohol und Tabak konsumieren, signifikant höher als bei Personen, die nur eine der beiden Substanzen konsumieren [82]. Meist sterben alkoholabhängige RaucherInnen eher an den Folgen von tabakassoziierten Erkrankungen als an den Folgen des Alkoholkonsums [11]. Insgesamt sterben mehr als 4-mal so viele Menschen an tabakassoziierten Folgen im Vergleich zu alkoholassoziierten. [12, 13]. Eine der Ursachen ist ein gehäuftes Auftreten von Tumoren im Kopf- und Halsbereich. Damit zusammenhängend kommt es bei einer kombinierten Abhängigkeit zum gehäuften Auftreten von Tumoren im Kopf- und Halsbereich [12].

Die Doppelabhängigkeit von Alkohol und Tabak verursacht eine Erhöhung von Morbidität und Mortalität = Evidenzstärke B

2.5.10.2 Erklärungen und Einflüsse für das gemeinsame Auftreten beider Abhängigkeiten

Soziokulturelle Einflüsse

Psychosoziale Faktoren spielen beim Erstgebrauch beider Substanzen eine wesentliche Rolle [14].

Jugendliche rauchen eher Zigaretten, wenn ihre Eltern, ihre Geschwister oder ihre Freunde rauchen [15–18]. Außerdem beginnen sie früher mit dem Rauchen als andere Jugendliche [83].

Ein ähnlicher Verlauf zeigt sich auch beim Alkoholkonsum, der ebenfalls damit verbunden ist, ob die Peergroup, die Eltern und die Geschwister Alkohol trinken [19–21]. In diesem Zusammenhang spielt auch das soziale Modelllernen an den erwachsenen Bezugspersonen eine große Rolle. Bezüglich der Peergroup konnte klar gezeigt werde, dass die Einstellung der Gruppe zu einem bestimmten Suchtmittel wichtiger ist, als die individuelle Einstellung zum Suchtmittelgebrauch [22].

Die Häufung beider Abhängigkeitsformen in Familien könnte auch, zumindest teilweise, mit einer frühen Intoxikation während der Schwangerschaft erklärt werden [22]. Eine wesentliche Rolle in diesem Zusammenhang spielen auch genetische Faktoren (siehe Abschnitt Genetische Faktoren).

Das Rauch- und Trinkverhalten in der Bevölkerung und die daraus resultierende Abhängigkeit sind weiters von der Verfügbarkeit und der sozialen Akzeptanz der einzelnen Substanzen innerhalb der Bevölkerung abhängig. Sowohl Alkohol als auch Zigaretten sind sehr leicht verfügbar, auch für Jugendliche, obwohl es dahin gehend mittlerweile schon strengere Kontrollen gibt. In diesem Zusammenhang muss auch der Einfluss der Werbung genannt werden, der trotz des 2005 in der EU eingeführten Werbeverbots für Zigaretten eine nicht unbeachtliche Rolle spielt. Ebenso wird ein Verbot für Alkoholwerbung innerhalb der EU von Gesundheitsexperten gefordert.

Neurobiologische Theorien

Für die häufige Komorbidität zwischen Alkohol- und Tabakabhängigkeit werden drei wesentliche Aspekte genannt [23].

Mesolimbisches Dopaminsystem

Die belohnenden Effekte des Nikotins und des Alkohols potenzieren sich wechselseitig und fördern somit den kombinierten Gebrauch. Eine wesentliche Rolle spielt in diesem Zusammenhang das mesolimbische Dopaminsystem.

Der Aktivierung des mesolimbischen Belohnungssystems, das über die ventrale Tegmental Area (VTA) zum Nucleus accumbens projiziert und dort zur Dopaminfreisetzung führt, unterstellt man eine zentrale Rolle für die belohnenden Effekte von Drogen [24]. Alkohol und Nikotin sind jeweils potente Verstärker, die zu einer Dopaminfreisetzung im mesolimbischen System führen [25]. Alkoholkonsum steigert wahrscheinlich die verstärkenden Effekte des Nikotins und vice versa [26, 27]. (Siehe auch Kapitel Tabakabhängigkeit aus neurobiologischer Sicht)

Metabolisation

Pharmakologische Interaktionen zwischen Alkohol und Tabak mit Einfluss auf die Metabolisation und Rezeptoraktivierung spielen ebenfalls eine wichtige Rolle für den kombinierten Gebrauch von Alkohol und Tabak [28]. Pharmakologische Interaktionen manifestieren sich auch in der nachgewiesen Kreuztoleranz und in der gegenseitigen Beeinflussung der Metabolisation [28, 29]. Die Reduktion der Nebenwirkung einer Substanz durch die Einnahme einer anderen kann ebenfalls den kombinierten Gebrauch beider Substanzen fördern. RaucherInnen beschreiben bei gleicher Alkoholmenge eine geringere Intoxikation im Vergleich zu NichtraucherInnen. Dieser Umstand spricht auch für eine Toleranzsteigerung gegenüber der akuten Alkoholwirkung [30].

Genetische Faktoren

Eine Vielzahl von Zwillings- und Adoptionsstudien zeigt übereinstimmend, dass genetische Faktoren einen deutlichen Beitrag zur Entwicklung einer Drogen-, Nikotin- und Alkoholabhängigkeit leisten [31–35].

Die Entwicklung einer eigentlichen Abhängigkeitserkrankung und der damit verbundenen klinischen und neurobiologischen Auffälligkeit ist hingegen deutlich stärker durch genetische Faktoren beeinflusst [36].

Das komplexe Verhalten von Rauchen und Trinken wird auch durch das Zusammenspiel von genetischen Faktoren mit Umwelteinflüssen verstanden. Die Vererbbarkeit von Alkoholabhängigkeit wird von Heath und Kollegen [37] mit 64 % angegeben; ähnlich verhält es sich bei Nikotinabhängigkeit mit ca. 60 % [38]. Es konnte festgestellt werden, dass für Alkohol- und Nikotinabhängigkeit eine gemeinsame zugrunde liegende genetische Vulnerabilität vorliegt [35, 39].

Tabakabhängigkeit und Alkoholabhängigkeit haben gemeinsame genetische Determinanten [40, 35], d. h. RaucherInnen mit Alkoholproblem haben eventuell einen anderen Genotyp als RaucherInnen ohne Alkoholproblem [30].

Einige Ergebnisse sprechen dafür, dass eine bestimmte Variation von Genen, die die Aktivität von Dopamin oder deren Rezeptoren regulieren, mit der Wahrscheinlichkeit, exzessiv Alkohol bzw. Zigaretten zu konsumieren, verbunden ist [40, 41].

Psychologische Faktoren

Konditionierte Faktoren

Studien zeigten, dass zwischen einem Nikotin-Rückfall und einer erneuten Alkoholkonsumation ein starker Zusammenhang besteht [42]. Der Prozess, dass Alkohol und Nikotin miteinander verbunden sind, wird Cue-Konditionierung genannt und ergibt sich durch den häufig gleichzeitigen Gebrauch beider Substanzen. Da während des Konsums von Alkohol und Nikotin Cues (z. B. der Geruch, der Anblick des Getränks) vorhanden sind, werden diese mit der Wirkung der Droge verbunden. In der Abstinenz lösen diese Cues Verlangen und physiologische Reaktionen aus [43].

Ebenso konnte beobachtet werden, dass Alkohol-Cues das gleichzeitige Verlangen nach Zigaretten und Alkohol bei alkoholabhängigen RaucherInnen erhöhen können [44, 45]. Folglich lösen beide Arten von Cues, sowohl der einen als auch der anderen Substanz, Verlangen aus und erhöhen somit den Konsum der anderen Substanz.

Angstreduzierende und antidepressive Effekte von Alkohol und Nikotin

Viele Personen setzen Drogen als Selbstmedikation ein, Alkohol und Nikotin werden angstreduzierende und antidepressive Effekte nachgesagt. Studien zeigen, dass wenn Alkohol und Nikotin gemeinsam gebraucht werden, die angstlösenden Effekte stärker sind, als wenn man eine Substanz alleine konsumieren würde [46].

Depressionen und Abhängigkeiten treten häufig zusammen auf, wobei es schwierig ist herauszufinden, ob die Depression zu einem exzessiven Konsum von Alkohol und Tabak führt oder die Depression aus dem Drogenkonsum resultiert [47].

Aversive Effekte von Nikotin und Alkohol

Sowohl Alkohol als auch Nikotin haben unangenehme Auswirkungen, wie z. B. Übelkeit; diese sind abhängig von der Dosis der konsumierten Droge.

Die Entwicklung einer Toleranz gegenüber diesen aversiven Effekten ist ein den vermehrten Gebrauch unterstützender Faktor. In diesem Zusammenhang spricht man häufig von Kreuztoleranz, welche ein wichtiger Indikator für den kombinierten Gebrauch ist [48].

Persönlichkeitsfaktoren: Impulsivität und Sensation-„Seeking"

Impulsivität beschreibt die Tendenz, rasche behaviorale Veränderungen durchzuführen, ohne auf die negativen Konsequenzen oder auf den Verlust einer Belohnung von größerem Ausmaß zu achten. Die Verbindung zwischen Impulsivität und Alkohol- und Nikotinkonsum hat zwei Aspekte:

- Das Ausmaß, inwieweit das angeborene impulsive Verhalten einer Person in gesteigerten Alkohol- und Nikotingebrauch resultiert. Dies geschieht meist trotz des Wissens über die aversiven Konsequenzen. Die Abhängigkeit von beiden Substanzen ist mit einem hohen Level an Impulsivität verbunden [49, 50].
- Die Wirkung der Droge selbst führt zu einer gesteigerten Impulsivität.

Ein Anstieg der Impulsivität, verursacht durch den Konsum von Alkohol, führt auch zu einem Anstieg des Rauchens während des Alkoholkonsums.

In verschiedenen Studien zeigte sich eine deutliche Korrelation zwischen hohen Werten von Sensation, dem sogenannten „Seeking" und dem Gebrauch von Alkohol und Nikotin (auch anderen Drogen) [51].

Einfluss von Stress

Traumatische Ereignisse und chronischer Stress begünstigen die Entwicklung von Alkohol- und Nikotinabhängigkeit. Stressvolle Erfahrungen basieren auf der Ausschüttung des Stresshormons Glukokortikoid (Kortisol) aus der Nebennierenrinde. Sowohl Alkohol als auch Nikotin steigern die Ausschüttung des Glukokortikoidhormons und dies führt zur Fortsetzung des Konsums [48].

Wechselseitiger Einfluss auf das Craving

Aufgrund der Tatsache, dass beide Substanzen häufig parallel konsumiert werden, lösen sie gegenseitig ein erneutes Verlangen in bestimmten Situationen aus. Häufig verspüren alkoholabhängige Personen ein Verlangen zu rauchen, als Reaktion auf das Unbehagen im Zusammenhang mit dem Verlangen zu trinken. Es konnte nachgewiesen werden, dass alkoholabhängige RaucherInnen ein stärkeres Craving aufweisen als nicht alkoholabhängige RaucherInnen. In dieser Studie wurde die Stärke des Cravings anhand des Lübeck-Craving-Recurrence-Risk-Questionnaire nachgewiesen [52].

2.5.10.3 Affektive Störungen

Es besteht eine sehr hohe Komorbiditätsrate zwischen Alkoholabhängigkeit und affektiven Störungen. Da der Anteil der RaucherInnen unter den Alkoholabhängigen sehr hoch ist, treten diese drei Krankheitsbilder gehäuft gemeinsam auf.

Gleichzeitiger Substanzmissbrauch und Depression sind verbunden mit einer schwereren Beeinträchtigung und einem schlechteren Behandlungserfolg als bei Vorhandensein nur einer Störung [53].

Tabak und Alkohol scheinen die gleichen Opioid-Peptide-Reaktionen zu triggern; folglich werden beide Substanzen häufig als Selbstmedikation für komorbide affektive Störungen eingesetzt [52]. Currie und Kollegen [54] stellten fest, dass depressive alkoholabhängige Personen das Rauchen als eine Art Stimmungsverbesserung einsetzen. In diesem Zusammenhang spielt die Erwartung an die Wirkung der Substanz eine wesentliche Rolle. Die Erwartung an eine Reduktion der inneren Spannungen oder einer dysphorischen Stimmung wirkt sich motivierend auf den Konsum von Alkohol und Zigaretten aus. Die Notwendigkeit einer intensiven Intervention bei alkoholabhängigen RaucherInnen, die auch eine depressive Symptomatik aufweisen und der Einfluss auf die Abstinenz wurden bei Kodl und Kollegen [55] hervorgehoben.

Therapie

Allgemein wurde davon ausgegangen, dass eine Nikotinentwöhnung bei alkoholabhängigen PatientInnen zu Frustration und Überforderung führt [56]. Außerdem berichtet ein Drittel der Alkoholabhängigen, dass sie im Entzug das Rauchen als kompensatorische Maßnahme einsetzen und dass bei Absetzen ein massives Craving und in Konsequenz eine Verletzung der Abstinenz erfolgen kann [57].

Dagegen spricht, dass keine wissenschaftliche Studie einen Zusammenhang zwischen Nikotinentwöhnung und Alkoholrückfall feststellen konnte. Im Gegenteil wurde sogar ein positiver, abstinenzverstärkender Effekt durch den Verzicht auf Zigaretten festgestellt [58]. Akuter Nikotinentzug führt lediglich kurzfristig zu einem gesteigerten Rauchbedürfnis, aber nicht zu einer Steigerung des Verlangens nach Alkoholkonsum [59, 60]. Das Rauchen kann jedoch eine Verstärkung des Verlangens nach Alkohol mit sich ziehen [61]. Das lässt sich dadurch erklären, dass Nikotin und Alkohol hirnphysiologisch dieselben Bahnen besetzen und Nikotin deshalb ein Trigger für Alkohol ist und umgekehrt. Dementsprechend ist der gleichzeitige Entzug beider Substanzen sinnvoll und der Abstinenz eher zuträglich [62]. Kalman und Kollegen [63] konnten zeigen, dass eine gleichzeitige Behandlung von Alkohol- und Tabaksucht mit besserem Erfolg verbunden ist als eine verzögerte Tabakentwöhnung.

Vereinzelte Studien berichten von einer Verdoppelung der Therapieabbrüche nach Einführung einer rauchfreien Kampagne [64]. Andere Studien hingegen stellen keine Zunahme der Abbruchsraten fest [65, 66].

Besonders problematisch erscheint das Argument, Zigaretten seien im Gegensatz zu Alkohol die harmlosere Substanz und deren Entzug sei zu vernachlässigen [67]. Bedenkt man das massiv gesteigerte Risiko für Krebserkrankungen des Kehlkopfs oder der Speiseröhre durch kombiniertes Konsumieren von Alkohol und Nikotin wird dieses Argument problemlos entkräftet [68].

Änderungsbereitschaft und Motivation der Betroffenen werden oft von Atmosphäre und Einstellung ihrer Umgebung beeinflusst und liegen nicht immer nur an den PatientInnen selbst. Grundsätzlich gibt es aber keinen Unterschied in der Bereitschaft zur Raucherentwöhnung zwischen Alkoholabhängigen und der Normalbevölkerung [69].

2.5.10.4 Therapie

Die gleichzeitige Behandlung von Tabak und Alkohol hat sich in mehreren Studien bewährt. Die gleichzeitige Tabakentwöhnung von Alkoholabhängigen führt zu einer länger andauernden Alkoholabstinenz = Evidenzstärke B.
Die Tabakentwöhnung bei entwöhnten Alkoholabhängigen führt zu keiner Erhöhung der Rückfallrate bezüglich Alkohols = Evidenzstärke B.

Die Tabakentwöhnungstherapie selbst sollte bereits auf struktureller Ebene mit einer grundsätzlich rauchfreien Politik der jeweiligen Institution beginnen [70].

Gruppentherapien im Tabakentwöhnungsbereich haben sich als sehr sinnvoll erwiesen, da die Gruppe neben der sozialen Unterstützung auch ein gutes Modell für die Betroffenen darstellt.

Neben therapeutischen Maßnahmen, sollten auch Nikotinersatzpräparate bzw. Anti-Craving-Mittel zum Einsatz kommen [69, 26, 71].

Ergebnisse

Die Ergebnisse von Interventionen zur Tabakentwöhnung variieren von Studie zu Studie. Bei Duffner [72], Sieber [73] und Metz [56] werden von einer 10%-igen Abstinenzquote bei der Entlassung der PatientInnen ausgegangen. Zemlin [74] berichtet von 24 %; Zimdars [75] gar von einer Abstinenzquote von 56 %.

Fazit

Die Theorie besagt, dass bei allen Drogen die Entzugstherapie selbstverständlich auf alle konsumierten Substanzen angewandt werden soll. Diese Überlegung wird jedoch für die Droge Nikotin nicht vertreten. Einige Theorien gehen davon aus, dass abstinente Alkoholkranke als Coping-Strategie weiter rauchen. Diese Theorie konnte jedoch wissenschaftlich nicht bestätigt werden. Ganz im Gegenteil, man konnte beweisen, dass die gleichzeitige Abstinenz von beiden Substanzen die Gefahr eines Rückfalls stark reduziert [76].

Außerdem verstärkt Rauchen die Konsequenzen komorbider Störungen wie Alkoholmissbrauch oder Depressionen [77]. Schließlich ist die Akzeptanz von Nikotinentwöhnungsprogrammen während des stationären Aufenthalts hoch, insbesondere wenn die Teilnahme auf freiwilliger Basis erfolgt [57, 78]. Wichtig im Zusammenhang mit der Akzeptanz der Gruppen ist die Klärung der Motive für die Beendigung des Zigarettenkonsums [79, 80] sowie intrinsische Gründe der PatientInnen, mit dem Rauchen aufzuhören [81].

Literatur

1. Shiffman, S.; Fischer L.A.; Paty, J.A.; Gnys, M.; Hickox, M.; Kassel, J.D. (1994). Drinking and Smoking: a field study of their association. Ann. Behav. Med 16, 203-209.
2. Kozlowski, L.T. and Ferrance, R.G. (1990). Statistical control in research on alcohol and tobacco: an example from research on alcohol and mortality. Br. J. Addict. 85, 271-278.
3. Hughes JR, Novoy P, Hatsukami DK, Jensen J, Callas PW (2003); Efficacy of Nicotine Patch in Smokers with a History of Alcoholism; Alcohol Clin Exp Res 27 (6): 946-954
4. Bobo, J. K. (1989). Nicotine Dependence and alcoholism epidemiology and treatment. J. Psychoactive Drugs, 3, 323-329.
5. Cummings, R.O., Shaper, A.G.; Walker, M.; Wale, C.J. (1981). Smoking and Drinking by middle aged British men: effects of class and town of residence. Br. Med. 283, 1497-1502.
6. Istvan, J. and Matarazzo, J.D. (1984). Tobacco, alcohol and caffeine use: a review of their relationships. Psychol. Bull. 95, 301-326.
7. Sobell, L.C.; Sobell, M.B.; Kozlowski, L.T.; Toneatto, T. (1990). Alcohol or tobacco research versus alcohol and tobacco research. Br. J. Addict. 85, 263-269.
8. York, J.L. and Hirsch, J.A. (1995). Drinking patterns and health status in smoking and non-smoking alcoholics. Alcohol Clin Exp Res 19, 666-673.

9. Hays, J.T.; Schroeder, D.R.; Offord, K.P. et al. (1999). Response to nicotine dependence treatment in smokers with current and pas alcohol problems. Annals of Behavioral Medicine 21, 244–250.
10. Breslau, N. (1995). Psychiatric comorbidity of smoking and nicotine dependence. Behavior Genetics 25: 95–101, 1995.
11. Hurt, R.D., Offord, K.P., Croghan, I.T. et al. (1996). Mortality following inpatient addictions treatment. JAMA Journal of American Medical Association 275, 1097–1103.
12. Miller, N.S. and Gold, M.S. (1998). Comorbid cigarette and alcohol addiction: epidemiology and treatment. Journal Addici Dis, 17, 55–56.
13. Petro R., Lopez A.D.; Boreham J., Thun, M.; Heath C.Jr.; Doll R. (1996). Mortality from smoking worldwide. Br Med Bull, 52, 12–21.
14. Bobo, J.K. and Husten C. (2000). Sociocultural Influence on Smoking and Drinking. Alcohol Research and Health Vol. 24, No. 4, 225–232.
15. Conrad, K.M., Flay, B.R. and Hill, D. (1992). Why children start smoking cigarettes: Predictors of onset. British Journal of Addiction 87 (12), 1711–1724.
16. Flay, B.R.; Hu, F.B. and Richardson, J. (1998). Psychosocial predictors of different stages of cigarette smoking among high school students. Preventive Medicine (27), A9-A18.
17. Gritz, E.R.; Prokhorv, A.V.; Hudmon, K: S. et al. (1998). Cigarette smoking in a multiethnic population of youth: methods and baseline findings. Preventive Medicine 27 (3) 365–385.
18. Mittelmark, M.B., Murray, D.M., Luepker, R.V. et al. (1987). Predicting experimentation with cigarettes: The childhood antecedents of smoking study (CASS). American Journal of Public Health 77 (2), 206–208.
19. Botvin, G.J., Malgady, R.G., Griffin, K.W., Scheier, L.M. and Epstein, J.A. (1998). Alcohol and Marijuana use among rural youth: Interaction of social and interpersonal influences. Addictive Behavior 23 (3), 379–387.
20. Brook, J.S., Whiteman, M. Gordon, A.S., Nomura, C. and Brook, D.W. (1986). Onset of adolescent drinking: A longitudinal study of intrapersonal and interpersonal antecedents. Advances in Alcohol and Substance Abuse 5 (3), 91–110.
21. Rittenhouse, J.D. and Miller, J.D. (1984). Social learning and teenage drug use: An analysis of family dyads. Health Psychology 3 (4), 329–345.
22. Lesch, O.M. and Walter, H. (2009). Alkohol und Tabak. Medizinische und sozialogische Aspekte von Gebrauch, Missbrauch und Abhängigkeit. Wien: Springer Verlag.
23. Diehl, A. and Scherbaum, N. (2008). Nikotinabhängigkeit als komorbide Störung bei Alkoholabhängigkeit – Epidemiologie, Ätiologie und Therapie. Fortschr Neurol Psychiat, 76, 14–20.

24. Pierce, R.C. and Kumaresan, V. (2006). The mesolimbic dopamin system: the final common pathway for the reinforcement effect of drugs of abuse? Neurosci Biobehav Rev, 30, 215-238.
25. Balfour, D.J. (2004). The neurobiology of tobacco dependence: a preclinical perspective on the role of the dopamine projections to the nucleus. Nicotine Tob Res, 6, 899-912.
26. Hughes, J., Rose, G.L. and Callas, P.W. (2000). Nicotine is more reinforcing in smokers with a past history of alcoholism than in smokers without this history. Alcohol Clin Exp Res, 24, 1633-1638.
27. Rose, J.E., Brauer, L.H., Beham, F.M., Cramblett, M., Calkins, K. and Lawhon, D. (2002). Potentiation of nicotine reward bay alcohol. Alcohol Clin Exp Res, 26, 1930-1931.
28. Howard, L.A., Miksys, S., Hoffmann, E., Mash D. and Tyndale, R.F. (2003). Brain CYP2E1 is induced by nicotine and ethanol in rat and is higher in smokers and alcoholics. Br Journal Pharmacol, 138, 1376-1386.
29. Lopez, M.F., White, N.M. and Randall, C.L. (2001). Alcohol tolerance and nicotine cross-tolerance in adolescent mice. Addict Biol, 6, 119-127.
30. Madden, P.A. Heath, A.C., Starmer, G.A., Whitfield, J.B. and Martin, N.G. (1995). Alcohol sensitivity and smoking history in men and woman. Alcohol Clin Exp Res, 19, 1111-1120.
31. Cloninger C. R., Bohman M., Sigvardsson S. (1981) Inheritance of alcohol abuse. Archives of General Psychiatry 38: 861-868
32. Johnson EO, van den Bree MB, Uhl GR, Pickens RW (1996): Indicators of genetic and environmental influences in drug-abusing individuals. Drug Alcohol Depend.41: 17-23Kendler 1998
33. Kenneth S. Kendler, John M. Myers and Michael C. Neale. A Multidimensional Twin Study of Mental Health in Women Am J Psychiatry 2000; 157: 506-513
34. Kenneth S. Kendler, John M. Myers and Michael C. Neale, (2000) A Multidimensional Twin Study of Mental Health in Women Am J Psychiatry 157: 506-513
35. True, W.R., Xian, H., Scherrer, J.F., Madden, P.A., Bucholz, K.K., Heath, A.C., Lyons, M.J., Goldberg, J. and Tsuang, M. (1999). Common genetic vulnerability for nicotine and alcohol dependence in men. Archives of General Psychiatry 56, 655-661.
36. Maes HH, Woodard CE, Murrelle L, Meyer JM, Silberg JL, Hewitt JK, Rutter M, Simonoff E, Pickles A, Carbonneau R, Neale MC, Eaves LJ. (1999) Tobacco, alcohol and drug use in eight- to sixteen-year-old twins: The Virginia twin study of adolescent behavioral development. J Stud Alcohol 60, 293-305

37. Heath, A.C., Bucholz, K.K., Madden, P.A.F., Dinwiddie, S.H., Slutske, W.S., Statham, D.J., Dunne, M.P., Whitfield, J. and Martin, N. (1997). Genetic and environmental contributions to alcohol dependence risk in a national twin sample consistency of findings in men and women. Psychological Medicine, 27, 1381-1396.
38. True, W.R., Heath, A.C., Scherrer, J.F., Waterman, B., Goldberg, J., Lin, N., Eisen, S.A., Lyons, M.J. and Tsuang, M.T. (1997). Genetic and environmental contributions to smoking. Addiction 92, 1277-1287.
39. McGue M, Elkins I, Iacono WG. (2000) Genetic and environmental influences on adolescent substance use and abuse Am J Med Genet (Neuropsychiatr Genet) 96, 671-677
40. Lerman, C., Caporaso, N.E. and Audrain, J. et al. (1999). Evidence suggesting the role of specific genetic factors in cigarette smoking. Health Psychology, 18, 14-20.
41. Li, T.-K. (2000). Pharmocogenetics of responses to alcohol and genes that influence alcohol drinking. Journal of Studies on Alcohol, 61, 5-12.
42. Brandon, T.H., Tiffany, S.T, Obremski, K.M. and Baker, T.B. (1990). Postcessiation cigarette use: The process of relapse. Addictive Behaviors, 15, 105-114.
43. Drobes, D.J. (2002). Concurrent Alcohol and Tobacco Dependence: Mechanism and treatment. NIAAA.
44. Gulliver, S.B., Rohsenow, D.J., Colby, S.M. et al. (1995). Interrelationship of smoking and alcohol dependence, use and urges to use. Journal of Studies on Alcohol, 56, 202.206.
45. Rohsenow, D.J, Monti, P.M., Colby, S.M. et al. (1997). Effects of alcohol cues on smoking urges and topography among alcoholic men. Alcoholism: Clinical and experimental research, 21, 101-107.
46. Onaivi, , E.S., Todd, S., and Martin, B.R. (1989). Behavioral effects in the mouse during and following withdrawal from ethanol ingestion and /or nicotine administration. Drug and Alcohol Dependence, 24, 205-211.
47. Markou, A., Kosten, T.R. and Koob, G.F. (1998). Neurobiological similarities in depression and drug dependence: A self-medication hypothesis. Neuropsychopharmacology, 18, 135-174.
48. Little, H. (2000). Behavioral Mechanisms underlying the link between smoking and drinking. Alcohol Research and Health, Vol. 24, No. 4, 215-224.
49. Poulos, C.X., Parker, J.L. and Le, D.A. (1998). Increased impulsivity after injected alcohol predicts later alcohol consumption in rats: Evidence for loss of control drinking and marked individual differences. Behavioral Neuroscience, 112, 1247-1257.
50. Mitchell, S.H. (1999). Measures of impulsivity in cigarette smokers and non-smokers. Psychopharmocology, 146, 455-464.

51. Zuckerman, M. (1994). Smoking, drinking, drugs and eating. In Behavioral Expression and Biosocial Basis of Sensation Seeking. Cambridge, United Kingdom: Cambridge University Press, 225–257.
52. Hertling, I.; Ramskogler, K.; Dvorak, A.; Klinger, A.; Saletu-Zyhlarz, G.; Schberberger, R.; Walter, H.; Kunze, M. and Lesch, O. (2005). Craving and other characteristics of the comorbidity of alcohol and nicotine dependence. European Psychiatry 20, 442–450.
53. Richard A. Brown, Christopher W. Kahler, Raymond Niaura, David B. Abrams, Suzanne D. Sales, Susan E. Ramsey, Michael G. Goldstein, Ellen S. Burgess, and Ivan W. Miller (2001) Cognitive-Behavioral Treatment for Depression in Smoking Cessation J Consult Clin Psychol.; 69 (3): 471–480.
54. Currie, S.R., Hodgins, D.C., El-Guebaly, N. and Campbell, W. Influence of depression and gender on smoking expectancies and temptations in alcoholics in early recovery. Journal of Substnce Abuse, 13, 443–458.
55. Kodl, M.M., Fu, S.S., Willenbring, M.L., Gravely, A., Nelson, D.B. and Joseph, M.J. (2008). The impact of depressive symptoms on alcohol and cigarette consumption following treatment for alcohol and nicotine dependence. Alcohol Clin Exp Res, Vol. 32, No.1 92–99.
56. Metz, K., Kröger, C., Bühringer G. (2005) Tabakentwöhnung bei Personen mit einer Alkoholabhängigkeit im Setting der Suchtrehabilitation – Ein Überblick. Gesundheitswesen, 2005; 67: 461–467
57. Monti, P., Roshenow, D., Colly, M. et al. (1995) Smoking among alcoholics during and after treatment: Implications for models, treatment strategies and policy. In: Fertig J., Allen J. (Hrsg.). Alcohol and tobacco: From basic science to clinical practice. Bethesda, M.: National Institute on Alcohol Abuse and Alcoholism (NIAAA), 1995: 187–206
58. Bobo, J., McIlvain, H., Lando, H., Walker, R., Leed-Kelly. A. (1998) Effect of smoking cessation counselling on recovery from alcoholism: findings from a randominzed community intervention trial. Addiction, 1998; 93 (6), 877–887
59. Cooney N.L., M. D. Litt, and J. L. Cooney 2002 In Vivo Assessment of the Effects of Smoking Cessation in Alcoholic Smokers Alcohol Clin Exp Res, 26(12): 1952–1953
60. Cooney, J., Cooney N., Pilkey, D., Kranzler, H., Oncken, C. (2003) Effects of nicotine deprivation on urges to drink and smoke in alcoholic smokers. Addiction, 2003; 98, 913–921
61. Drobes D.J (2002) Cue Reactivity in Alcohol and Tobacco Dependence Alcoholism: Clinical and Experimental Research 26 (12): 1759–1955
62. Joseph A.M., M.L. Willenbring, D. Nelson, S.M. Nugent (2002) Timing of Alcohol and Smoking Cessation Study Alcohol Clin Exp Res 26 (12): 1945–1946

63. Kalman D., Hayes BA, Colby SM, Eaton CA, Rohsenow DJ, Monti PM; Concurrent versus delayed smoking Cessation treatment for person in early alcohol recovery a pilot study (2001), Journal of substance abuse Treatment 20: 233-238
64. Capretto, N. (1993) Confronting nicotine dependency at the Gateway Rehabilitation Center. Journal of Substance Abuse Treatment, 1993; 10, 113-116
65. Joseph, A. (1993) Nicotine dependence treatment at the drug dependence program of the Minneapolis VA medical center. Journal of substance abuse treatment, 1993; 10, 147-152
66. Kotz, M. (1993) A smoke-free chemical dependency unit: The Cleveland clinic experience. Journal of substance abuse treatment, 1993; 10, 125-131
67. Gulliver, S., Kamholz, B., Helstrom, A. (2006) Smoking cessation and alcohol abstinence: What do the data tell us? Alcohol research and health, 2006; 29 (3), 208-212
68. Hinds, M., Thomas, D., O'Reilly, H. (1979) Asbestos, dental x-rays, tobacco and alcohol in the epidemiology of laryngeal cancer. Cancer, 1979; 44, 114-120
69. Metz, K., Kröger, C., Orth, B. (2005) Tabakentwöhnung an Suchtrehabilitationskliniken - Ergebnisse des WIRK-Projekts. Sucht aktuell, 2005; 1, 39-44
70. Joseph, A., Nichol, K., Anderson H. (1993) Effect of treatment for nicotine dependence on alcohol and drug treatment outcomes. Addictive Bahaviours, 1993; 18, 635-644
71. Kalman D, Kahler CW, Garvey AJ, Monti PM; High-dose nicotine patch therapy for smokers with a history of alcohol dependence: 36-week outcomes (2006); Journal of substance abuse Treatment 30: 213-217
72. Duffner, A., Gerber, U., Bischoff, M. (1995) Nichtrauchertraining in der Forel Klinik. Jahresbericht Forel Klinik, 1995; 29-32
73. Sieber, M., Duffner, A., Meyer, T. (2002) Nikotinentwöhnung bei Alkoholabhängigen: Evaluation des Nichtrauchertrainings der Forel Klinik. Forel Klinik, 2002; 1
74. Zemlin, U., Cabanis, A., Prexl-Mager, H. et al. (1996) Integrierte Raucherentwöhnung in einer Fachklinik für Alkohol- und Medikamentenabhängige. Praxis der klinischen Verhaltensmedizin und Rehabilitation, 1996; 34, 90-96
75. Zimdars, P., Lindenmayer, J., Kolling, R. (2002) Ein Laster braucht der Mensch!? Raucherentwöhnung bei Alkoholabhängigen. In: Fachverband Sucht e. V. (Hrsg.). Die Zukunft der Suchtbehandlung. Trends und Prognosen. Schriftenreihe des Fachverbandes Sucht e.V. Geesthacht-Neuland Verlag, 2002

76. Stuyt EB. (1997); Recovery Rates After Treatment for Alcohol/Drug Dependence Tobacco users vs. non-Tobacco Users; Am J Addiction 6 (2): 159-167
77. Ait-Daoud, N., Lynch, W., Penberthy, K., Breland, A., Marzani-Nissen, G., Johnson, B. (2006) Traeting smoking dependence in depressed alcoholics. Alcohol research and health, 2006; 29 (3), 213-220
78. Orleans, CT., Hutchinson, D. (1993) Tailoring nicotine addiction treatments for chemical dependency patients. Journal of Substance Abuse treatment, 1993, 10, 197-208
79. Deci, WL. (1992) On the nature and functions of motivation theories. Psychol Sci, 1992, 3, 161-171
80. Dweck, CS. (1992) The study of goals in psychology. Psychol Sci, 1992, 3, 165-166
81. Curry, SJ., Wagner, EH., Grothaus, LC. (1991) Evaluation of intrinsic and extrinsic motivation interventions with a self-help smoking cessation program. Journal of Consult Clinical Psychology, 1991; 59, 318-324
82. Rosengren, A., Wilhelmsen, L. and Wedel, H. (1988) Separate and combined effects of smoking and alcohol abuse in middle-aged men. Acta Medica Scandinavica, 233, 111-118.
83. Unger, J.B. and Chen, X. (1999). The role of social networks and media receptivity in predicting age of smoking initiation: A proportional hazards model of risk and protective factors. Addictive Behavior 24 (3), 371-381.

3 Kosten-Nutzen-Berechnung einer Tabakentwöhnung

E. Pickl, E. Amtmann, E. Neudorfer

Die in diesen Standards empfohlenen Tabakentwöhnungsmaßnahmen sind, verglichen mit anderen Behandlungen (z. B. Hypertonie etc.), hoch kosteneffektiv und sollten daher allen RaucherInnen angeboten werden = Evidenzstärke A
Daher sollten für die in diesen Standards empfohlenen Maßnahmen zur Tabakentwöhnung ausreichend Ressourcen, vor allem in finanzieller Hinsicht, zur Verfügung gestellt werden = Evidenzstärke C

Tabakkonsum verursacht sowohl innerhalb als auch außerhalb des Gesundheitswesens Kosten der öffentlichen Hand (Krankengeld, Pflege und Invaliditätspension) sowie Kosten durch Produktivitätsverluste für die Betriebs- und Volkswirtschaft aufgrund vorzeitiger Erwerbsunfähigkeit, Mortalität und erhöhter Krankenstände. Der Tabakkonsum ist neben den gesundheitlichen Effekten aber auch mit individuellem Nutzen und mit wirtschaftlichen Interessen (Tabakindustrie, Tabaksteuer) verbunden. Einem weiteren Nutzaspekt gilt es nachzugehen, nämlich der Entlastung der Pensionsversicherungsanstalten aufgrund der höheren Sterblichkeit der RaucherInnen oder umgekehrt, deren finanzieller Belastung durch die mit der Tabakabstinenz einhergehenden höheren Lebenserwartung. Aus dem Spannungsfeld von individuellen, gesundheitlichen und wirtschaftlichen Interessen heraus ist es interessant, Kosten und Nutzen von Tabakkonsum und Tabakabstinenz zu betrachten und vor diesem Hintergrund eine Kosten-Nutzen-Berechnung einer Raucherentwöhnung anzustellen.

3.1 Kosten durch das Rauchen

Die durch Tabakkonsum verursachten Kosten lassen sich in drei Gruppen einteilen: direkte, indirekte sowie intangible Kosten. **Direkte Kosten** beziehen sich auf den unmittelbaren Ressourcenverbrauch im Gesundheitswesen und in anderen Wirtschaftsbereichen, der bei Erkrankung bzw. vorzeitigem Tod eines/r Rauchers/in aufgewendet werden muss. Die Aufwendungen umfassen direkte medizinische Behandlungskosten (Behandlung, Rehabilitation, Pflege, Präventionsmaßnahmen etc.), aber auch direkte nicht medizinische Kosten wie Transportkosten, Krankengeld, Pflegegeld, Invaliditäts- und Witwenpensionen oder Kosten, die durch Sachbeschädigungen infolge des Hantierens mit Tabakwaren entstehen (Wald- und Hausbrand, Arbeits- und Verkehrsunfälle). Die **indirekten Kosten** erfassen jenen Schaden, der durch den Produktionsausfall eines/r erkrankten bzw. verstorbenen Rauchers/in entsteht. Die Produktionsausfälle ergeben sich aus einer erhöhten Krankenstandsrate, aus verminderter Erwerbsfähigkeit sowie vorzeitiger Sterblichkeit. **Intangible Kosten** umfassen Leid und Schmerz von Erkrankten, die durch das Rauchen ausgelöst werden. Diese Kostengruppe ist schwer quantifizierbar und wird in ökonomischen Studien üblicherweise nicht berechnet.

Berechnungen für **Deutschland** ergaben für das Jahr 2002 Gesamtkosten des Rauchens von 19,4 Mrd. EUR [1]. Davon resultierten 7 Mrd. EUR aus den medizinischen Versorgungskosten durch Krankenhausaufenthalte, ambulante Versorgung sowie Rehabilitationen (direkte Kosten). Die restlichen 12,4 Mrd. EUR sind den indirekten Kosten zuzuordnen. Dazu zählen Arbeitsausfälle durch Krankenstände, frühzeitige Pensionierungen wegen Erwerbsunfähigkeit sowie durch frühzeitigen Tod. Insgesamt waren mehr als die Hälfte der Gesamtkosten durch Herz-Kreislauf-Erkrankungen verursacht. Atemwegserkrankungen beanspruchten 26 % der Kosten, Krebserkrankungen vereinnahmten 22 % des Gesamtbetrages. Eine relativ geringe Rolle spielten mit 1 % der Kosten Erkrankungen während des ersten Lebensjahres (perinatale Erkrankungen) sowie Verbrennungen. Die Ergebnisse liefern lediglich vorsichtige Schätzungen über die durch das Rauchen verursachten finanziellen Aufwendungen, wobei festzuhalten ist, dass die Kosten von nicht tödlich verlaufenden Erkrankungen aufgrund unzureichender Daten unberücksichtigt blieben. Darüber hinaus flossen weder die Kosten, die durch Passivrauchen und durch Rauchpausen verursacht werden, noch die Kosten für Prävention, Forschung und Ausbildung in die Berechnungen mit ein. Für das Jahr 2003 werden die Kosten für das Rauchen in Deutschland in einer weiteren Studie [2] mit rund 21 Mrd. EUR beziffert.

Für **Österreich** hat das Institut für Höhere Studien Berechnungen zu Kosten und Nutzen von Tabakkonsum angestellt [3]. Laut dieser ökonomischen Analyse der volkswirtschaftlichen Effekte des Rauchen beträgt das mögliche Einsparungspotenzial im Gesundheitsbereich durch den Verzicht von Tabakwarenkonsum innerhalb eines Jahres (berechnet für das Jahr 2003) 760,0 Mio. EUR (laufende Gesundheitsausgaben ohne Investitionen und Pflegegelder). Nie-RaucherInnen verursachen vor allem im mittleren und höheren Alter deutlich weniger Kosten.

Eine Auswertung zu den direkten nicht medizinischen Kosten, wie Pflege- und Krankengeldern sowie Invaliditätspensionen zeigt, dass RaucherInnen aufgrund der erhöhten Morbidität im Erkrankungs- bzw. Invaliditätsfall Mehrkosten verursachen. Eine Auswertung der Gesundheitsbefragung 2006/2007 zeigt eine signifikant höhere Wahrscheinlichkeit von Aktiv- und Ex-RaucherInnen für Pflegebedürftigkeit. Bei den im Jahr 2003 in Österreich geleisteten Krankengeldern wurde ein Einsparungspotenzial von 20,8 Mio. EUR berechnet – das sind 5,5 % der tatsächlich geleisteten Zahlungen. Beim Pflegegeld könnten ebenfalls (für das Jahr 2003) 20,8 Mio. EUR eingespart werden (oder 1,2 % des Pflegegeldaufwandes). Für die Invaliditätspensionen wurden Einsparungen von 20,52 Mio. EUR (0,44 % des öffentlichen Geldleistungsaufwandes für Invaliditätspensionen im Jahr 2003) berechnet. Die Autoren weisen darauf hin, dass durch das hier verwendete (einperiodige) Berechnungsmodell die negativen monetären Effekte von Rauchen unterschätzt werden (z. B. durch die Vernachlässigung des lebenslangen Pflegegeldaufwandes eines Pflegebedürftigen). An indirekten Kosten, verursacht durch Krankenstände, Invalidität und vorzeitige Sterblichkeit, wurde eine entgangene Wertschöpfung von 980,9 Mio. EUR oder 0,43 % des BIP im Jahr 2003 errechnet [3].

Für das Jahr 2003 wurden für Österreich 8.560 durch Rauchen verursachte Todesfälle berechnet, was 11,1 % aller im Jahr 2003 Verstorbenen entspricht [3]. Von diesen 8.560 verstorbenen Personen waren 98 % Aktiv- oder Ex-RaucherInnen und 2 % PassivraucherInnen.

3.2 Nutzen des Rauchens

Laut Pock et al. [3] fanden 2003 in Österreich insgesamt 11.568 Personen oder 9.821 Vollzeitäquivalente Beschäftigung in der Tabakwarenproduktion und dem Tabakwarenhandel. Durch eine restriktive Raucherpolitik würde es zum Verlust dieser Arbeitsplätze und der damit verbundenen Wertschöpfung von 644,8 Mio. EUR kommen. Aus volkswirtschaftlicher Sicht würde es jedoch mittelfristig zu einer Umschichtung der konsumierten Güter und damit zu keinem realen Verlust dieser Wertschöpfung kommen.

Auf der Nutzenseite sind außerdem die Einnahmen aus der Tabaksteuer zu nennen (im Jahr 2003 waren dies 1.328,7 Mio EUR), die bei vollständigem Tabakverbot anderweitig ersetzt werden müssten.

Wie verhält es sich mit der möglichen finanziellen Belastung der gesetzlichen Pensionskassen durch eine verbesserte Lebenserwartung der PensionistInnen? Pock et al. [3] kommen bei ihren Berechnungen zu dem Schluss, dass das oft vorgebrachte Argument der erheblichen Entlastung des Pensionssystems durch RaucherInnen zumindest unter den österreichischen Gegebenheiten nicht zutreffend ist. Bei den Alterspensionen wurde für das Jahr 2003 lediglich eine Mehrbelastung von 8 Mio. EUR (0,04 % des gesamten Alterspensionsaufwandes) errechnet.

3.3 Gegenüberstellung von Kosten und Nutzen des Rauchens

Eine Gegenüberstellung der Kosten und des Nutzens des Rauchens zeigt laut Pock et al. [3], dass RaucherInnen volkswirtschaftliche Kosten verursachen, die durch Tabaksteuer und hypothetische Einsparungen der gesetzlichen Pensionskassen **nicht** kompensiert werden können.

Eine Gegenüberstellung der direkten, indirekten und intangiblen Kosten, dem Nutzen aus Tabaksteueraufkommen und Aufwendungen für Alterspensionen zeigt, dass im Jahr 2003 durch Rauchen verursachte Netto-Kosten von 256,8 Mio. EUR entstanden sind. Da das einperiodige Berechnungsmodell die Kosten des Rauchens erheblich unterschätzt, wurden auch Berechnungen anhand eines Lebenszyklus-Modells angestellt. Dabei lässt man die Alterskohorten einer aktuellen Bevölkerung (Basis ist das Jahr 2003) zu Ende leben und kann damit dynamische Effekte von Rauchen über die Lebensspanne eines Individuums berücksichtigen. Bei diesem Lebenszyklus-Modell übersteigen die Kosten den Nutzen in Summe um 511,4 Mio. EUR (Jahreswert). Um die errechneten Mehrkosten auszugleichen, müsste, unter der Annahme gleicher Rahmenbedingungen, die Tabaksteuer um mindestens 0,84 EUR pro Packung erhöht werden. Gleichzeitig sind die Mehreinnahmen nicht als realistisch einzustufen, da RaucherInnen tatsächlich aufhören oder verstärkt Schmuggelware konsumieren würden.

Die Autoren gehen davon aus, dass die wahren Kosten des Rauchens durch schwer einschätzbare Aspekte wie Arbeits- und Verkehrsunfälle, Wohnraumadaptionen, Produktivitätsverluste, Warte- und Wegzeiten für medizinische Behandlungen, Rauchpausen während der Arbeitszeit, unbezahlte Pflegeleistungen der Angehörigen usw. nicht erfasst werden können und die wahre Summe somit unterschätzt wird.

Aus gesellschaftspolitischer Sicht sind noch die **Effekte des Passivrauchens** bedeutend, denn laut Pock et al. [3] sind knapp ein Viertel der Netto-Kosten von Rauchen auf Effekte des Passivrauchens zurückzuführen. Vor dem Hintergrund der unfreiwilligen Exposition der Passiv-RaucherInnen und dem erhöhten Mortalitätsrisiko ist eine politische Verantwortung bezüglich der Umsetzung des NichtraucherInnenschutzes abzuleiten.

3.4 Kosteneffektivität von Tabakentwöhnungsprogrammen

Vor dem Hintergrund der Kosten, die durch den Tabakkonsum verursacht werden, sollen die ökonomischen Auswirkungen und die Kosteneffektivität von Tabakentwöhnungsprogrammen betrachtet werden. Kosteneffektivität kann auf verschiedene Arten wie „cost per quality adjusted life year saved" (QALY), „disability adjusted life years" (DALY), Kosten pro Rauchstopp, Pflegekosten vor und nach dem Rauchstopp und dem Return on Investment (ROI) gemessen werden.

3.5 Cost per quality adjusted life year saved (QALY)

QALY ist ein Maß für die Messung der gesundheitsbezogenen Ergebnisse von medizinischen Maßnahmen. QALY kombiniert bei der Bewertung medizinischer Interventionen die Größen Lebensverlängerung und Lebensqualität. Im Gegensatz zu einfacheren Konzepten erlaubt QALY den Vergleich von Behandlungen über verschiedene Diagnosen hinweg. Im Allgemeinen werden bei dieser Methode evidenzbasierte Tabakentwöhnungsmaßnahmen mit anderen routinemäßig angebotenen medizinischen Interventionen wie Behandlung von Bluthochdruck und erhöhten Blutfettwerten oder Vorsorgeuntersuchungen (z. B. Mammografie) verglichen. **So wurden zum Beispiel die Kosten pro gewonnenem gesunden Lebensjahr durch Tabakentwöhnungsprogramme auf 3.539 USD geschätzt** [12], **verglichen mit einem Bluthochdruckscreening (für Männer zwischen 45 und 54) mit 5.200 USD oder dem jährlichen Gebärmutterhalsabstrich für Frauen zwischen 34 und 39 Jahren mit 4.100 USD** [4]. Die Behandlung von Tabakabhängigkeit ist auch insofern ökonomisch wichtig, da der Entstehung von verschiedenen chronischen Erkrankungen wie Herzerkrankungen, Krebs und Lungenerkrankungen vorgebeugt werden kann.

Kosten pro QALY für verschiedene Interventionen
in US-Dollar

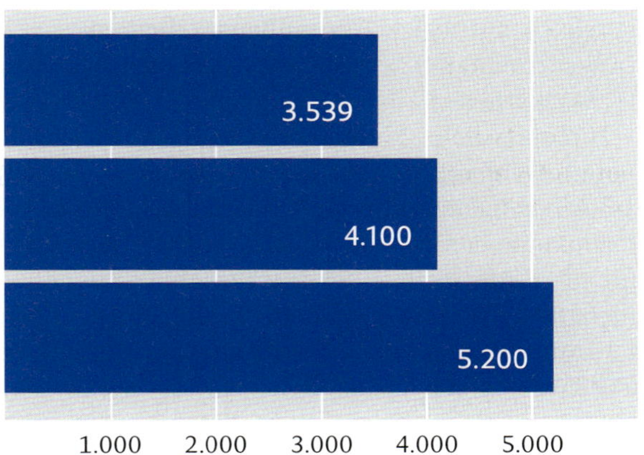

Abb. 11. Kosten pro QALY für verschiedene Interventionen

Verglichen mit anderen Präventionsprogrammen sind Interventionen, die einen Rauchstopp zum Ziel haben hoch kosteneffektiv [5]. In der Liste der medizinischen und chirurgischen Interventionen, die Prävention oder Behandlung verschiedener Erkrankungen zum Ziel haben und die Kosten pro quality adjusted life year saved (QALY) angibt, nimmt die ärztliche Kurzintervention mit der Empfehlung zum Rauchstopp den dritten unter 21 Plätzen ein.

3.6 Disability adjusted life years (DALY)

Mit DALY werden die Beeinträchtigungen des normalen, beschwerdefreien Lebens durch eine Krankheit erfasst. Dabei werden zwei Folgen einer Krankheit, verlorene Lebensjahre und Lebensjahre mit Funktionseinschränkung, berücksichtigt. Ein DALY entspricht einem verlorenen gesunden Lebensjahr.

In einem Bericht der Weltbank über wirtschaftliche Effekte der Tabakkontrolle (deutsche Übersetzung durch Pötschke-Langer [6]) werden Auswirkungen einzelner ordnungspolitischer Entscheidungen zur Verminderung des Tabakkonsums deutlich gemacht. Dabei zeigen Untersuchungen über die Kosteneffizienz von Tabakkontrollmaßnahmen, dass Programme auf der Grundlage von Maßnahmen wie Werbeverbote, verstärkte Aufklärung, Einschränkungen des Rauchens etc. insgesamt als kosteneffektiv erachtet werden und Teil jeder minimalen Basisgesundheitsversorgung sein sollten. Berechnungen zeigen, dass eine (weltweite) Erhöhung der Tabaksteuer um 10 % die weitaus kosteneffektivste Maßnahme zur Tabakkontrolle darstellt. Vor allem in Niedrig- und Mitteleinkommensländern liegen die dafür erforderlichen (Verwaltungs-)Kosten unter 5 USD pro DALY. Dies braucht den Vergleich mit vielen Gesundheitsmaßnahmen, die gemeinhin von Regierungen finanziert werden, wie z. B. den Schutzimpfungen von Kindern, nicht zu scheuen.

Nichtpreisliche Maßnahmen (z. B. Werbe- und Verkaufsförderungsverbote für Tabak, Informationsmaßnahmen, Einschränkung des Rauchens am Arbeitsplatz und in der Öffentlichkeit etc.) können für Niedrig- und Mitteleinkommensländer ebenfalls höchst kosteneffektiv sein. Schätzungen für die Einführung eines solchen Maßnahmenbündels belaufen sich auf nicht mehr als 68 USD pro DALY. Ein derartiges Niveau der Kosteneffektivität kann sich vergleichen lassen mit verschiedenen etablierten Maßnahmen auf dem Gebiet der öffentlichen Gesundheit, wie z. B. der integrierten Versorgung eines kranken Kindes, deren Kosten auf 30–50 USD pro DALY in Niedrigeinkommensländern und auf 50 bis 100 USD in Mitteleinkommensländern geschätzt werden.

3.7 Kosten pro Rauchstopp und Pflegekosten

Ein anderer Analyseansatz schätzt die Kosten pro Rauchstopp. Zahlreiche Studien untersuchten die Effekte von Tabakentwöhnungsprogrammen auf die dem Gesundheitswesen entstehenden Kosten. Eine Zusammenfassung dieser Ergebnisse [4] zeigt:

- Für Personen, die einen Rauchstopp machen, nehmen die dem Gesundheitswesen entstehenden Kosten im ersten rauchfreien Jahr zu und fallen dann in weiterer Folge in den ersten zehn Jahren nach dem Rauchstopp unter die Kostenhöhe für jene Personen, die weiterhin rauchen.
- Allgemein steigen die dem Gesundheitswesen entstehenden Kosten in der Zeit kurz vor einem Rauchstopp. Diese Ergebnisse lassen vermuten, dass ein Rauchstopp oft mit ernsten gesundheitlichen Problemen und für das Gesundheitswesen teuren Aufwendungen in Zusammenhang steht. Daher kann davon ausgegangen werden, dass die steigenden Ausgaben im Gesundheitswesen im ersten Jahr des Rauchstopps eher ein Grund als eine Folge der erfolgreichen Abstinenz sind.
- Höhere Ausgaben im Gesundheitswesen differenzieren zwischen RaucherInnen mit und ohne chronische Erkrankungen.

Verglichen mit anderen Interventionen sind die Kosten für die Anwendung von Tabakentwöhnungsprogrammen, errechnet aus den Kosten pro Rauchstopp, moderat zwischen einigen hundert bis einigen tausend USD [4].

3.8 Return on Investment (ROI)

Das Instrument des ROI wird verwendet, um einzuschätzen, wie lange es dauert, einen Teil oder alle anfänglichen Investitionen hereinzubringen. Finanzielle Ersparnisse entstehen durch zunehmende Ersparnisse im Gesundheitswesen, durch zunehmende Produktivität, geringere Anzahl an Krankenstandstagen und geringere Ausgaben für Lebensversicherungen. Studien [7], die die Ausgaben für Ex-RaucherInnen im Zeitraum von sieben Jahren nach dem Rauchstopp im Vergleich mit NichtraucherInnen betrachten, zeigen, dass im siebenten Jahr die Gesamtkosten (inklusive der höheren Ausgaben im ersten Jahr nach dem Rauchstopp) für die Ex-RaucherInnen geringer sind wie jene für Personen, die weiterhin rauchen. Eine noch aktuellere Studie [8] folgert, dass bei alleiniger Betrachtung der Gesundheitsausgaben nach 10 Jahren durch Ersparnisse bei den Gesundheitskosten mehr als drei Viertel des Investments zurückbezahlt wurden. Andere Ergebnisse [9, 10] zeigen, dass vielfältige Angebote (Rauchertelefon, verschiedene

Behandlungen) zur Tabakentwöhnung einen günstigen ROI zeigen. Eine Unterstützung beim Rauchstopp ist speziell bei bestimmten Zielgruppen kosteneffektiv, wie bei Personen, die sich im Krankenhaus befinden und bei Schwangeren. Für Personen, die sich im Krankenhaus befinden, reduziert die Tabakabstinenz generell die medizinischen Kosten kurzfristig und auch die Zahl der zukünftigen Krankenhausaufenthalte. Für schwangere Frauen ist die Tabakabstinenz besonders kosteneffektiv. Tabakabhängigkeit geht bei schwangeren Frauen mit einem erhöhten Risiko bezüglich eines geringeren Geburtsgewichts des Babys, einer erhöhten vorgeburtlichen Sterblichkeit sowie mit körperlichen, kognitiven und Verhaltensproblemen während der Kindheit und für sich selbst mit gesundheitlichen Problemen einher. Eine Studie [11] beziffert die Ersparnisse durch Tabakentwöhnungsangebote bei schwangeren Frauen in den USA mit 8 Millionen USD an direkten neonatalen Kosten. Kosten für Tabakentwöhnungsinterventionen (24–34 USD) stehen Ersparnisse (881 USD) für jede Frau, die während der Schwangerschaft mit dem Rauchen aufhört, gegenüber. Wenn die Prävalenz unter rauchenden Schwangeren in den USA um 1 % gesenkt werden könnte, könnten 21 Millionen US Dollar (Preisniveau 1995) an direkten medizinischen Kosten im ersten Jahr gespart werden.

Weitere Forschungen im Bereich der Kosteneffizienz von Tabakentwöhnung sind wünschenswert.

Literatur

1. Welte, R., Neubauer, S. und Leidl, R. (2004). Die Kosten des Zigarettenrauchens. Institut für Gesundheitsökonomie und Management im Gesundheitswesen, GSF-Forschungszentrum für Umwelt und Gesundheit, Neuherberg.
2. Neubauer, S., Welte, R., Beiche, A., Koenig, H. H., Buesch, K., Leidl, R. (2006). Mortality, morbidity and costs attributable to smoking in Germany: update and a 10-year comparison. Tobacco Control; 15, 464–471.
3. Pock, M., Czypionka, T., Müllbacher, S., Schnabl, A. (2008). Volkswirtschaftliche Effekte des Rauchens, eine ökonomische Analyse für Österreich. Institut für Höhere Studien, Wien.
4. Fiore, M. C. et al. (2008). Treating Tobacco Use And Dependence. Clinical Practice Guidline, 2008 Update, U.S. Department of Health and Human Services. Public Health Service.
5. Lazzaro, C., Nardini, S. (2008). The costs of smoking and the economics of smoking cessation. European Respiratory Monograph 42, 12: 23–34.
6. Pötschke-Langer, M. (2003). Der Tabakepidemie Einhalt gebieten: Regierungen und wirtschaftliche Aspekte der Tabakkontrolle. Deutsches Krebsforschungszentrum, Heidelberg.
7. Fishman, P. A., Khan, Z. M., Thompson, E. E. (2003). Health care costs among smokers, former smokers and never smokers in an HMO. Health Serv Res. 38: 733–49.
8. Halpern, M. T., Dirani, R., Schmier, J. K. (2007). Impacts of a smoking cessation benefit among employed populations. J Occup Environ Med. 49: 11–21.
9. Javitz, H. S., Swan, G. E., Zbikowski, S. M. (2004). Return on investment of different combinations of bupropion SR dose and behavioral treatment for smoking cessation in a health care setting: an employer's perspective. Value Health. 7: 535–43.
10. Ringen, K., Anderson, N., McAfee, T. (2002). Smoking cessation in a blue-collar population: results from an evidence-based pilot program. American Journal of Industrial Medicine. 42: 367–377.
11. Ayadi, M. F., Adams, E. K., Melvin, C. L. (2006). Costs of a smoking cessation counseling intervention for pregnant women: comparison of three settings. Public Health Rep, 121: 120–6.
12. Cromwell, J., Bartosch, W. J., Fiore, M. C., Hasselblad, V., Baker, T. (1997). Cost-effectiveness of the clinical practice recommendations in the AHCPR guideline for smoking cessation JAMA. 278 (21): 1759–1766. 12. Überarbeitung der Standards September 2009, Arbeitsgruppe Meingassner, 128